大都會文化

大都會文化

大都會文化

大都會文化

融合27部中醫典籍與理論的自然身心療法

千年氣功導引

徐海朋——著

本書內容是徐海朋老師多年來研究的精華彙集，其內容普遍適用於一般社會大眾；但由於個人體質多少有些互異，若在參閱、採用本書的建議後仍未能獲得改善或有所疑慮，建議您還是向專科醫師諮詢，才能為您的健康做好最佳的把關。

前　言

　　導引曾被作為中醫六技（導引、按蹺、砭、針、灸、藥）之一，用於養生、健身、理療，因其具有「疏導氣血，引體令柔」的功能，逐漸被稱作「導引」或「導引術」。從健康效果來看，導引對由於長期習慣性姿勢造成的勞損以及衰老而造成的各類身心疾患尤為明顯，同時，對各類康復人群的身心調理、中醫工作者的身心體悟、養生愛好者的身心調養也有不錯的效果。

　　當前，古老的導引或不見蹤跡，或難登大雅之堂。作為專業工作者，我希望能為中國優秀傳統文化的繼承和創新盡一份力，能將導引以客觀和全新的面貌，為大眾健康做出貢獻，這是我挖掘和創作導引的重要動機。本書首先講解形體知識，同時闡述針對特定部位練習的導引技術。在接下來的兩本著作中結合導引技術，講解經絡和臟腑，這樣對大家的認知和體驗會更加系統有效。

　　本書將人體分為 7 大部位，運用 49 種技術，透過屈伸鬆緊的運動變化，調理數十種健康問題。同時，對調理的 49 個小部位進行專業知識講解，努力幫助大家更好地認識身體，做到知行合一。

　　本書不僅是用來看的，更是用來指導練習的。讀者在導引練習之前，請認真閱讀本書、理解並遵守「練習的注意事項」。任何效果的出現都需要身體力行，只看不練，或只想不做，任何有益的書籍都是空中樓閣，只有按方法，下功夫，才能夠嘗到健康和快樂的甜美果實。

　　創作的路是艱辛的，在本書的寫作過程中幸好有諸多人給了我很大幫助，他們是上海理工大學劉峰、黃河科技學院張國明、青島科技大學李菲菲、淮南師範學院楊大鵬，我在北京體育大學時的研究生同學原彩萍女士、劉一博醫師，以及給予我支援的上海理工大學體育部領導和同事，在此一併表示感謝！

　　親愛的讀者，如果本書對您有所幫助，請分享給身邊需要的人；如果您有不滿意之處，請告知我，我會深刻反思，細心總結。

徐海朋
於上海理工大學

目 錄

壹 導引 中國古老的健康手段

一	導引迷失千年的健康手段	10
二	導引的健康功效	14
三	導引練習的注意事項	16
四	導引課程設計	18
五	導引課堂感悟	20
六	導引常見疑惑解答	21

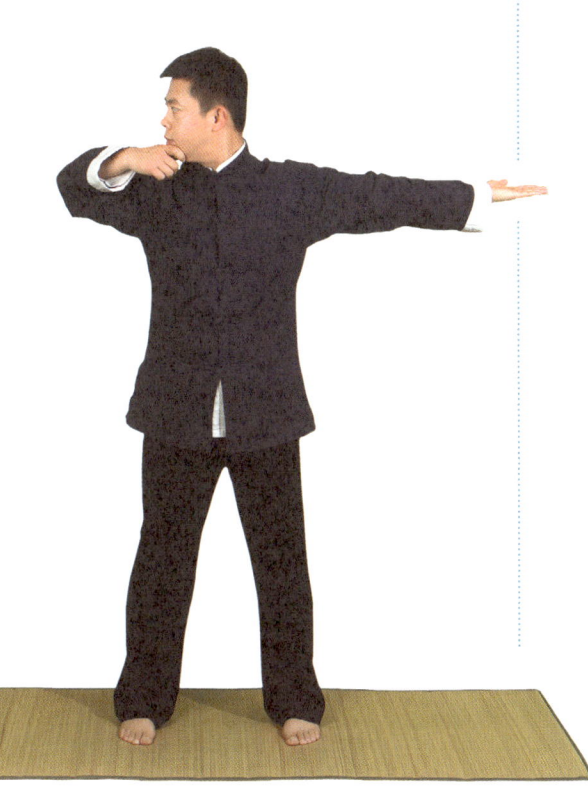

貳 導引練習前的準備

| 導引裝備 | 26 |
| 身心準備 | 27 |

參 導引練習姿勢

站立	30
端坐	31
正坐	32
箕坐	33
箕踞坐	34
偏跏	35
蹲坐	36
蹲踞	37
偃臥	38
覆臥	39
直跪	40
平跪	41
胡跪	42

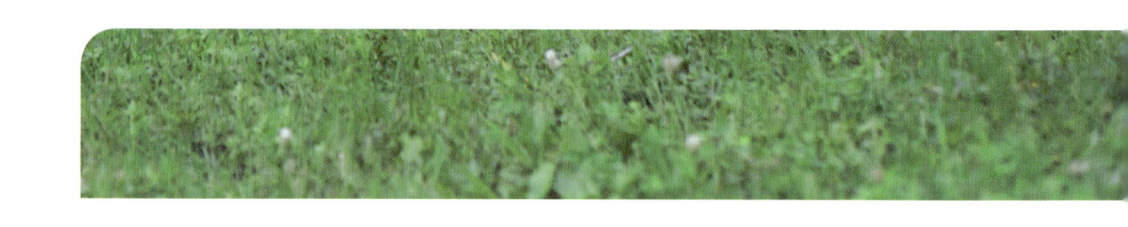

伍　導引健康金手段

頭部練習	62
四角	63
閉目傾頭	66
戾頭	68
挪頭	70
天仰	72
頸項練習	74
搖肩	75
大形	78
引頸	80
引項	82
捉頦	84

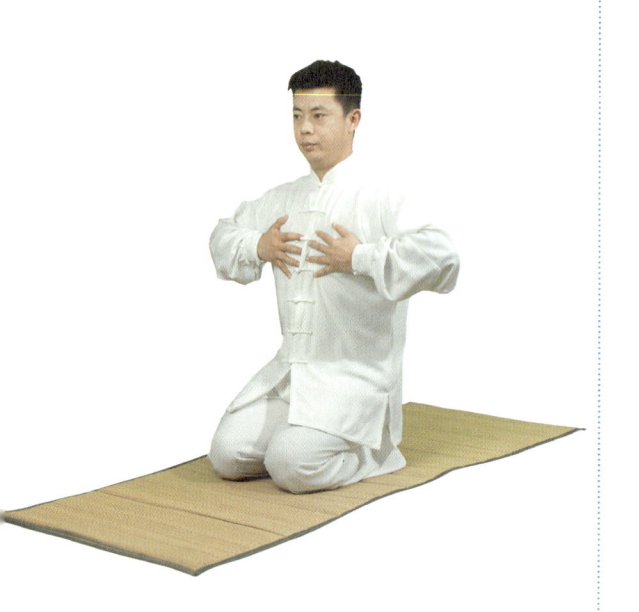

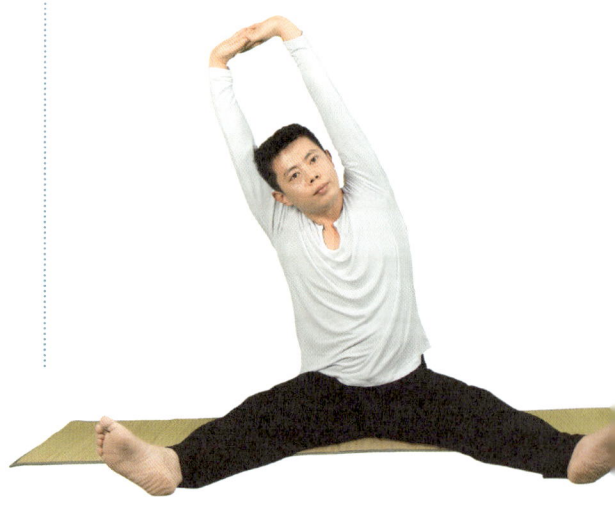

肆　導引初體驗

軀體式	46
頭頸式	48
手臂式	50
脊柱式	54
腿腳式	56

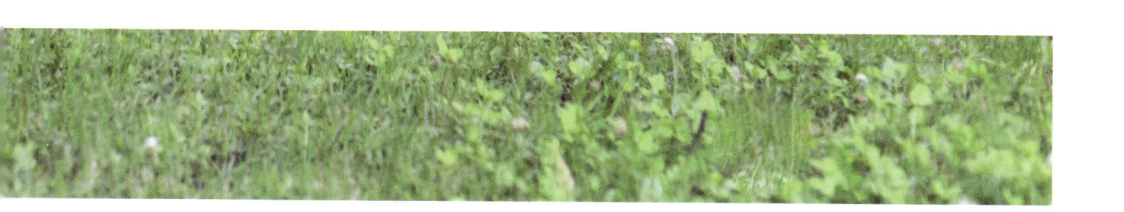

腹部練習	106
胡床	107
踐足	110
撚脅	112
引腹	114
引踵	116
振腹	118
腰背練習	120
抑頭卻背	121
低頭捉趾	124
偏跏努膝	126
挽解溪	128
細捩	130
仰引	132
欹身轉腰	134
捉足伸腳	136

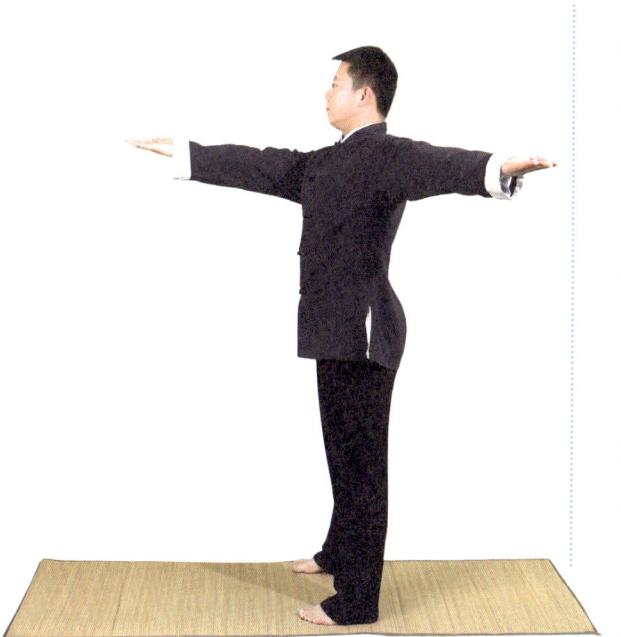

胸脅練習	86
引脅	87
虎按	90
承脅	92
單舉	94
頓手	96
四周	98
折陰	102
振乳	104

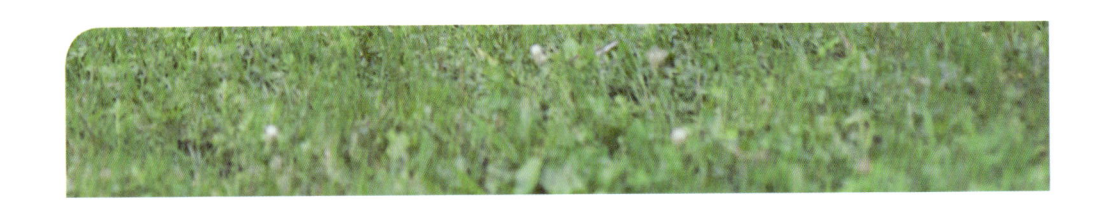

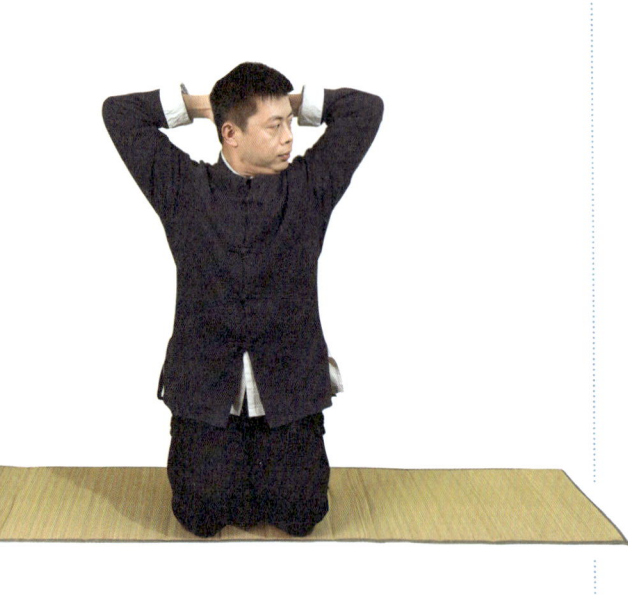

仰肘	156
引脛痹	158
展足	160
踵勾	162
全身練習	164
搖身	165
端展手足	168
反指	170
飛仙式	172
燕飛	174
正坐調息	176

四肢練習	138
挽犢鼻	139
決足	142
空捋	144
立踵	146
摟肘	148
振肘	150
挽肘	153

陸 導引練習後的放鬆調理

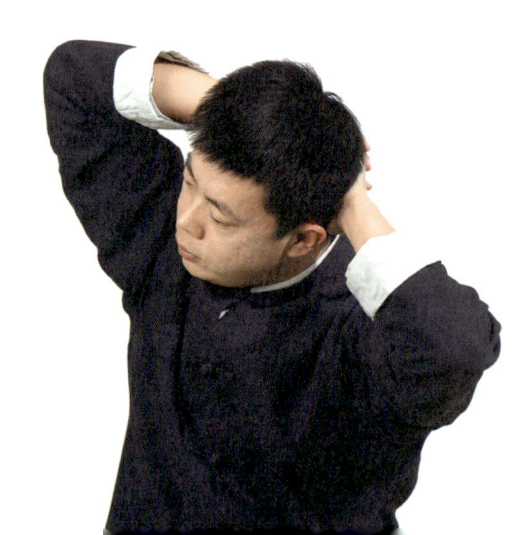

導引

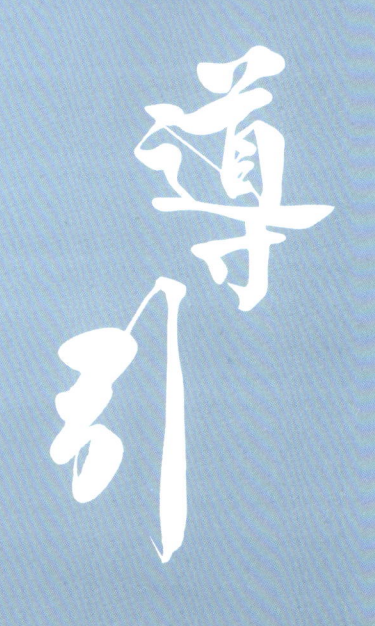

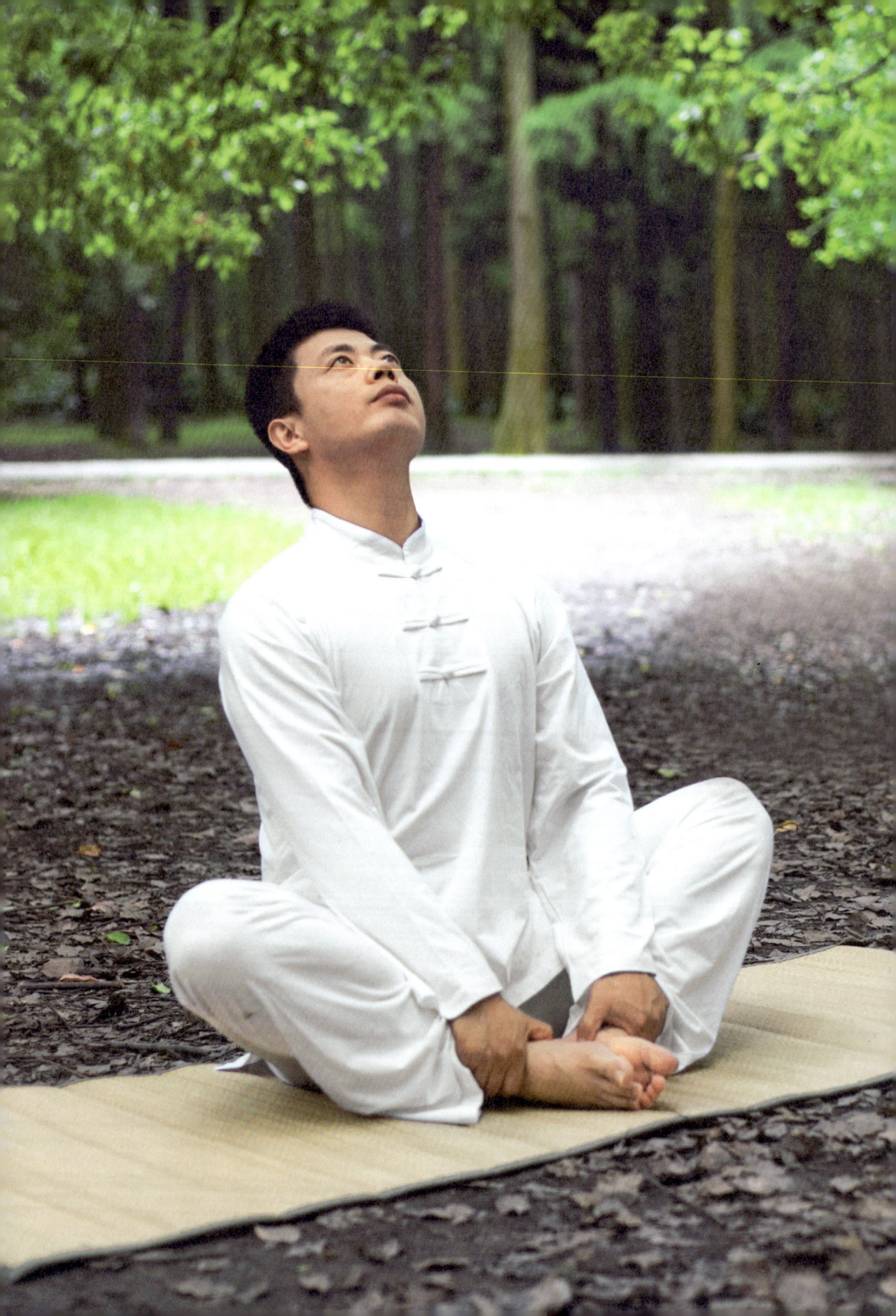

壹

導引

中國古老的健康手段

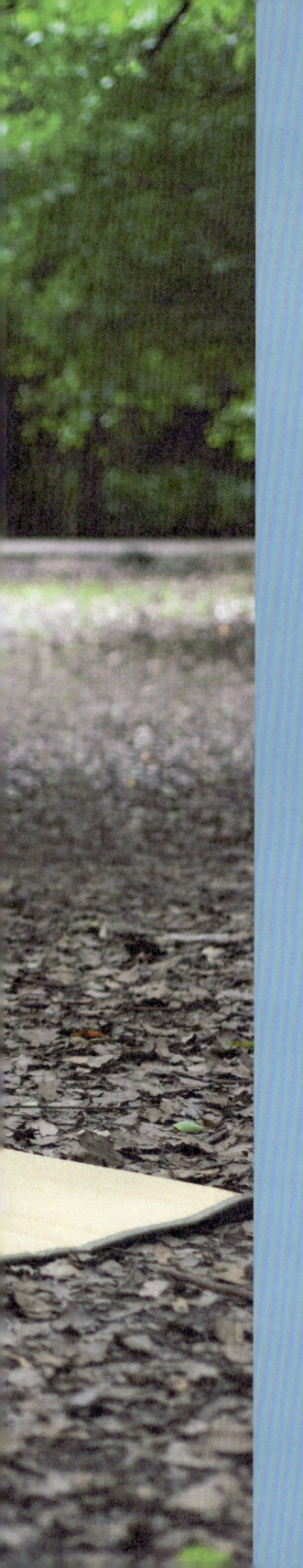

聖人不治已病治未病，不治已亂治未亂，此之謂也。夫病已成而後藥之，亂已成而後治之，譬猶渴而穿井，鬥而鑄錐，不亦晚乎。
《黃帝內經》

一 導引 迷失千年的健康手段

1 導引是什麼？

導引是中國古老的康復理療技術，是效法自然的養生方法，是世界文化體系中獨具特色的一項運動項目。

「導引」一詞最早出現在《莊子》一書中，書中記載：「吹呴呼吸，吐故納新，熊經鳥申，為壽而已矣。此導引之士，養形之人，彭祖壽考者之所好也。」描述導引可以透過動作和呼吸的練習，達到健康長壽的目的。傳說，彭祖透過練習導引，活到了七百多歲。

在專業領域，導引常被稱作導引術。導引術是一種康復理療技術，如果拋開文化層面，本書的技術即是導引術，是呼吸配合與形體牽引相結合的運動養生技術。但透過導引術的長時間練習，可以感悟到背後的「道」文化，所以有「由術入道」一說。因此，導引的稱謂比導引術更具有專業特徵和文化屬性。

明朝・顧春版《莊子》

2 導引的歷史發展

(1) 原始社會

距今 5000 年前，在青海樂都地區和大通縣分別出土的陶罐文物上，描繪著人進行站或舞的有關運動，後經專家證實，這種運動是古代稱為「導

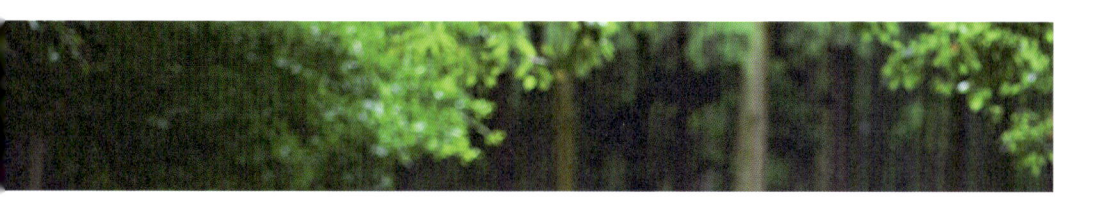

引」的一種運動。《路史》、《教坊記》、《呂氏春秋》等文獻中均記載，7000年前的陰康氏時期，由於「水瀆不疏」和「陰多滯伏而湛積」，人們得了很多「重腿之疾」，為能夠解決這種症疾，中華先人運用「法於自然」的智慧，創造出導引這種古老的運動。

(2) 先秦時期

先秦時期，疾病的康復問題促使導引這一古老運動成為並列於砭石、毒藥、艾灸、九針的重要醫療手段，並且在《黃帝內經》中反覆論及。與此同時，人們對長壽的不斷追求，也促使導引不斷發展和演變。正是在這個時期，莊子首先在《莊子》一書中提到了「導引」一詞，認為導引是一種延長壽命和保養形體，並深受人們愛好的養生方法。

(3) 漢唐時期

漢唐時期是導引運動發展的高峰時期，這個時候出現了大量的導引方法。1974年湖南長沙出土的馬王堆漢墓裡有一幅重要的導引圖即是這個時期的典型代表。另外，隋朝、唐朝政府在太醫院成立了專門的導引組織，作為當時重要的醫療康復機構。尤其隋代大醫學家巢元方所著的《諸病源候論》一書，對1739種病候的病因、病機進行論述，卻不載方藥，而是附屬導引技術。本書的技術大多來源於此，繼承了導引處於高峰時期的典型特徵。

(4) 宋元明清時期

在經歷漢唐發展高峰之後，宋、元、明、清時期受中華多元文化的影響，最初的運動形式逐漸演變到不同文化體系之中。《養性延命錄》、《攝養枕中方》、《太清導引養生經》等文獻典籍記載了大量的道家練習套路。《聖濟總錄》、《聖濟經》、《素問玄機原病式》等則記載了醫學套路。武術領域的「八段錦」、「易筋經」、「太極拳」則從武術技擊的層面對原始的運動技術進行了汲取和創新。

一 導引 迷失千年的健康手段

(5) 近代

到了近代，隨著東西方文化的衝突與融合，加之中華文化歷史久遠，對導引的理解逐漸多樣化。「氣功」逐漸成為最具影響力的詞語，在經歷80年代氣功熱之後，產生出「導引養生功」、「健身氣功」和「傳統體育養生」等相關概念。

3 導引的空間演變

隨著醫學、道學、佛學、武學等中國文化的繁榮昌盛，導引逐漸滲透進不同的文化派系之中，並且在不同的文化體系中發展壯大，產生了琳琅滿目的中國生命理論和實踐方法。

(1) 導引

導引也稱導引術，主要盛行於中醫學，被列為六技（導引、按蹻、針、砭、灸、藥）之首。

在專業領域，「導氣另和，引體另柔」被描述為導引的功能，即透過練習達到氣息平和，肢體柔軟的目的。「外導內引」則被描述為導引的操作方法，即透過外在形體的運動，內在意識的引導共同來完成。

醫學家華佗創編的五禽戲，陶弘景創編的六字訣都屬於醫學導引範疇。

(2) 內丹術

導引兼用行氣屬於導引練習的高級階段，是指動作練習同時，透過意識運動來調動內在氣機運動。漢朝時期，導引發展到高峰，道家的許多人士將導引裡面的「行氣」方法進行分離、加工和發展，創建了內丹術。東漢時期的魏伯陽是內丹術的代表人物，他的著作《周易參同契》以黃老學說

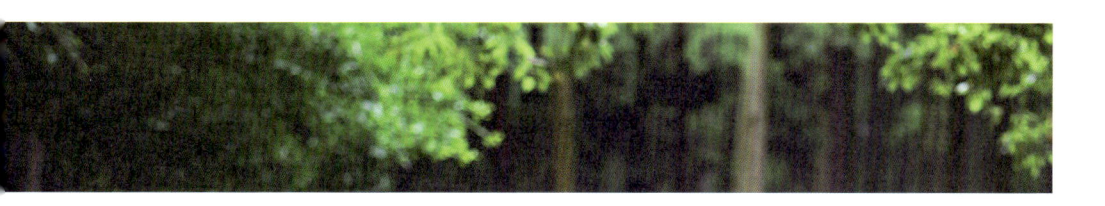

融合易學理論,透過陰陽變化來煉丹、內養,證明人與天地、宇宙有同體,同功而異用。

內丹術是道家的一項重要修煉技術,其認為人身是一小天地,依據道家「天人相應,天人合一」的思想理論,進行生命修煉。內丹術以人的身體為鼎爐,修煉「精、氣、神」等在體內結丹,達到強身健體、開發生命潛能的目的,屬於導引在道家理論下的重要演變。

(3) 禪修

漢朝時期,佛教進入中原,佛家人士逐漸地汲取導引中的諸多技法,加以創新和變革,產生了諸多佛家修行方法,禪修便是其一。禪修屬於佛家的重要修煉法門,講求攝心、持戒、入定、住定、聰慧,進而實現明心見性的目的。禪定修持多從調節自我開始,因此出現了調形、調息、調心三調為主要特徵導引演變。天臺宗創始人智顗在《修習止觀坐禪法要》一書中介紹了調身、調息、調心三調方法,三調的方法與導引中的諸多技術不謀而合。

(4) 氣功

明朝之後,隨著武術理論的不斷發展,諸多武術門派吸取導引裡面呼吸吐納的方法,注重體內氣機的培養、運行,形成獨特的「外導內引」的武術內功套路,氣功便是其一。「氣功」一詞最早出現在《少林拳術祕訣》之中,也稱武術內功,武術界有「內練一口氣,外練筋骨皮」的說法,指的是透過強化體內氣機的練習,達到提高擊打和抗擊打能力的目的。

一 導引 健康功效

1 具有養生功能的健身項目

導引以身體運動為主，在運動技術、運動強度、運動量、持續時間等方面具有濃厚的養生文化色彩，屬於典型的養生類運動。不同於西方的健身項目，導引更貼近自然，更加安全，更適合中國人的體質。

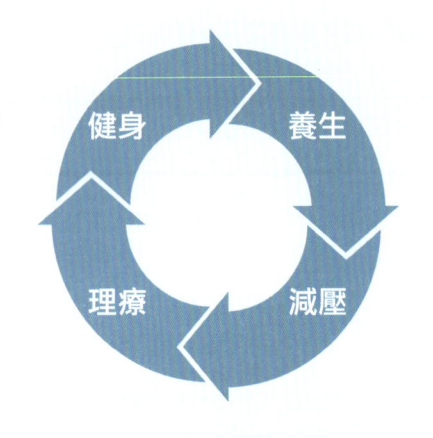

2 能預防和康復眾多慢性疾患

導引透過對身體的自我擠壓、按摩、運動等調理，可以對臟腑形成有益的刺激，使臟腑得到滋養，激發臟腑功能，調動起臟腑系統的平衡潛能。另外，練習導引可以活躍氣血，激發人體自身的氣血平衡機制。中醫認為氣屬陽，血屬陰，氣血平衡即是陰陽平衡，氣血平衡是人體健康的根本。導引對臟腑和氣血的調節功能，有助於預防和康復各類慢性疾患。

3 減輕壓力，保持精神愉悅

中醫認為「肝主筋」、「諸筋皆屬於節」，導引通利關節的功能可以間接地提高肝的疏泄功能，發揮「肝主情志」的功能。在練習實踐中，學員普遍反應每次練習導引之後精神感到莫名的愉悅，身體感到非常輕快。因此，導引非常適合精神緊張、焦慮和煩躁的人練習。經常練習導引，能夠減輕壓力，保持精神時常處於愉快的狀態。

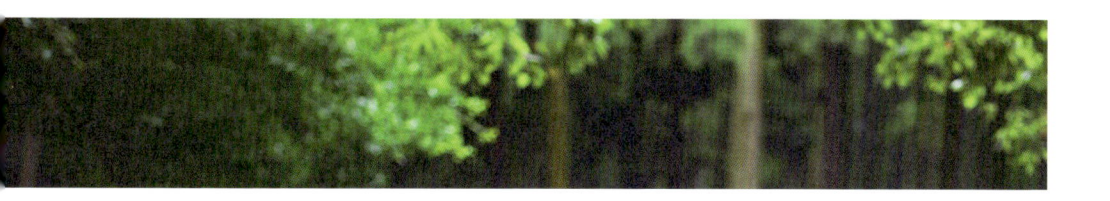

4 減緩衰老

　　東漢·傅毅在其著作中《舞賦》記載：「娛神遺老，永年之術。」中華先人將導引作為一種愉悅精神和減緩衰老的技術。練習導引，可以加快體內氣血循環，對體內堆積的垃圾透過汗液、呼吸、排便、打嗝、放屁等方式及時地排出體外，保持機體處於自然、清潔的狀態，減少體內垃圾造成的機體損害，發揮減緩衰老的功效。

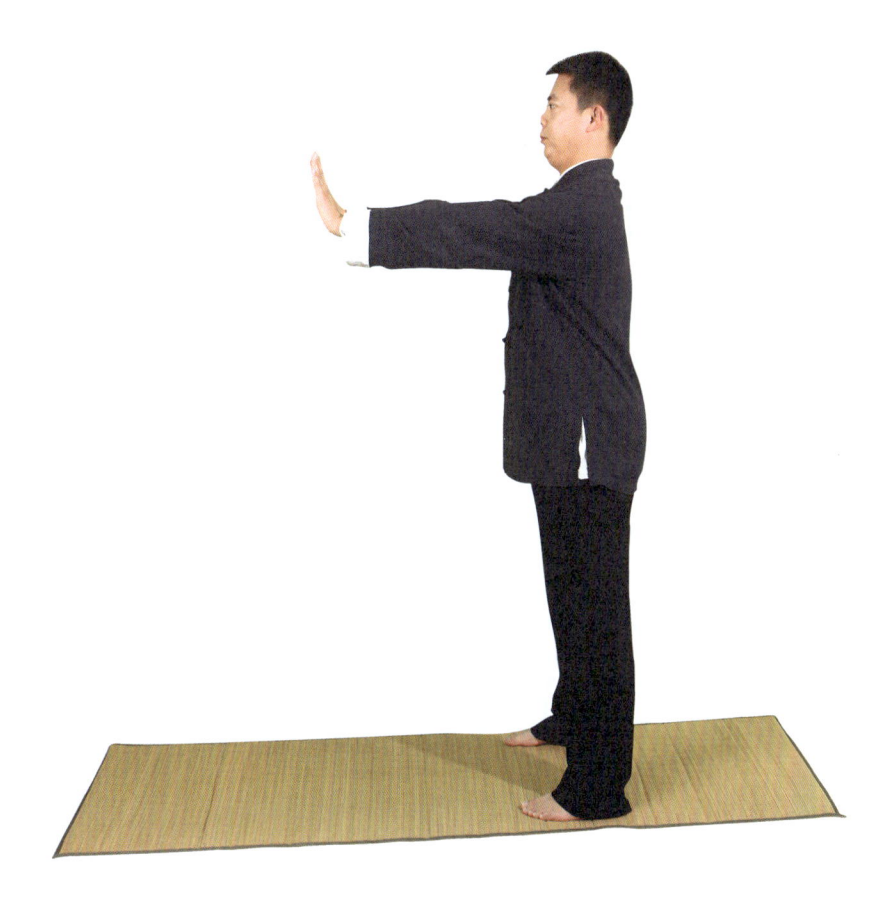

三、導引練習的注意事項

1 導引需要廣泛地練習不同的動作方法

　　導引屬於一項有益身心的健康運動，但是不要侷限在某一兩個固定的動作上。人體是一個系統，從頭到腳廣泛地練習，更有利於全身性的調理。

　　禁止單獨、持續、長時間的練習某一個固定的動作。導引的動作有較強的調理效果，但是倘若就一個動作過度練習，反而過猶不及，達不到練習的效果。

2 練習導引要循序漸進

　　導引的練習需要運用個人的勁力和呼吸等，應當立足現狀，按照自己能夠堅持的次數練習，累了，休息一會再繼續練習，逐漸地達到規定的練習次數。

3 練習導引一定要注意運動細節

　　練習導引時，要重視運動細節。運動細節即是規矩，是法於自然的規矩。因此，練習時的注意力要放在肢體要點上，身體運動的步驟、節奏、勁力、呼吸、意識、緩急、次數都要表現得明確，不要匆忙慌亂地為了完成一個任務而去做，那樣是達不到效果的。

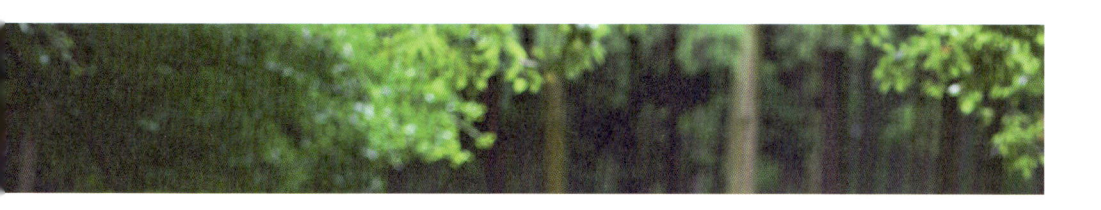

4　練習導引的本質是享受運動的過程

唐·司馬貞在《史記索隱》中記載：導引練習的目的在於透過自我按摩、牽引、呼吸等方法，使氣血調和。不同於競技式的體育項目，導引屬於養生類運動，因此，不要試圖和別人比較或者強調動作的難度。

導引最有價值的地方在於運動的細節和方法，以及發現和享受身體運動的快樂。導引的智慧在於回歸，在於發現自我，在於超越自我，而非別人。

5　體悟導引練習時的勁力

導引練習中，會用手、腳、肘等不同身體部位進行牽引，牽引時需要運用勁力，牽引的勁力應當柔和、持續、漸進和可控，這也是推拿時所運用的一種勁力，絕不可用爆發力、僵力、蠻力等機械力。

需要特別強調的是，導引（形體牽引篇）以牽引為主，但是切不可侷限在牽引的字面意義上，而應當更加關注動作的屈伸和鬆緊變化。

6　導引的練習不可替代藥物

導引具有康復理療的價值，但是不可將導引的練習來替代藥物。對於以康復或治療某些慢性疾患的人群來說，在服藥期間練習導引具有輔助治療的效果。因此，建議患有某些慢性疾患的練習人群，在練習期間配合中藥調理，對身體健康的促進會事半功倍。對於孕婦或嚴重疾病的人群，則建議在專業人員的指導下練習。

四、導引課程設計

導引課程設計一般把握以下幾個重要原則：
(1) 適當熱身。
(2) 適當進行姿勢調整練習。
(3) 先練習難度和強度小的動作，再練習難度和強度大的動作。
(4) 有健身、養生需求的人群需要廣泛練習，不要侷限在某一特定動作上。
(5) 對於康復練習的人群，要在廣泛練習的基礎上，有針對性地練習具有針對功能的動作。例如，對於肩周勞損康復練習，可以在廣泛練習的基礎上，每次有針對性地練習挪頭、抑頭卻背、大形等動作。
(6) 每次選取 5～7 個動作，練習 0.5～1 小時，每週進行 3～5 次練習，每次練習的內容盡量有所區別。
(7) 每次練習之後，要進行放鬆練習。

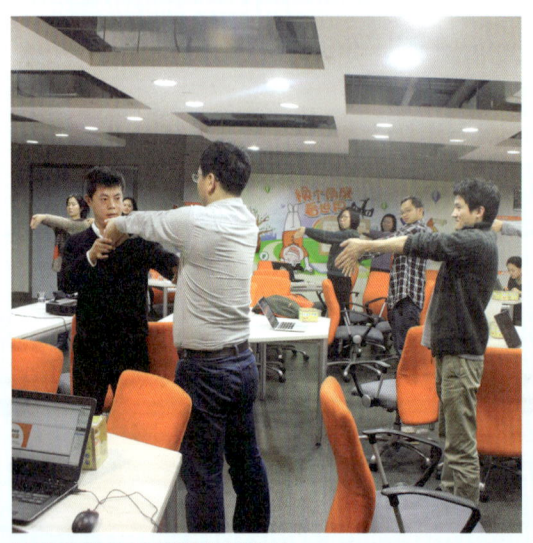

阿里巴巴員工練習導引（搖肩）

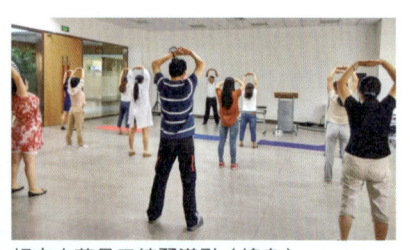

相宜本草員工練習導引（搖身）

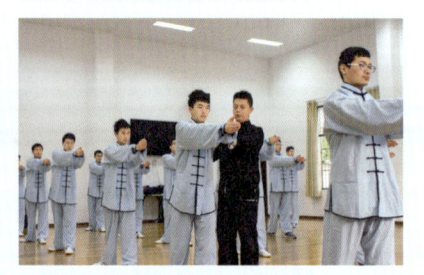

大學生課堂上練習導引（細振）

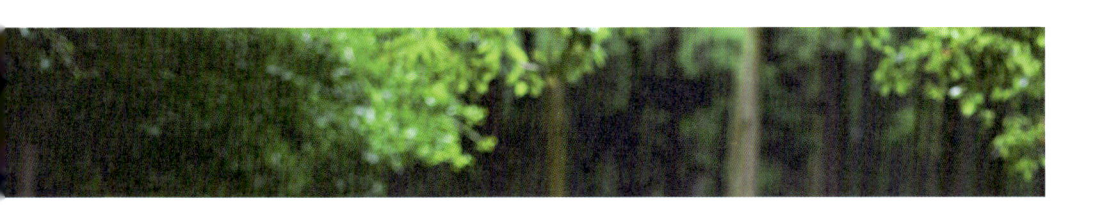

課程設計建議

時間	動作選取	備註
清晨	立踵，捉足伸腳，引腹，踵勾，決足	身體氣機剛剛蘇醒，應當選取強度和難度小的動作，促使一天處於精力旺盛的狀態。
上午	閉目傾頭，戾頭，引頸，踐足，頓手	人體機能開始上升，應當選取難度大，強度小的動作練習。
中午	捉頦，大形，單舉，挽解溪，引脛痺	工作一上午，身體略感疲勞，應當選取難度和強度小的動作，用來恢復機能。
下午	搖肩，細捩，飛仙式，燕飛，挽犢鼻，搖身	身體氣機處於活躍狀態，是一天最好的練習時間，可以選取難度和強度都大的動作來練習。
晚上	挽肘，空捺，仰引，欹身轉腰，胡床	身體氣機逐漸進入平穩狀態，應當選取強度和難度都小的動作練習，用來促進睡眠。

某健身會所會員初級課程範例

序號	名稱	功能	難度指數	強度指數
1	捉足伸腳	調和腰部氣血	★	★
2	引脅	調理肋脅部	★	★★
3	虎按	活躍氣血	★	★
4	單舉	調理腋下筋脈	★	★
5	仰肘	調理肘部勞損	★★	★★
6	挽犢鼻	利腸胃，除五勞	★★	★★
7	踐足	行氣活血	★★	★

課程時間：週六 14：00～15：00

五、導引課堂感悟

- 導引是力氣活，練習還是挺累的。
- 導引最開始用力，逐漸動作配合呼吸，再到後來的導引配合行氣。
- 練習過程中有時會出現腸鳴、口內生津、關節作響、肌肉痠脹等生理反應，但很快就會消失。
- 練習時，身體略感勞累，練習之後，身體頓覺輕快，精神愉快。
- 導引看似簡單，但身體運動非常細微，每次肢體運動到位，感覺很舒適。
- 導引是一門技術，也是一種文化，你掌握了它，便擁有了它。

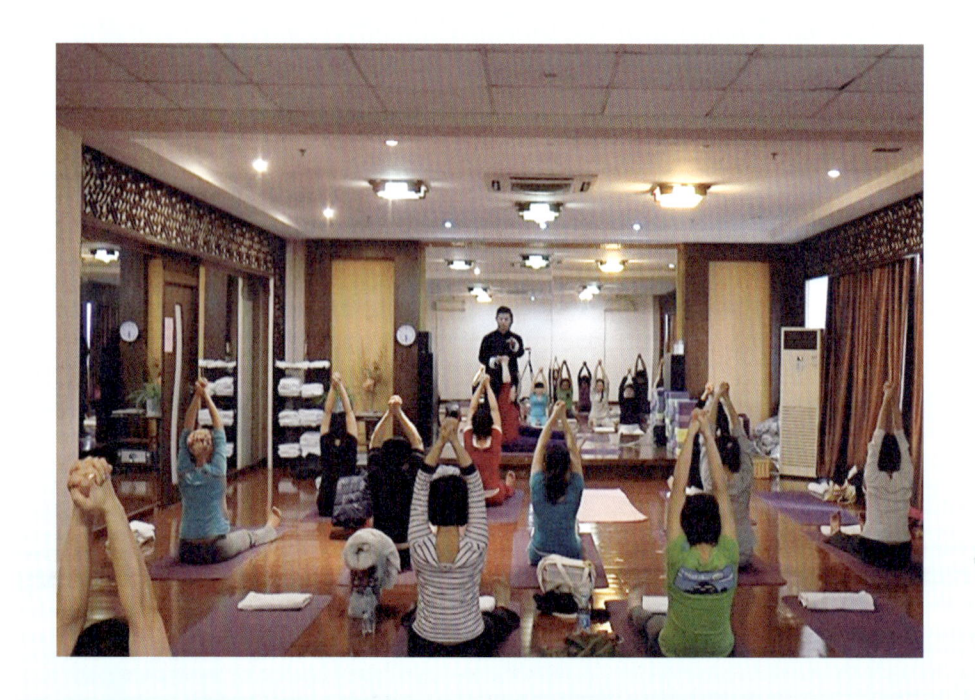

六 導引 常見疑惑解答

● 什麼是導引？

導引是中國古老的運動養生手段，具有自我推拿的某些特徵，習練者透過力量、呼吸、意識的運用，自我調和氣血，平衡陰陽。

● 為什麼稱為導引？

古代稱為道引，現代稱為導引，為更好地繼承導引文化和明白導引背後的「道」智慧，所以稱為道引。導引是道引的功能，專業的講，可以透過導引的方法讓形體柔軟，氣息平和；通俗地講，就是指出這種運動的作用。

● 導引屬於氣功之類的功法嗎？

導引不屬於任何氣功功法。從兩者關係來看，導引更為古老，屬於氣功修煉的源頭。

● 導引有什麼功能？

1. 健身，有許多動作可以提高柔韌、平衡、力量等身體素質。
2. 理療養生，每個導引動作都針對人體的特定部位，可以用來康復眾多慢性疾患。對於健康的人則可以預防各種疾病的發生，是一種養生手段。
3. 減壓，導引有娛樂精神的功能，練習導引可以減輕生活工作中的諸多壓力。

● 導引有什麼優勢？

三大優勢：一，簡單；二，效果顯著；三，練習方便。

六、導引常見疑惑解答

● **《諸病源候論》是本什麼樣的書，為什麼導引技術多來源於此？**

《諸病源候論》為中國歷史上第一部證候學專著，被譽為中醫七經之一，為隋代太醫院博士巢元方所著，書中論述 1739 種病候的病因、病機，但不記載藥方，而是記載流傳於當時社會的導引技術。

● **有康復案例嗎？**

有。在瑜伽會所、健身中心、公司團課的許多學員反應，經過一段時間的練習，類似肩頸不適、背部緊張、精神緊張等的狀況有得到改善和緩解。導引可以針對不同的亞健康狀況或各類慢性疾病進行針對性調理，更重要的在於幫助你建立良好的生活方式，培養平和的心態。

● **導引困難嗎？**

導引分為 3 個級別，分別是初級（形體牽引）、中級（經絡疏導）和高級（臟腑調和），從最簡單的肢體牽引開始，逐漸過渡到動作和呼吸相配合，再到導引兼用行氣，難度逐漸加大，體悟逐漸加深，同時針對調理的部位由肌體到臟腑。

● **導引和瑜伽有什麼區別？**

導引是一種健康養生技術，承載中國傳統文化，具有文化多元性。導引和瑜伽在動作上存在一些相似性，在眾多瑜伽會所課程中，被學員稱為「中式瑜伽」，但是在運動特點、運動體驗、運動效果方面存在很大不同，從經驗來看，導引練習相對簡單，功能效果更為快速。

● **導引是套路嗎？**

導引不是套路，每個技術都是獨立操作的。每次調理，可以按照需求綜合性的選取動作練習。

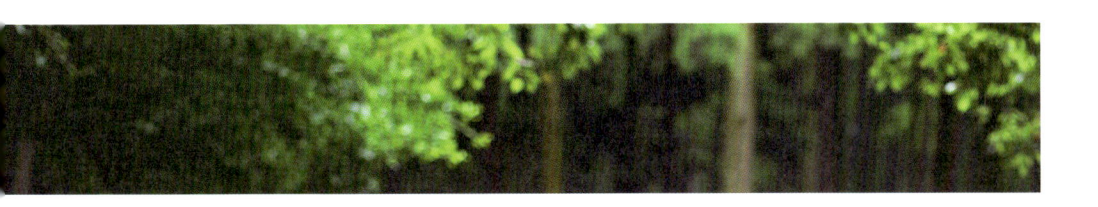

● 每次練習多長時間為好？

對需要調理特定症狀但時間無法配合的人來說，選擇一種針對性的方法即可：如肩背緊張，可以選擇「抑頭卻背」，每天練習一遍。隨著症狀的緩解，可以逐漸降低練習頻率。對於愛好養生且需要綜合調理的人來說，一般每次可以練習 5～7 個動作，有針對地練習不同部位。

● 每次練習怎麼安排？

一般每次可以練習 5～7 個動作，針對練習不同部位而定。

● 什麼人群適合練習導引運動？

1. 熱愛運動或亞健康人群：擺脫亞健康，通過運動來達到身輕體健和精神愉悅的身心狀態。
2. 熱愛傳統文化的人群：道文化，或稱自然文化，是中國文化的源頭，導引習練是對道的身體實踐。
3. 中醫工作或養生愛好者：中醫歷來講求內證，導引的練習可以幫助你對形體官竅、經絡臟腑、氣血津液等由認識昇華為感知。
4. 中老年人群：減緩衰老，防治疾病，愉悅精神。

● 柔軟度不好可以練習導引嗎？

可以。導引的功能在於通利關節，調和氣血。對於有些難度大的動作，練習時注意導引的運動細節即可，經過一段時間的練習，可以提高柔軟度。

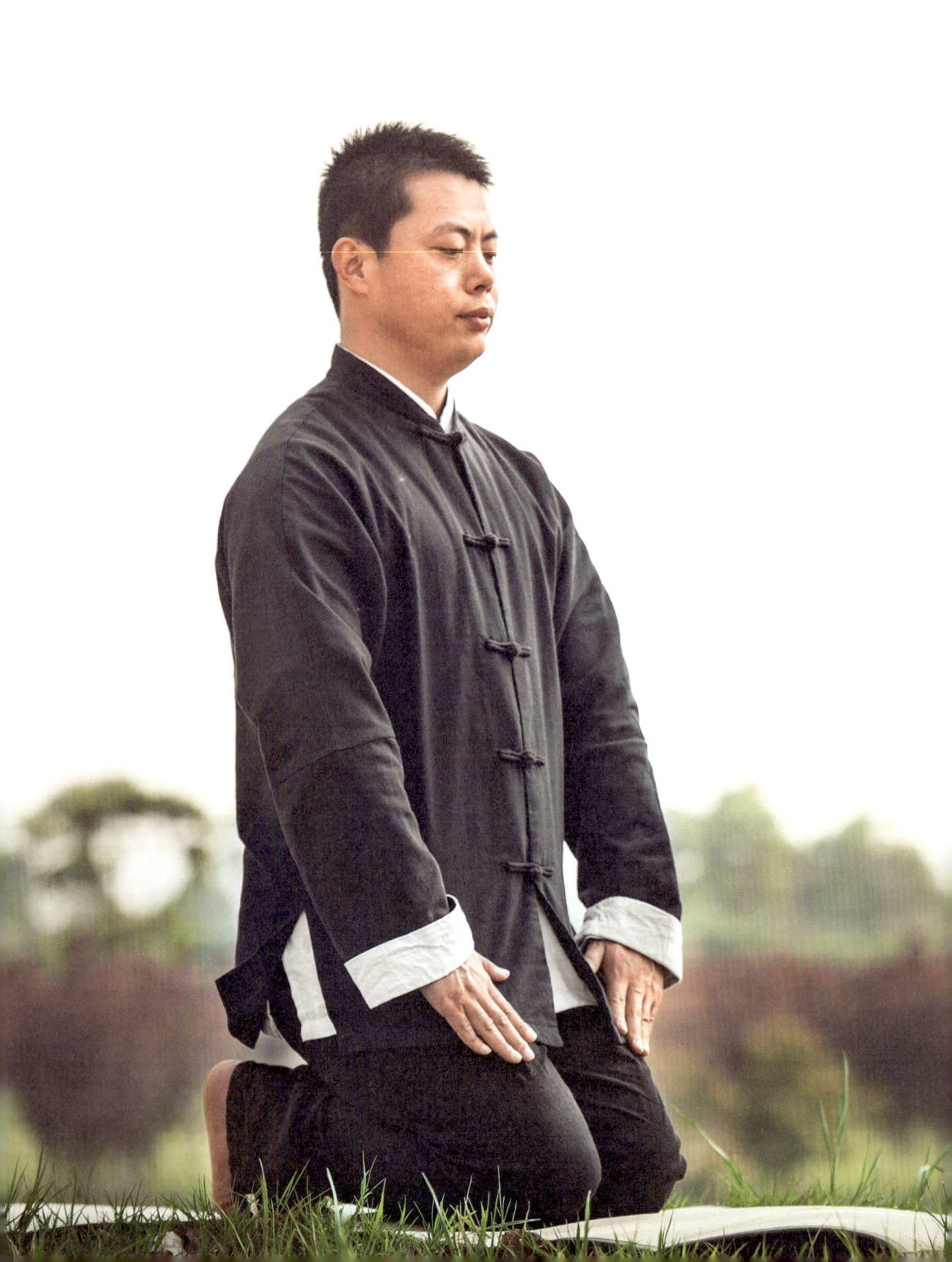

貳

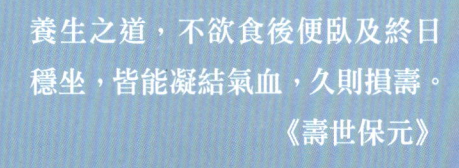

導引

練習前的準備

> 養生之道,不欲食後便臥及終日穩坐,皆能凝結氣血,久則損壽。
> 《壽世保元》

導引裝備

練習導引，需要一些必備的道具，如寬鬆的衣服、潔淨的毛巾，以及優美的音樂，以便達到更好的練習效果。

1. 服裝

導引的許多動作要求盡可能地伸展身體，因此，練習導引需要穿一些寬鬆的衣服，以便能夠將動作充分做到位。但要注意，衣服不要過於寬大，否則容易干擾運動時的動作體驗，也不利於觀察動作細節的表現。總體來講，不要太緊，也不要鬆散，以合身為好。

2. 墊子

導引的練習會在很多不同的姿勢下進行，因此需要在草蓆或墊子上進行練習。有許多動作可能會造成墊子的移動，建議使用表面光滑、柔軟的毯子，或用瑜伽墊代替。建議使用草蓆墊，坐在充滿草香的墊子上，能夠使身心更快地貼近自然。

3. 毛巾

許多導引動作強度較大，很快就能使人出汗，容易影響動作的進展。因此可準備一條毛巾，在出汗時擦拭。

4. 音樂

明朝內府大御醫龔廷賢在其著作《壽世保元》中記載：「脾好音樂，聞聲即動而磨食。」柔和輕緩的音樂，可以作為一種良性刺激，提高脾臟機能，改善消化吸收功能。導引練習時選取的音樂不拘一格，只要是輕緩柔美的音樂即可。聽著柔美的音樂，享受著導引練習的快樂，心境會明朗很多。

身心準備

練習導引前需要做好身體和心理兩方面的準備，以便更好地進入導引的練習之中，體驗運動的快樂。

1. 排除大小便

練習導引之前請及時排除大小便，避免不能夠專心地從事導引練習。導引的練習可以促進胃腸蠕動，加速新陳代謝，因此，導引練習時若產生排便反應，應當停止練習，待排除大小便後再繼續練習。

2. 摘除手錶等首飾

導引練習前應當及時摘除手錶、髮夾、項鍊、手鐲、腰帶等物品。一方面這些首飾容易造成在運動中對身體的傷害；另一方面會影響氣血運行和對動作的體驗。

3. 散開頭髮

中醫認為「髮為血之餘」，長髮女性在練習導引時，散開頭髮更容易促使氣血的運行。《黃帝內經》也有「披髮緩形」的記載，認為散開頭髮、放鬆形體可以促使體內氣機的自然運行，改善髮質。

4. 提起精神，盡量不要將雜念瑣事帶到練習過程之中

練習導引的過程屬於自我調理的過程，應當安靜下來，將注意力集中在動作的過程、勁力、路線、角度和方位上，同時要發現運動過程中的身體體驗，去享受身體運動的快樂，而不要再繼續思考其他問題。如果一開始做不到，沒關係，順其自然即可。

5. 避免外在環境的傷害

在陽光明媚、和風習習的環境下練習導引，更能夠體驗到運動時的愉悅。應當避免寒冷、酷熱、大風、霧霾、潮濕等惡劣天氣，在房間裡練習時應當保持房間通風，但避免被風直吹。

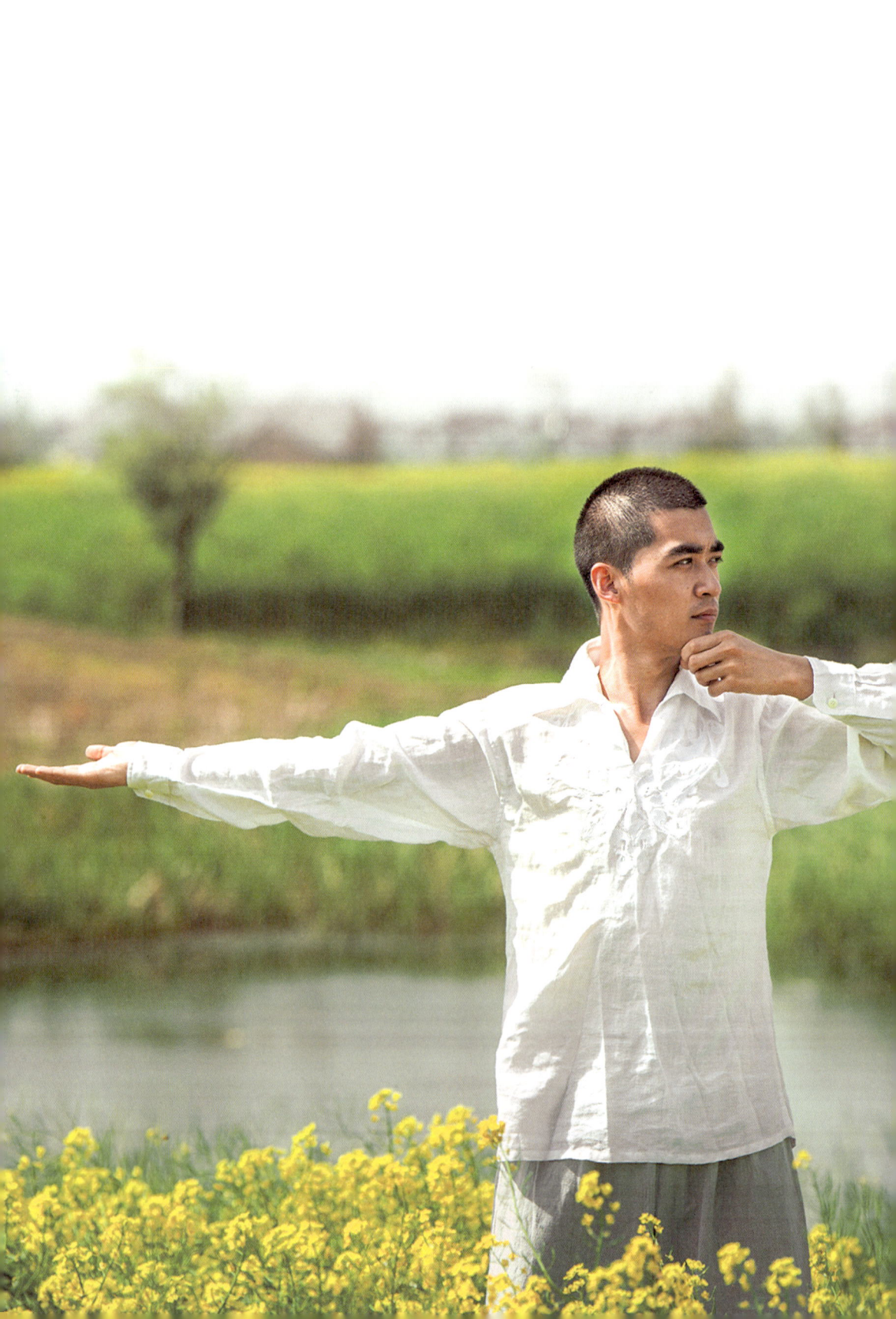

參

導引

練習姿勢

搞者,謂如按摩之法,矢搞引身,如熊顧、鳥伸也,亦謂按摩而玩弄身體使調也。

《史記索隱》

站立

功效
① 提高陰陽平衡功能。
② 平復精神。

文化密探
人與天地並存而不卑不亢,感悟和把握自然之理。

操作方法
兩腳平行站立,與肩寬,頭正頸直,下頦內收,手指展開,兩腿自然瞪直,腳趾輕微扣蓆,身體端正,目視遠方。

練習時間:
3～10 分鐘

溫馨提示:
1. 兩腳平行站立,不要站八字腳。
2. 身體形態端正,精神安寧。

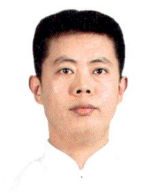

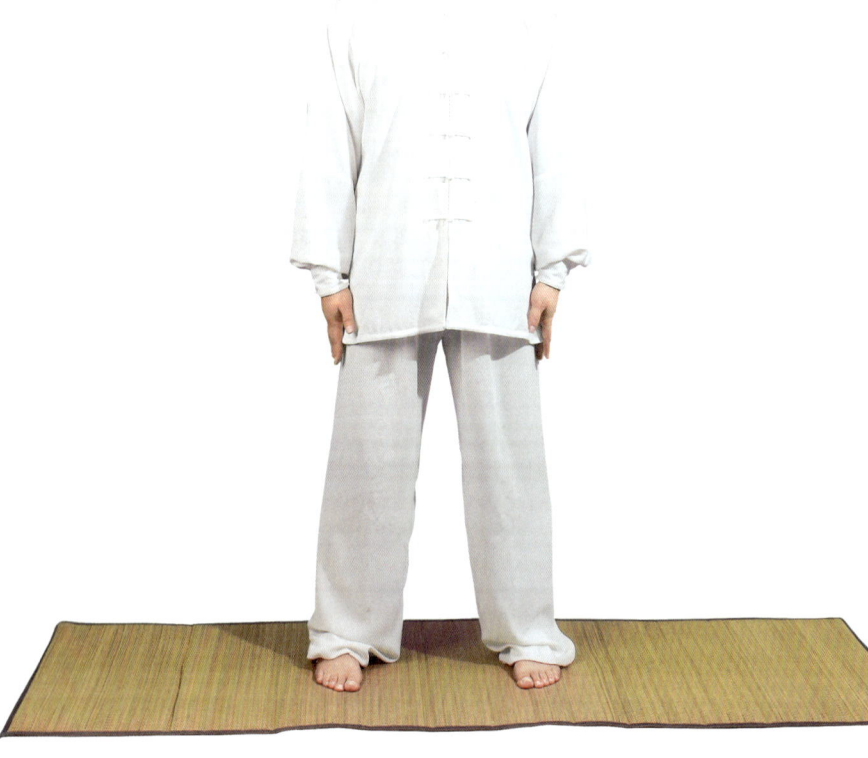

端坐

練習時間：
3～10 分鐘

溫馨提示：
1. 請將手貼在腰部，反覆體驗腰部是否下沉放鬆了，大多數人仍然是緊張和繃緊的，腰部放鬆尤其重要。
2. 身體形態端正，精神安寧。

| 功效 |
① 擠壓腳踝部筋脈，調和腿部氣血。
② 放鬆腰部，緩解腰肌勞損症狀。

| 文化密探 |
中國古老的坐姿之一，端身而坐，對自然、對人充滿敬畏之意，避免鬆散懈怠。

| 操作方法 |
兩膝頭併攏，腳大趾相對，足跟外扒，屈膝著蓆，臀部坐在腳後跟上。
頭部端正，腰部放鬆，兩肩略提，腋下微懸開，手指展開，放鬆手腕，兩手掌放於大腿中部，胸略回收，小腹微緊，身體端正，目視前方。

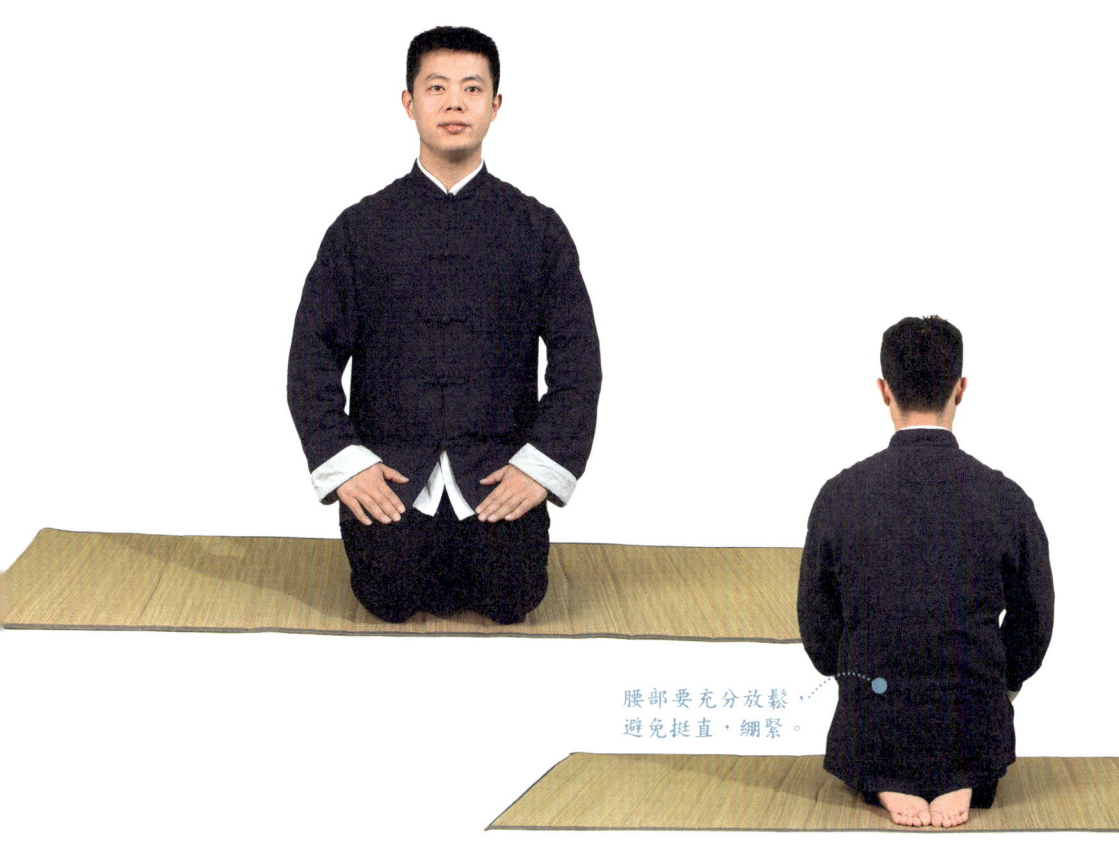

腰部要充分放鬆，避免挺直、繃緊。

正坐

功效
1. 溫和膝蓋、膀胱、腳部等氣血。
2. 緩解腰痛現象。

文化密探
正坐講究的是心性內涵以及透過坐姿達到一種修身養性、改善氣質、內外調合、和氣護身、形神兼備的目的。

操作方法
兩膝頭併攏，雙腳豎起，腳大趾相對，足跟外扒，屈膝著蓆，臀部坐在腳後跟上。頭部端正，腰部放鬆，兩肩略提，腋下微懸開，手指展開，放鬆手腕，兩手掌放於大腿中部，胸略回收，小腹微緊，身體端正，目視前方。

練習時間：
3～15 分鐘

溫馨提示：
1. 若坐不下時，可以先練習端坐，在端坐的基礎上，轉為腳跟相對，腳趾外扒坐下，最後再將雙腳豎起。
2. 正坐時，形體要端正、自然。

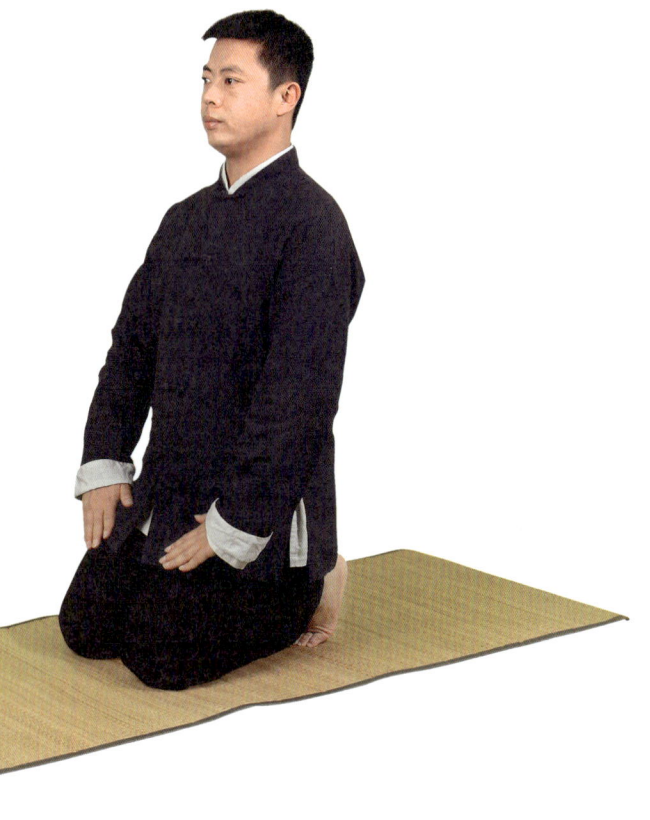

箕坐

功效
❶ 可以調養整個身體的肌肉、骨骼、關節。
❷ 如孩子般的坐姿,感受精神的自由。

文化密探
又稱踑坐,如畚箕似的坐姿,故稱箕坐。含道家文化,提倡人性自然,自由自在,擺脫束縛,非正式場合的箕坐並非無禮的表現。

操作方法
臀部著蓆,兩手按在蓆面上,手指朝前,兩腿分開,稍微彎曲,兩腳外扒展開,向上舒展放鬆。

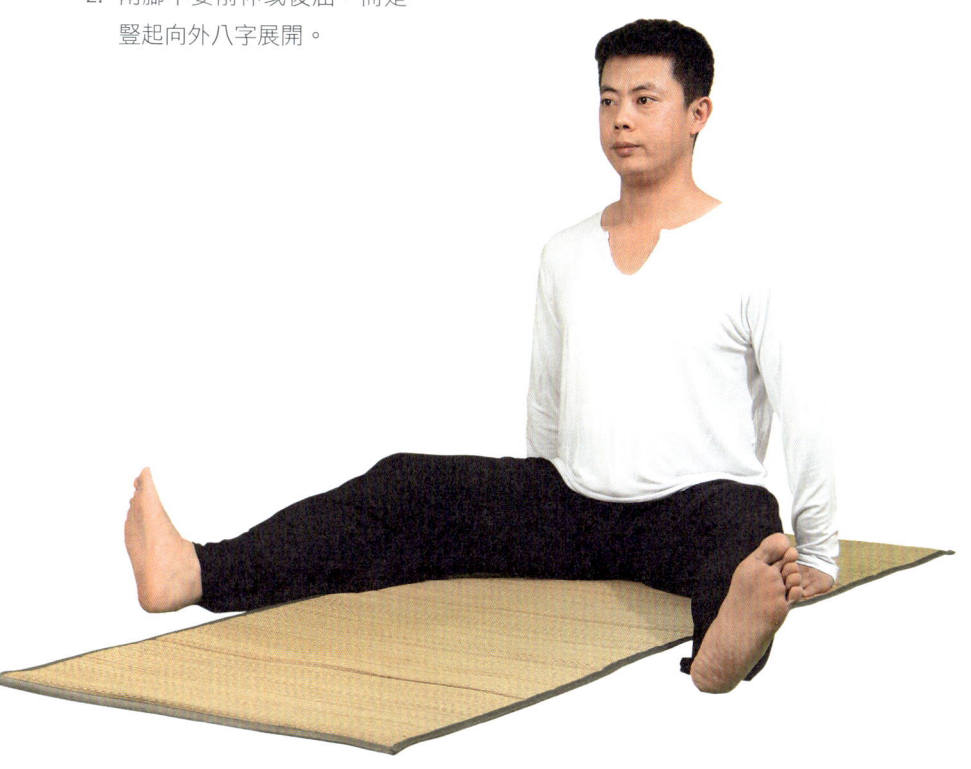

練習時間:
3～10 分鐘

溫馨提示:
1. 兩腿彎曲時,膝關節稍微向上聳起。
2. 兩腳不要前伸或後屈,而是豎起向外八字展開。

箕踞坐

功效
1. 精神自然、放鬆、毫無拘謹。
2. 可以調養整個身體的肌肉、骨骼、關節。

文化密探
箕踞坐是在箕坐的基礎上，兩腳回收踏住蓆面。其文化與箕坐相似，含道家文化，箕踞坐體現了自然、放鬆、隨意的本性。

操作方法
臀部著蓆，身體放鬆，兩膝關節回收，兩腳掌分開踏住蓆面，兩手按在身體兩側，手指向前。

練習時間：
3～5分鐘

溫馨提示：
1. 兩腳分開的距離大約與肩膀同寬。
2. 身體和兩腿要盡量分開一些。

文化小典故
孟子看見妻子獨自箕踞坐著，便想休掉妻子，後被母親訓斥。孟母認為：獨自箕踞坐著並未違反禮節。於是，孟子不再休妻。

偏跏

功效
1. 提高髖關節柔韌性。
2. 改善下肢氣血運行。

文化密探
含佛家文化，後發展為佛家的單盤坐，可以收斂心性，古人說盤坐「如大龍蟠」，此種坐法非常有利於禪修、靜坐。

操作方法
臀部著蓆，一隻腳回收，腳跟盡量內收，抵在襠部位置。

另一隻腳回收，腳外側安放在另側小腿或大腿上，身體正直，兩手放於膝頭。

若左腳在下，為左偏跏坐；反之，則為右偏跏坐。

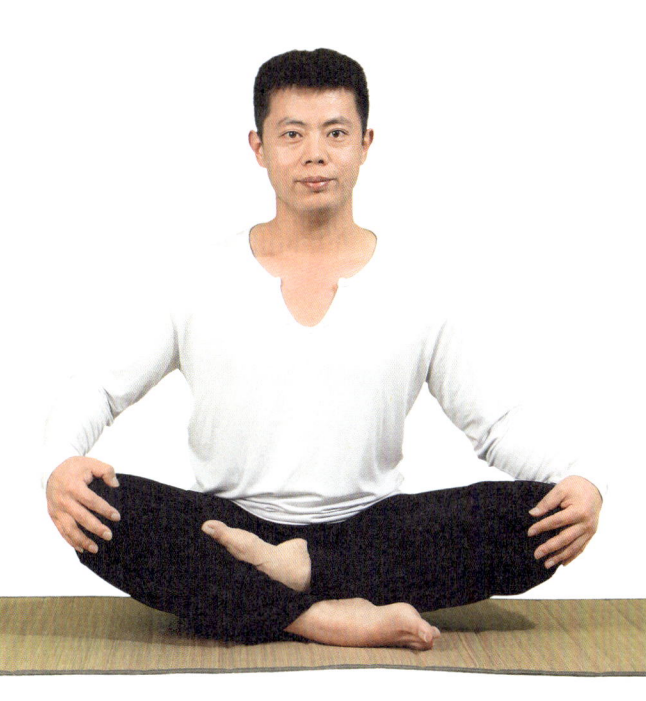

練習時間：
3～5 分鐘

溫馨提示：
1. 如果坐不下去，可以兩腿交叉，自然盤坐在蓆面。
2. 要保持坐姿的安穩，不要出現搖晃。

蹲坐

| 功效 |
1. 可以改善髖部柔韌性，提高腿部力量。
2. 按摩腹部臟器，改善消化吸收功能。

| 文化密探 |
較為自然的坐姿習慣之一，具有更多地動物性與本能性。

| 操作方法 |
身體下蹲，兩膝關節向外展開，兩腳平放蓆面上，兩手放於膝關節上。

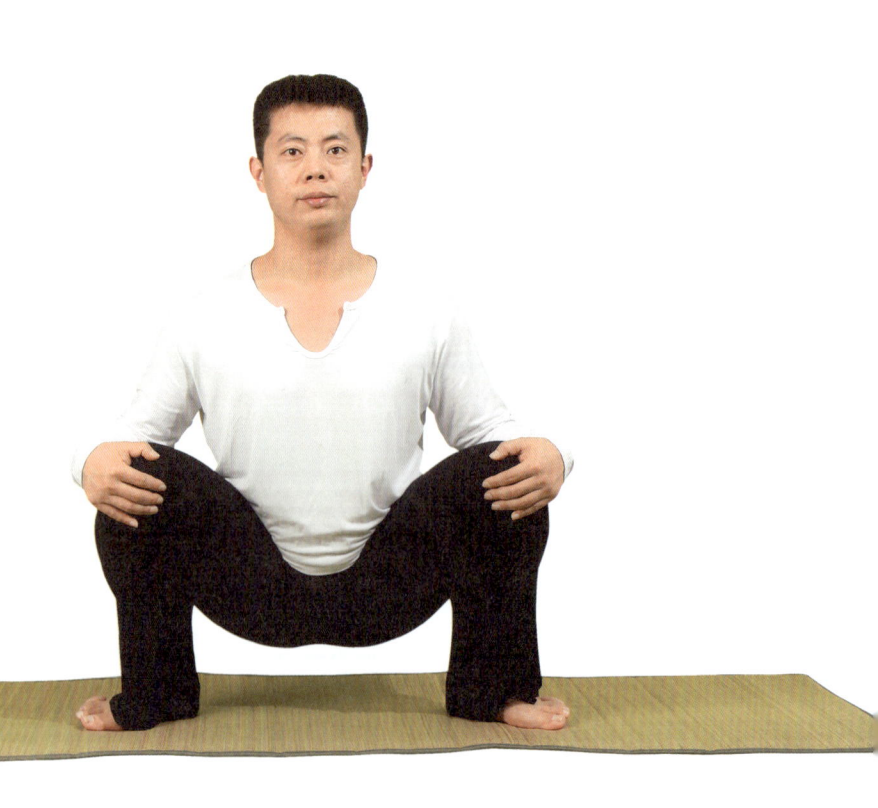

練習時間：
3～5分鐘

溫馨提示：
1. 雙腳要平放在蓆面上。
2. 兩膝關節向外打開。

蹲踞

| 功效 |

❶ 提高腿部力量，改善髖關節柔韌性。
❷ 按摩腹部臟器，改善消化吸收功能。

| 文化密探 |

一種原始的、自然的行為方式。史書記載：商代時，夷人居住在多水的環境裡，不宜直接坐地，長時間便形成了蹲踞的姿勢。

| 操作方法 |

蹲坐姿勢基礎之上，身體上起，大腿和小腿拉開距離，兩手放在膝關節上。

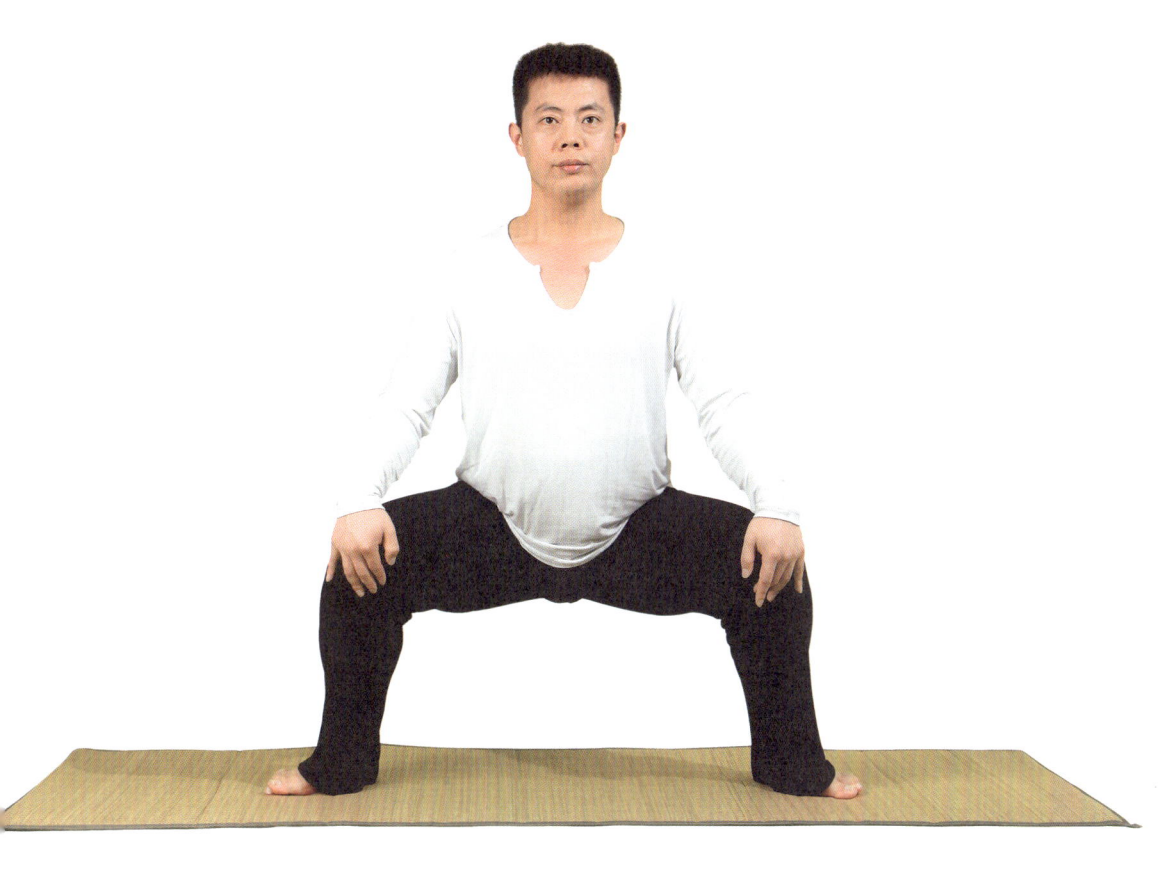

練習時間：

3～5 分鐘

溫馨提示：

1. 雙腳要平放在蓆面上。
2. 大腿和小腿之間要留有足夠的距離。

偃臥

|功效|
身體適當緊張，可以使氣血在重力作用下，向頭面部進行均勻地分布。

|文化密探|
臥倒之後，身體適當緊張，收斂心性。

|操作方法|
平躺，兩手向下自然伸直，兩腳分開與肩寬，腳趾向上保持端正，全身略微緊張。

練習時間：
3～5分鐘

溫馨提示：
調節身體端正，身體適當緊張。

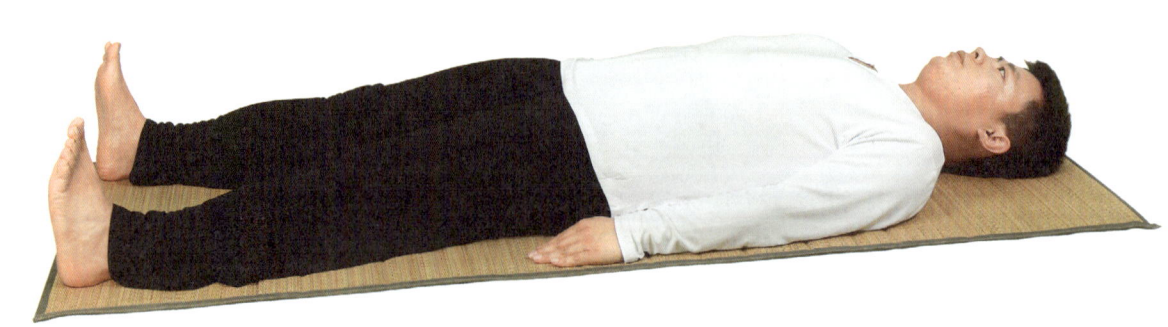

覆臥

| 功效 |

俯臥位可以對腹腔形成有效擠壓，激發臟腑功能，調理臟腑氣機。

| 文化密探 |

面向大地，與大地有更加緊密的接觸，體驗大地的寬厚與博大，是一種原始的、自然的行為方式。

| 操作方法 |

下頦抵住蓆面，兩手心向上，胸部和腹部貼住蓆面，膝關節自然蹬直，兩腳伸直，腳背著蓆。

練習時間：
3～5分鐘

溫馨提示：
胸腹部充分地擠壓在蓆面上。

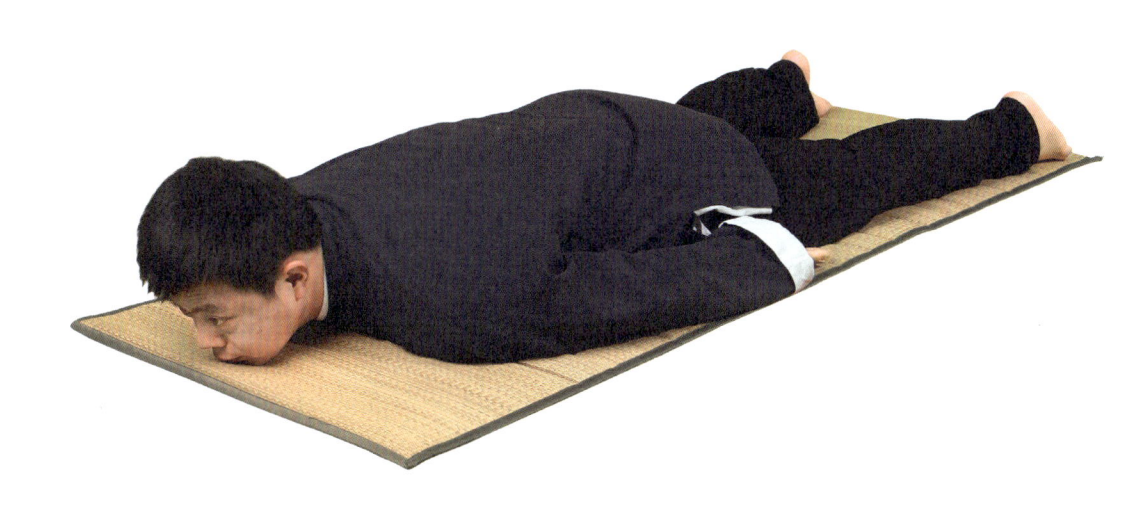

直跪

| 功效 |
調和腰部氣血平衡。

| 文化密探 |
跪承載著尊重、敬畏的文化內涵。

| 操作方法 |
膝頭抵住蓆面,腰部伸直,臀部離開兩腳後跟,兩腳掌踩住蓆面,身體正直,兩手放於身體兩側。

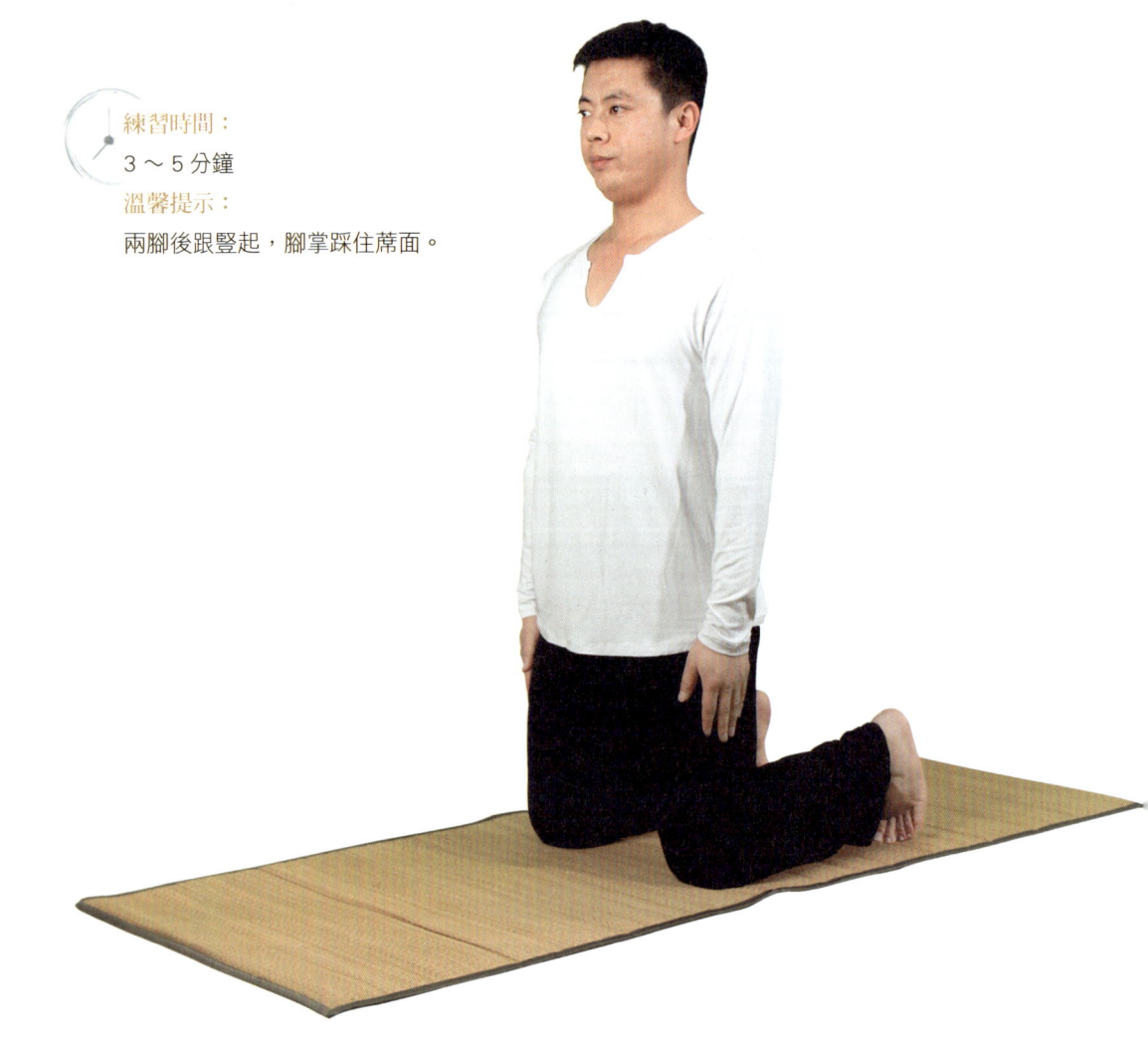

練習時間:
3～5分鐘

溫馨提示:
兩腳後跟豎起,腳掌踩住蓆面。

平跪

功效
平跪姿勢可以將肩關節在自身重力的作用下打開，同時可以放鬆腰部。

文化密探
跪承載著尊重、敬畏的文化內涵。

操作方法
兩膝頭著蓆，兩腳豎起，踩住蓆面，兩手向前按住蓆面，身體放鬆，平正。

練習時間：
3～5分鐘

溫馨提示：
兩肩膀放鬆。

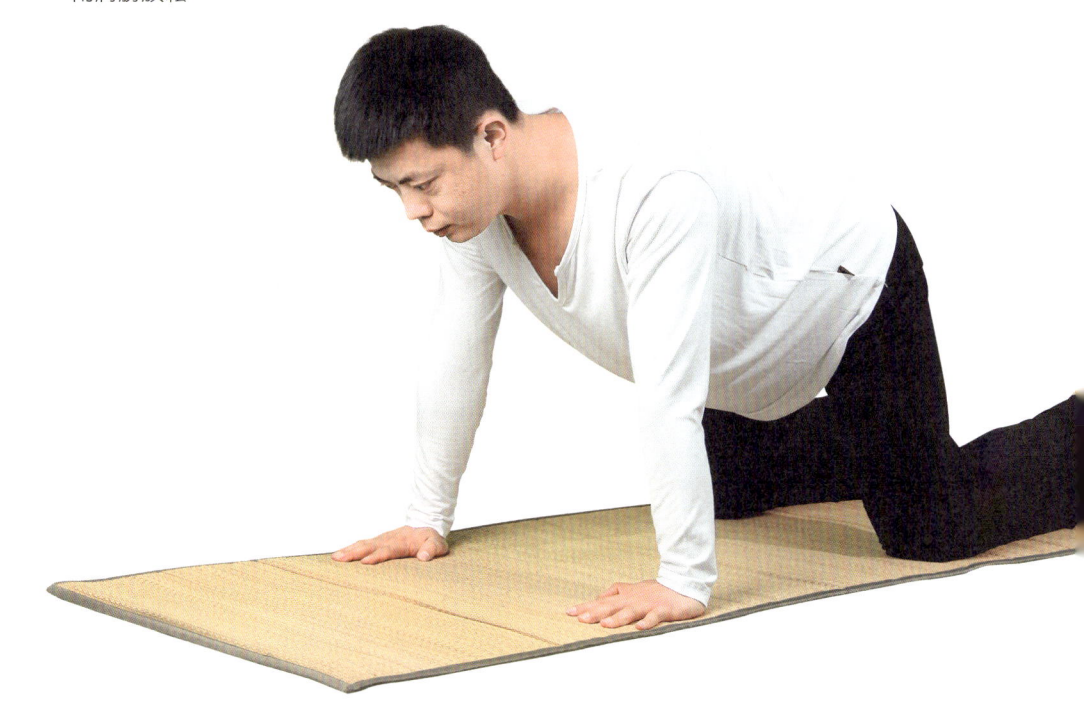

胡跪

練習時間：
3～5分鐘

溫馨提示：
胡跪後，保持形體姿勢端莊。

功效
❶ 調和腳部氣血平衡。
❷ 平復精神，安心定志。

文化密探
古代西域少數民族半蹲半跪的一種姿態，後來演變為一種佛教禮節，承載著安心立志、專注如一的文化內涵。

操作方法
右膝著蓆，左膝豎起，身體正直，感到疲勞時則兩膝姿勢互換，所以又稱互跪。

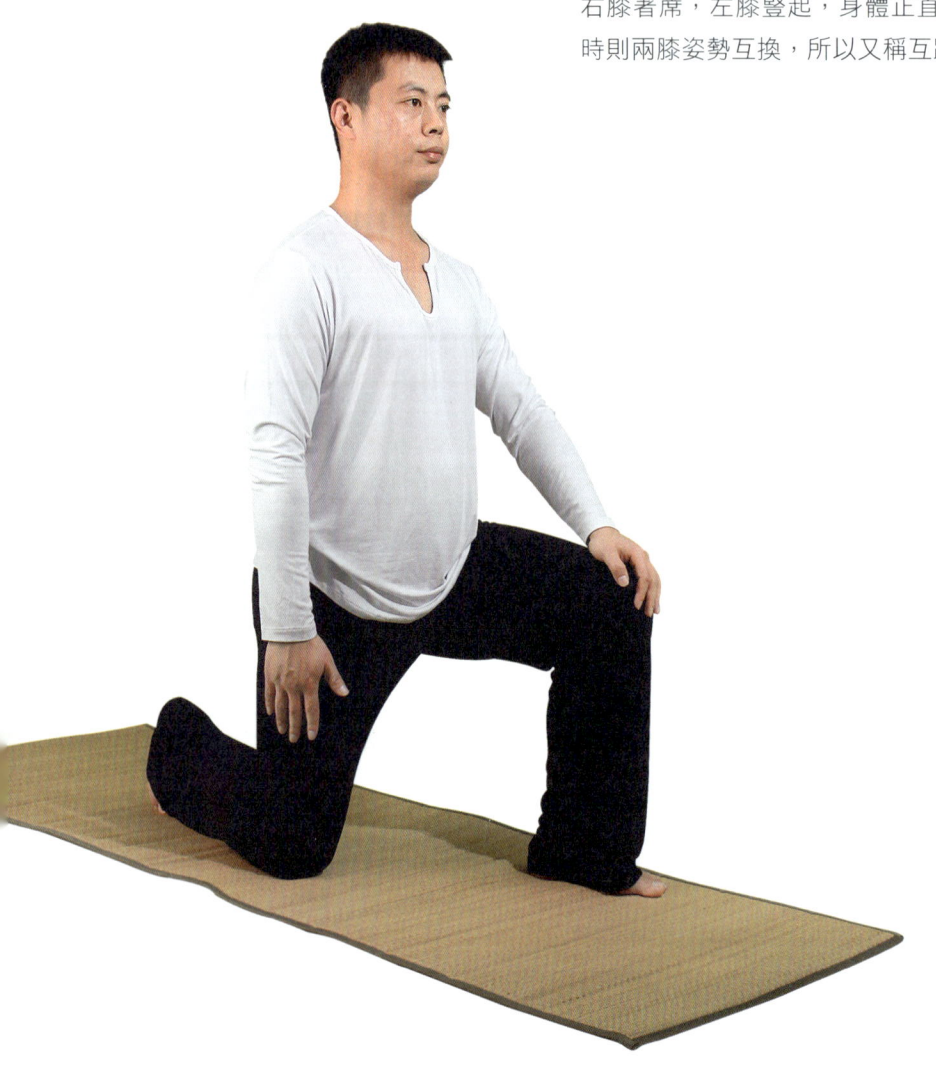

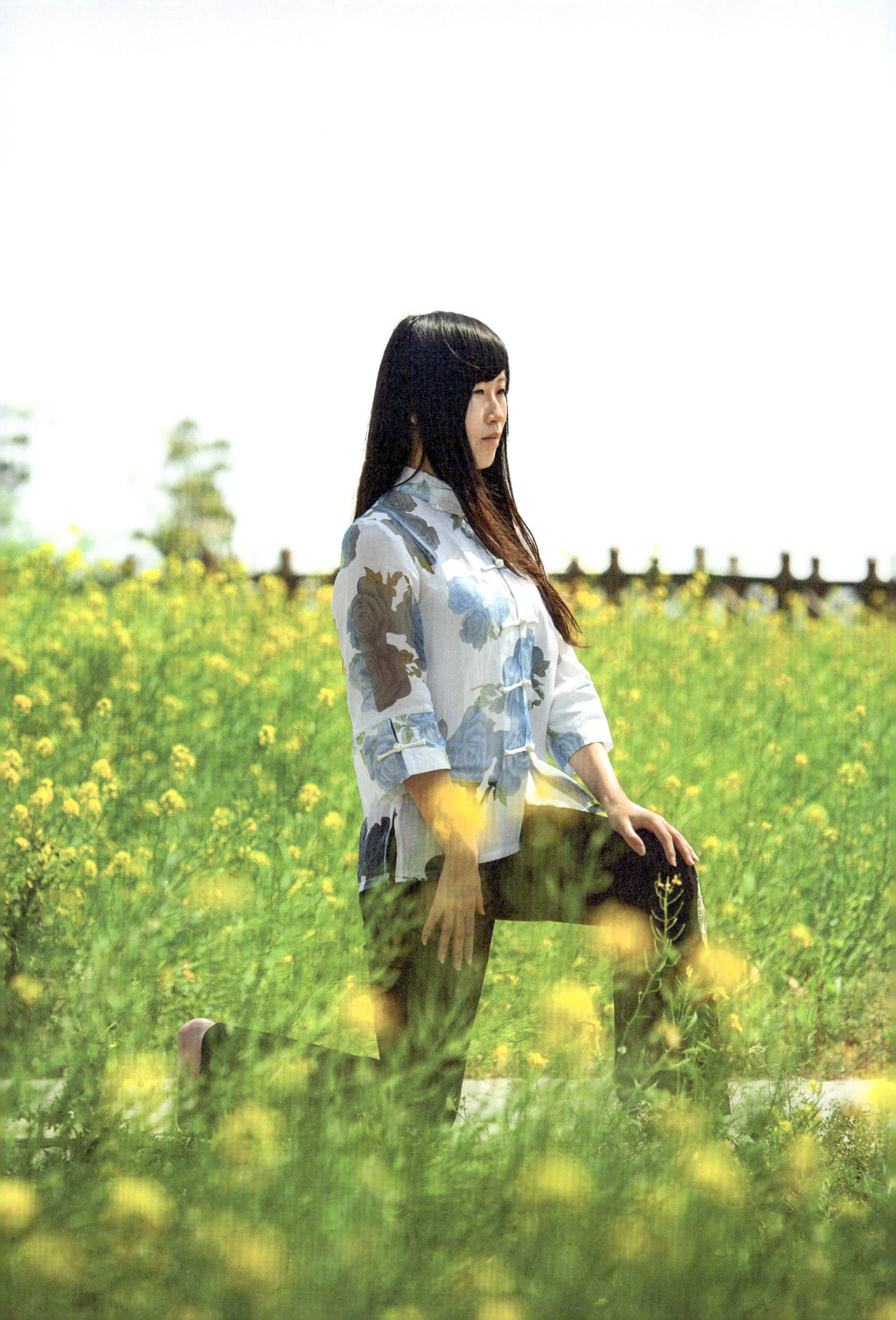

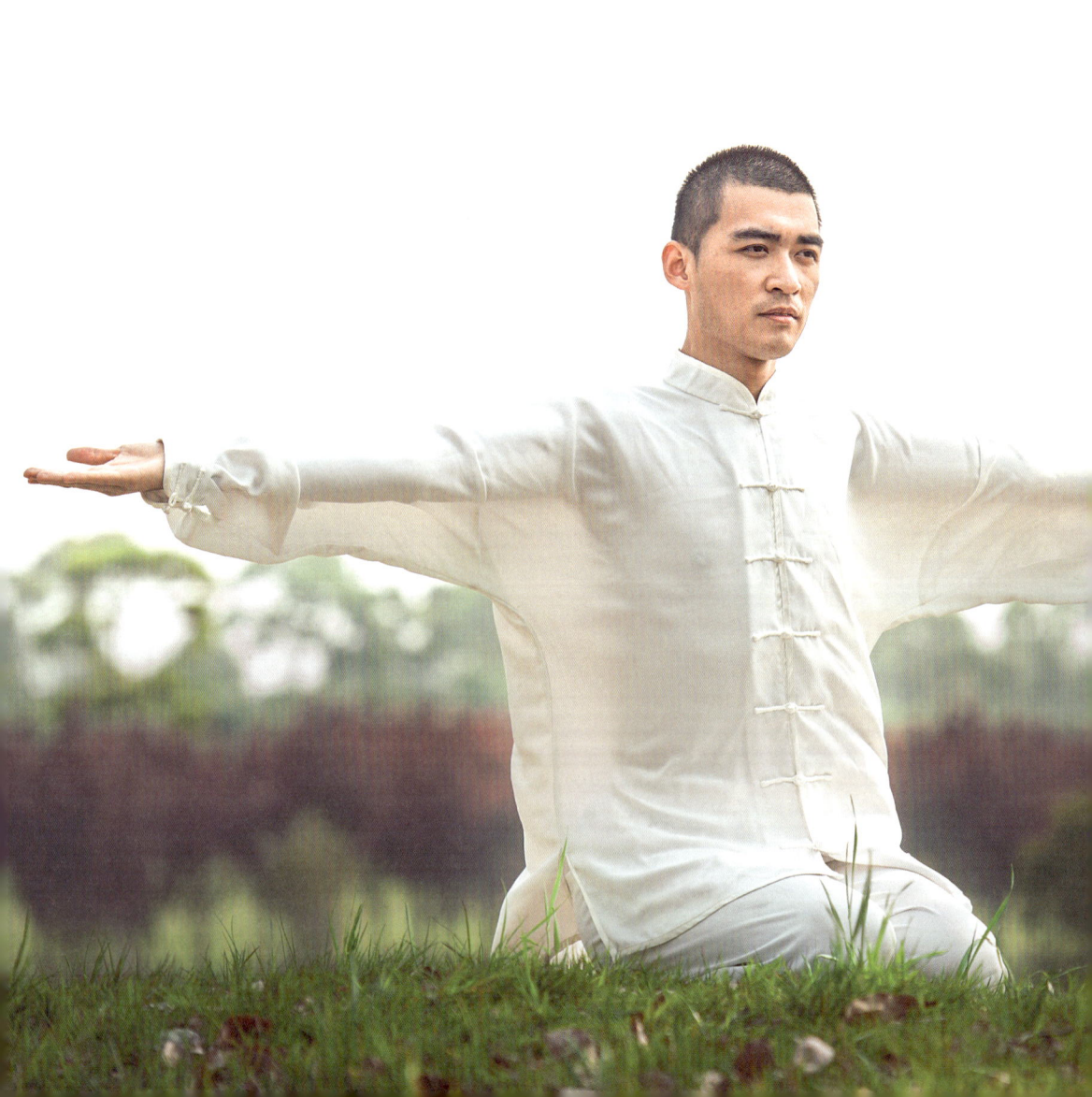

肆 導引初體驗

> 動搖肢節,導引行氣,誰知此者,可得一二百年。
> 《千金翼方·養老食療》

軀體式

難度指數：☆
強度指數：★

跟我來練習
準備姿勢：箕坐

| 鍛鍊效果 |
活躍胸部、肋脅部、腹部氣血。

| 功能道理 |
透過身體的扭轉可以牽引胸部、肋脅部、腹部筋脈，活躍氣血，逐漸適應強度較大的導引動作。

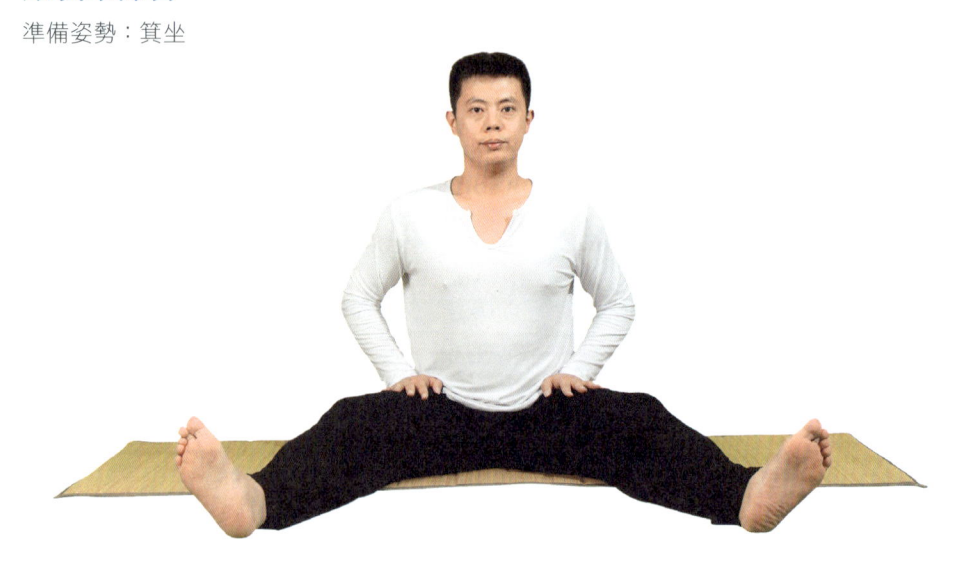

一　用兩手掌按住兩大腿，身體先向左，再向右扭轉，左右各7～14次。

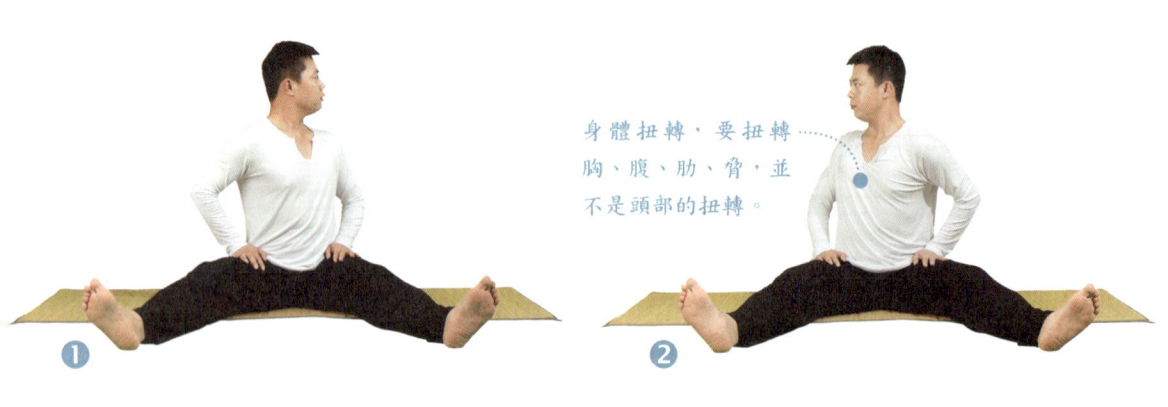

❶

❷

身體扭轉，要扭轉胸、腹、肋、脊，並不是頭部的扭轉。

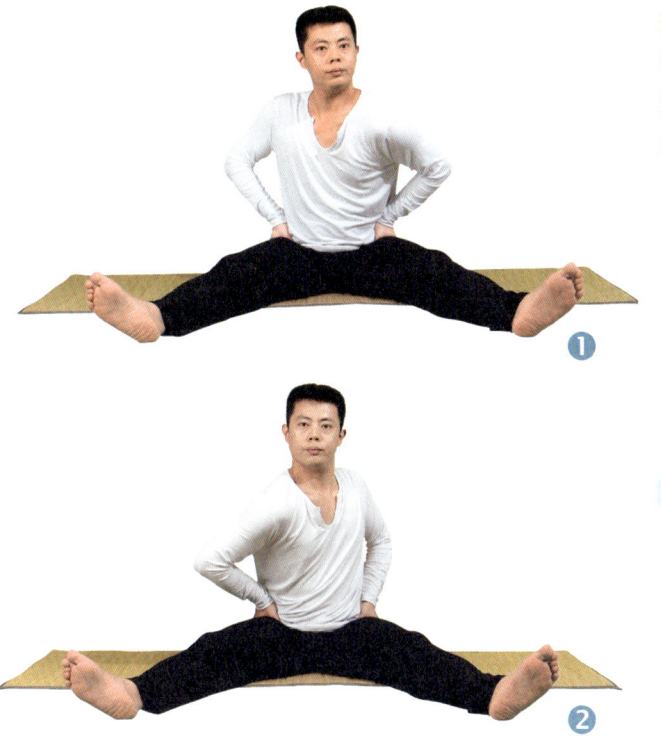

溫馨提示：
導引練習首先要對形體有基本的認識和體驗，並感知每個動作的運動部位。

二 兩手虎口掐住兩大腿根部，肩膀先向左，再向右扭轉，左右各 7 ～ 14 次。

三 兩手抱住頭部，腰部先向左，再向右扭轉，左右各 7 ～ 14 次。

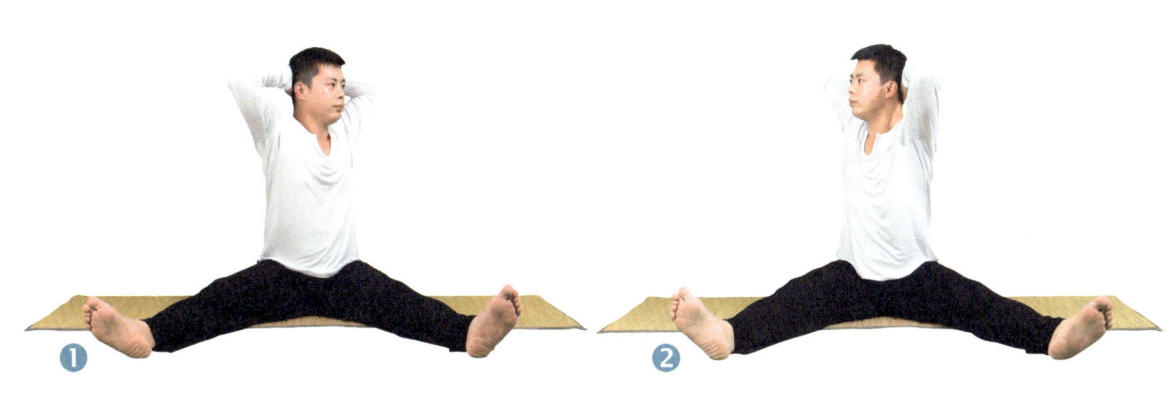

頭頸式

難度指數：☆
強度指數：★

跟我來練習
準備姿勢：箕坐

| 鍛鍊效果 |
活躍頸項部氣血，緩解頸項緊張。

| 功能道理 |
透過頭部的左右搖動和上下牽引，牽引頸項筋脈、關節，逐漸體驗細微的運動環節。

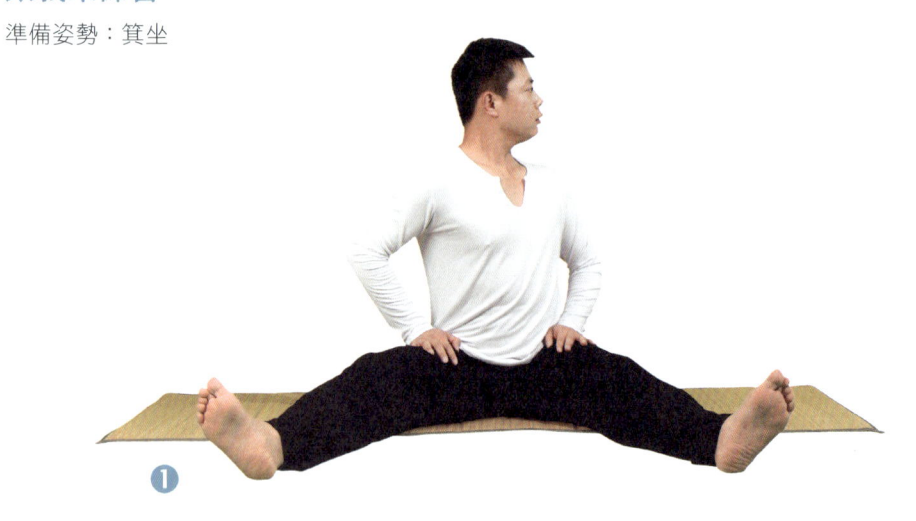

❶

一　兩手放在大腿上，手指向前。水平左右搖頭，重複各 5～14 次。

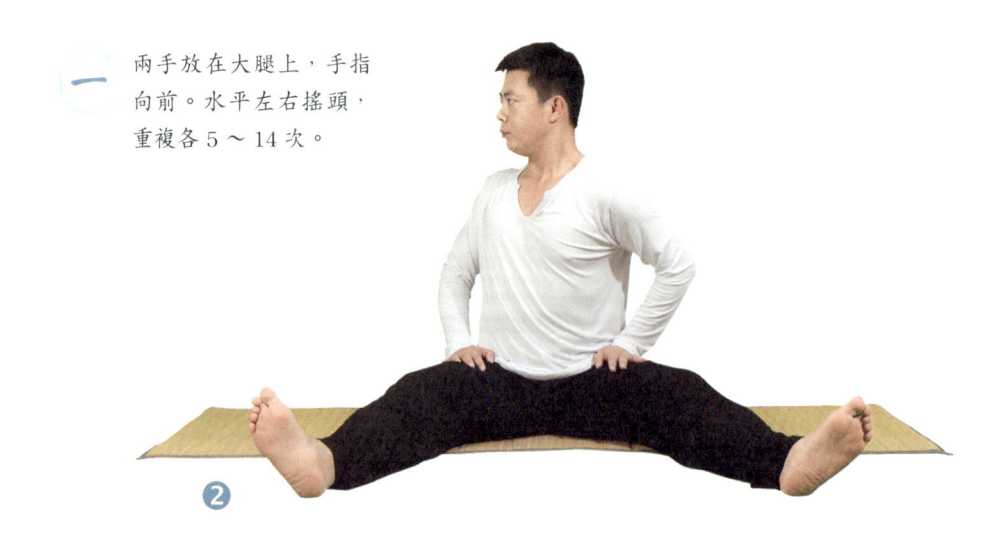

❷

二　頭部前俯，稍停後還原。頭部後仰，稍停後還原，前後各3～5次。

溫馨提示：
左右搖頭時，速度稍快；上下折疊牽引時，速度稍慢。

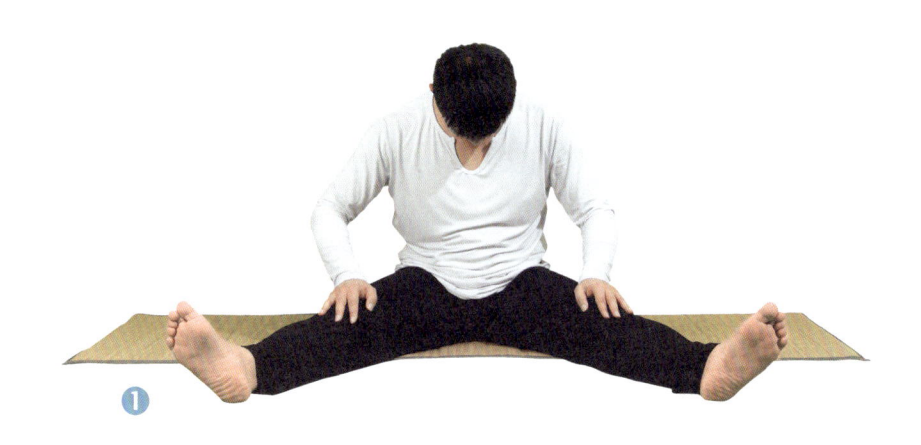

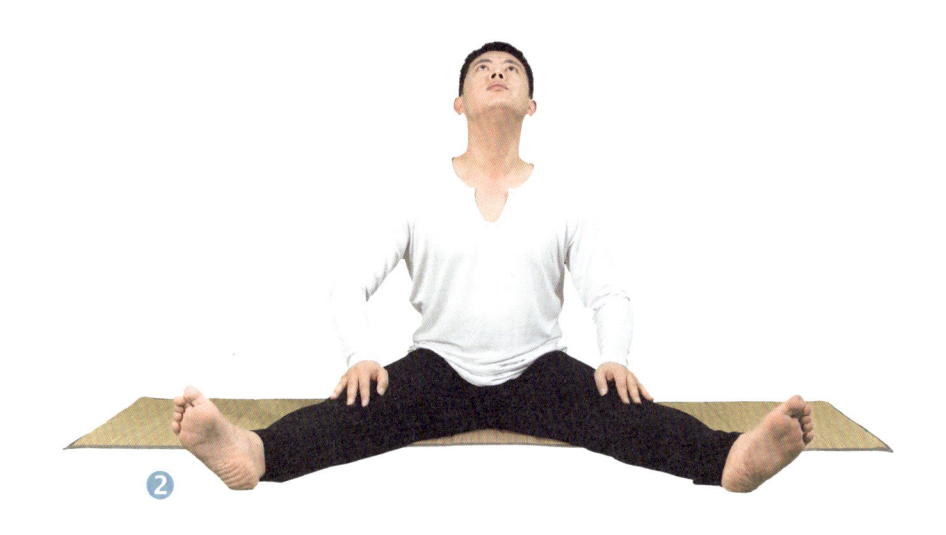

❶

❷

手臂式

難度指數：☆
強度指數：★

跟我來練習
準備姿勢：箕坐

| 鍛鍊效果 |
牽引肘、臂、肩筋脈，調理該部位的勞損。

| 功能道理 |
透過手臂的相互牽拉，暢通手臂、肘關節和肋脅的關節筋脈。

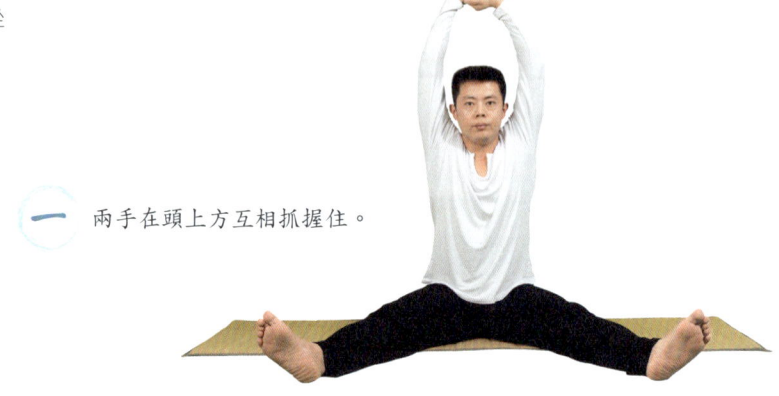

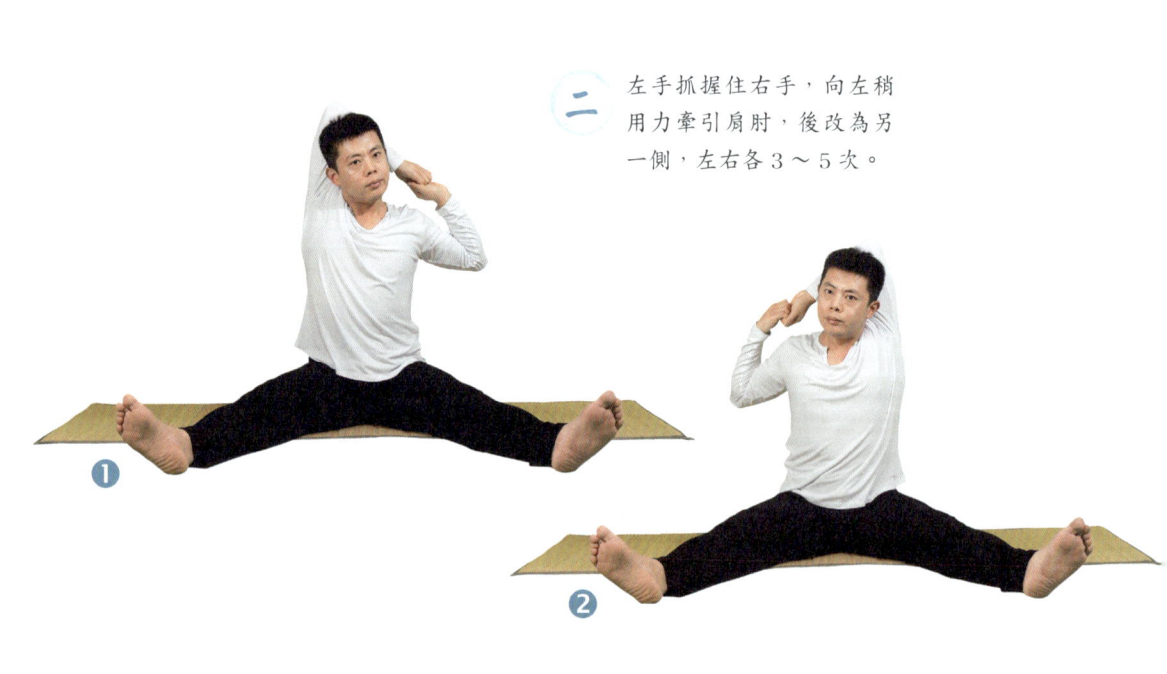

一 兩手在頭上方互相抓握住。

二 左手抓握住右手，向左稍用力牽引肩肘，後改為另一側，左右各3～5次。

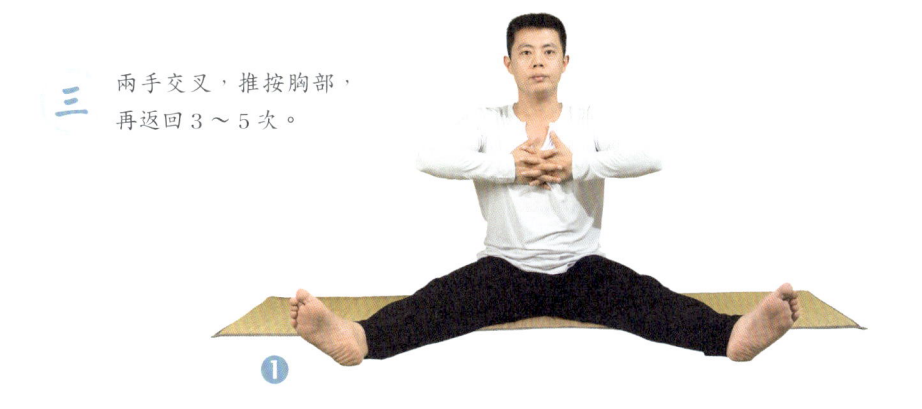

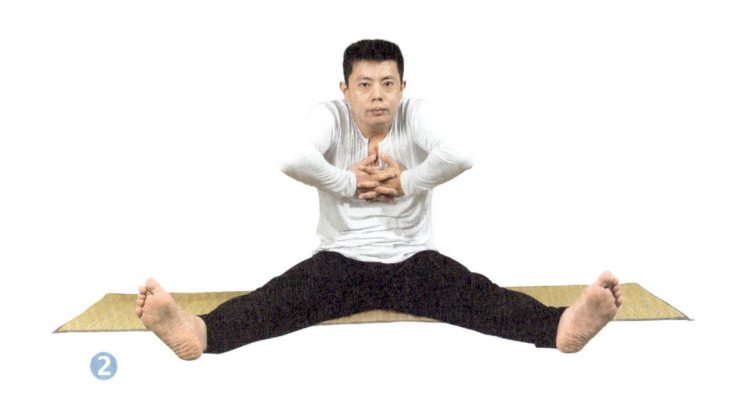

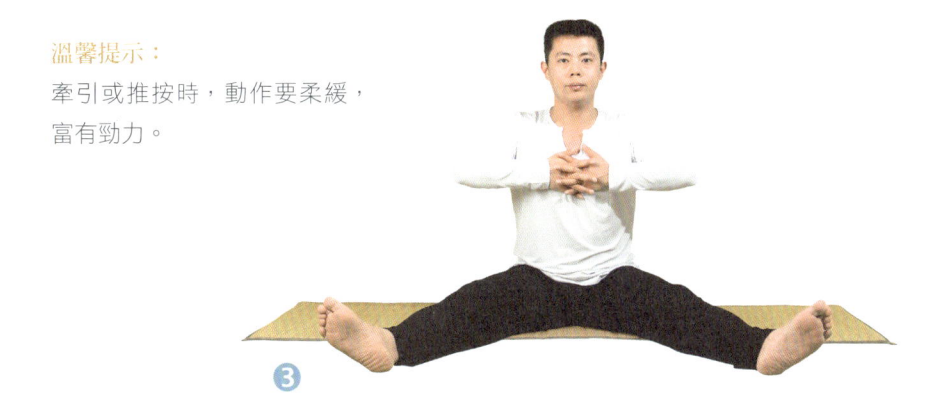

三　兩手交叉，推按胸部，
　　再返回3～5次。

❶

❷

溫馨提示：
牽引或推按時，動作要柔緩，
富有勁力。

❸

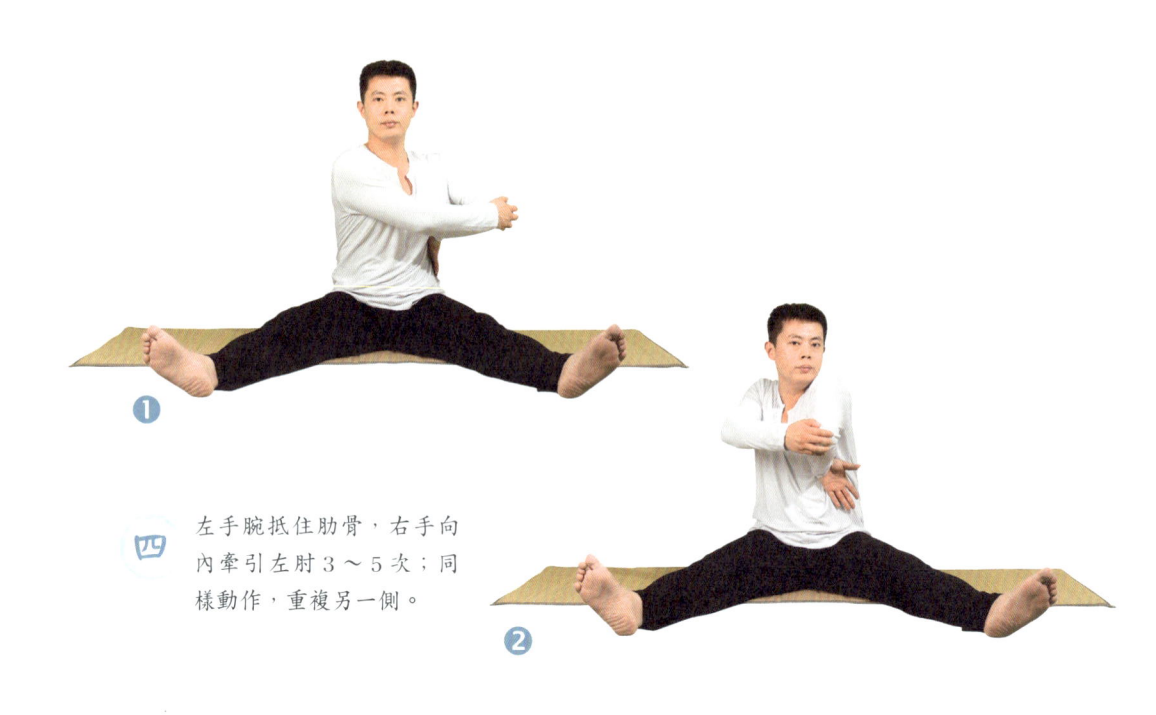

四　左手腕抵住肋骨，右手向內牽引左肘3～5次；同樣動作，重複另一側。

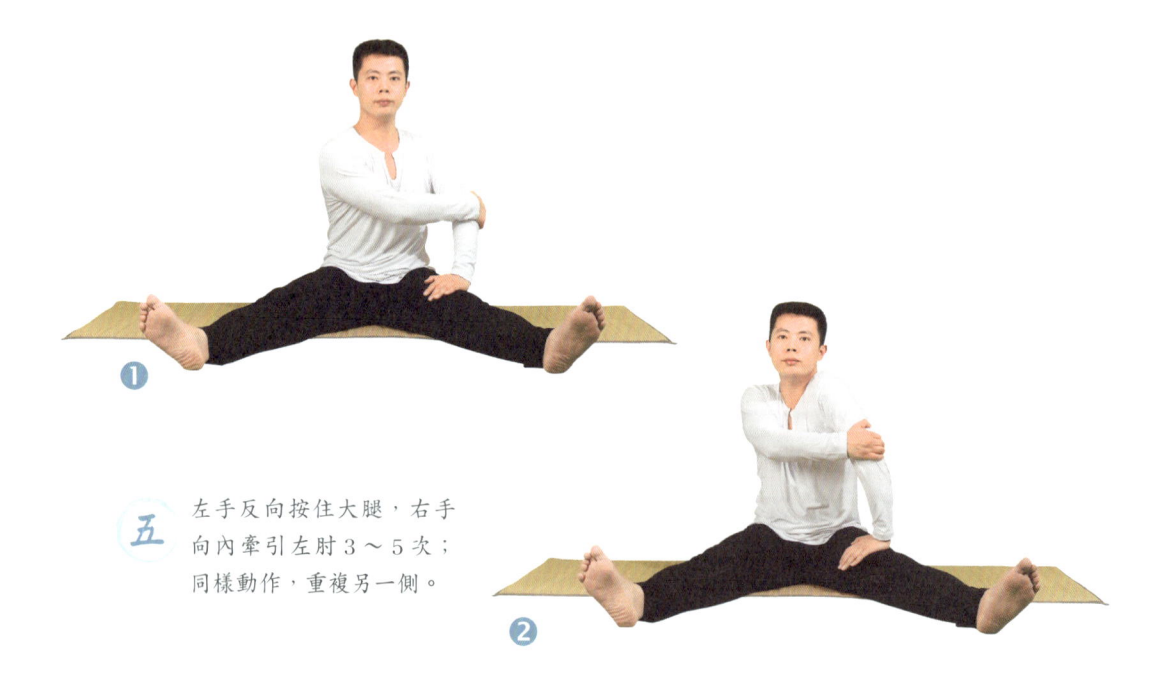

五　左手反向按住大腿，右手向內牽引左肘3～5次；同樣動作，重複另一側。

六　左手翻掌，抵住大腿，右手向內牽引左肘3～5次；
　　同樣動作，重複另一側。

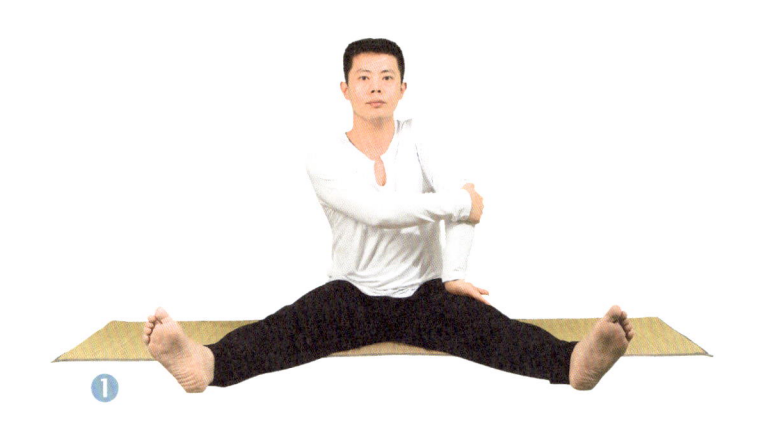

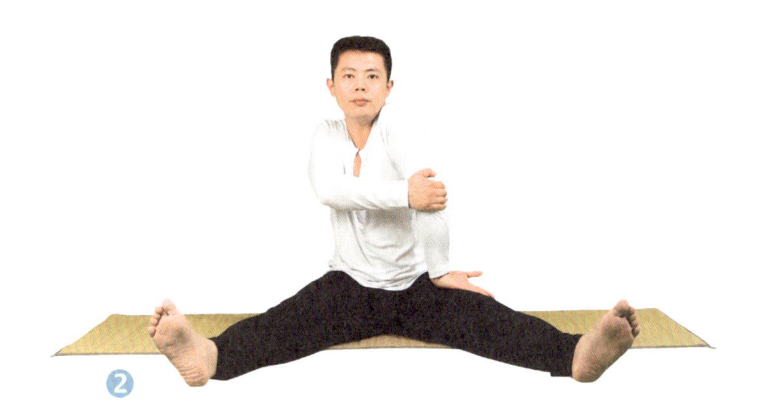

❶

❷

脊柱式

難度指數：☆
強度指數：★

鍛鍊效果

牽引脊背筋脈，柔和肋部氣血，矯正脊柱不良姿勢。

功能道理

肋部的伸展可以暢通肋脅部肝膽經絡，脊背的豎直與放鬆調理可以糾正不良的身體姿勢。

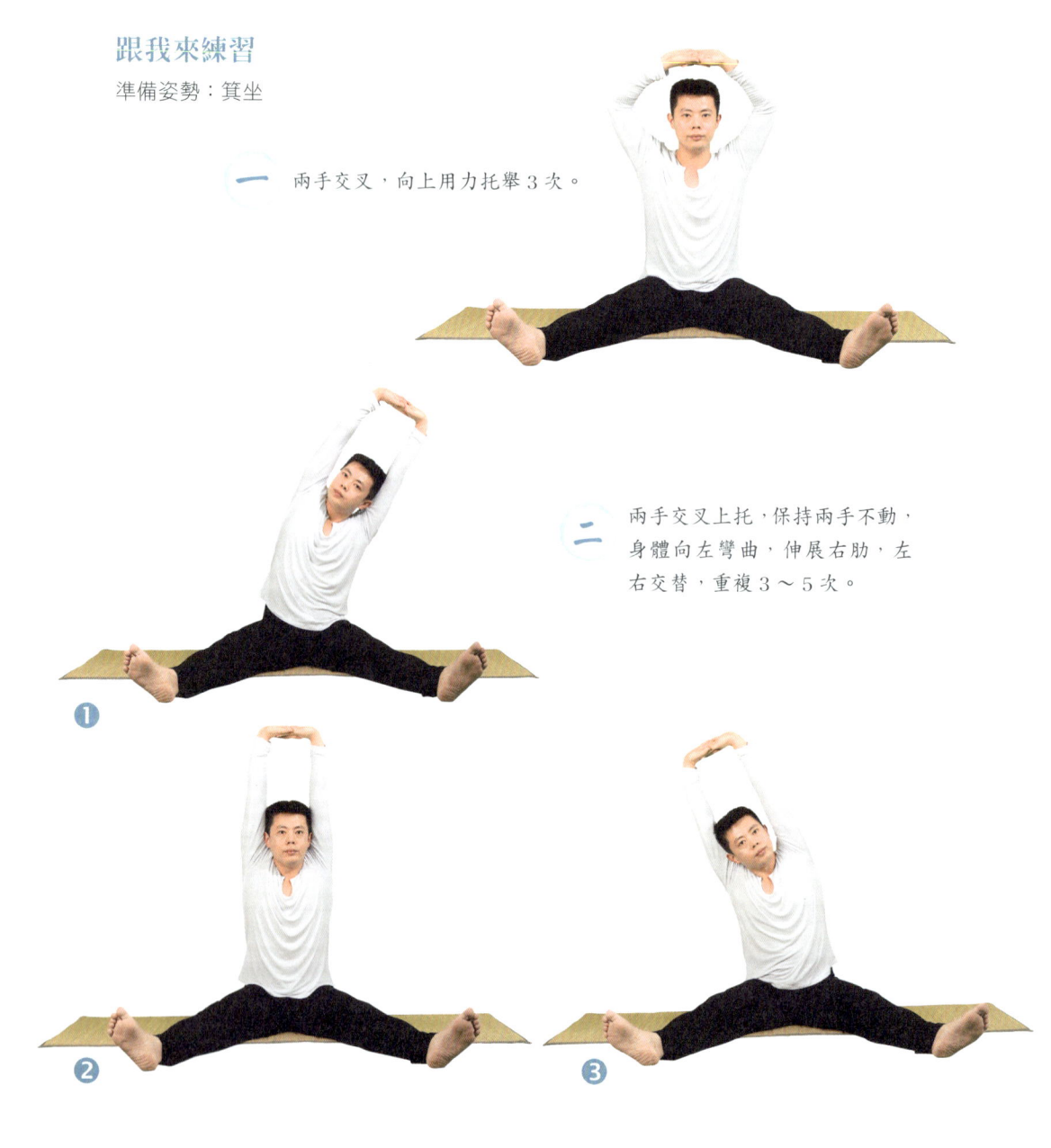

跟我來練習

準備姿勢：箕坐

一、兩手交叉，向上用力托舉3次。

二、兩手交叉上托，保持兩手不動，身體向左彎曲，伸展右肋，左右交替，重複3～5次。

溫馨提示:
1. 左右伸肋時,體驗肋骨伸展的感覺。
2. 脊背正直時,勁力是由兩手互相牽引帶動起來的。

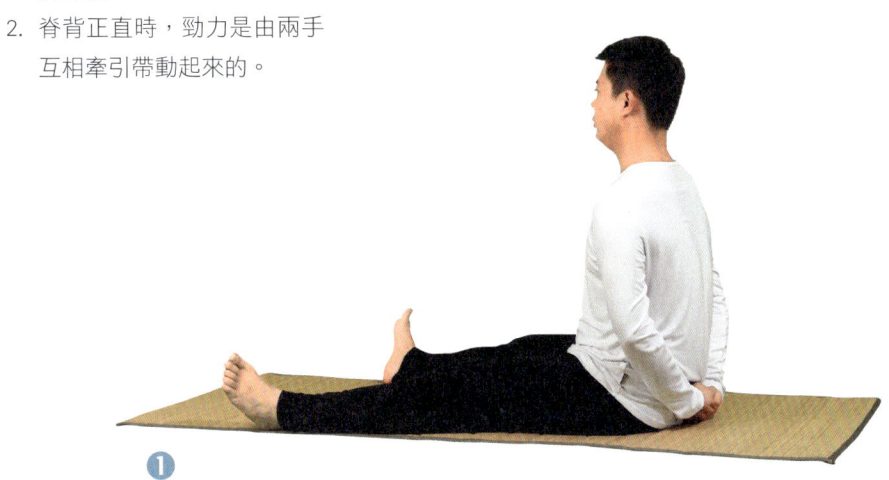

❶

三 兩手背後相互抓握住,兩手稍用力,身體正直,進行脊柱的上下端正練習3~5次。

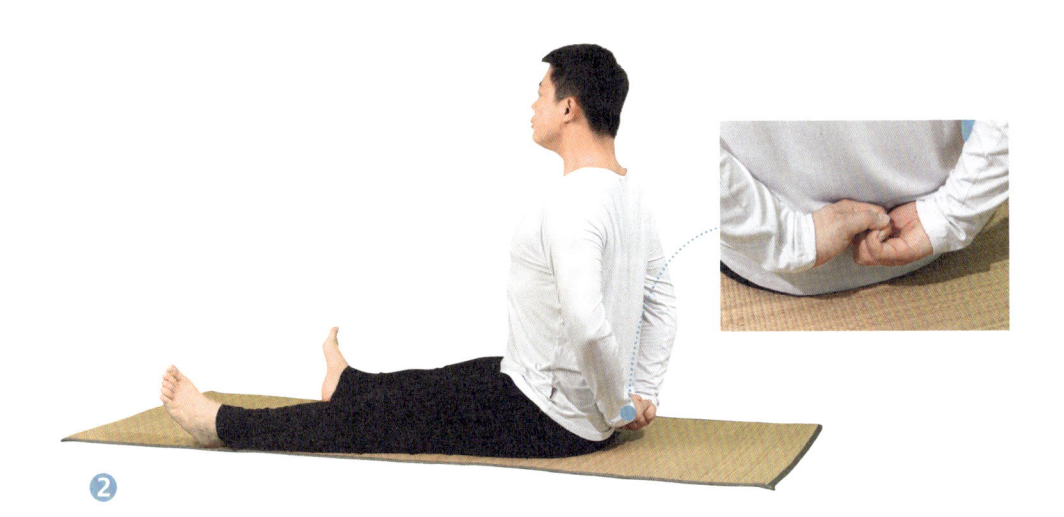

❷

腿腳式

難度指數：☆
強度指數：★

鍛鍊效果
牽引調理兩腳、兩腿部筋脈，調和髖部氣血。

功能道理
兩腳的伸直和彎曲姿勢下進行的牽引，可以更好地調理腿部筋脈，活躍髖部氣血。

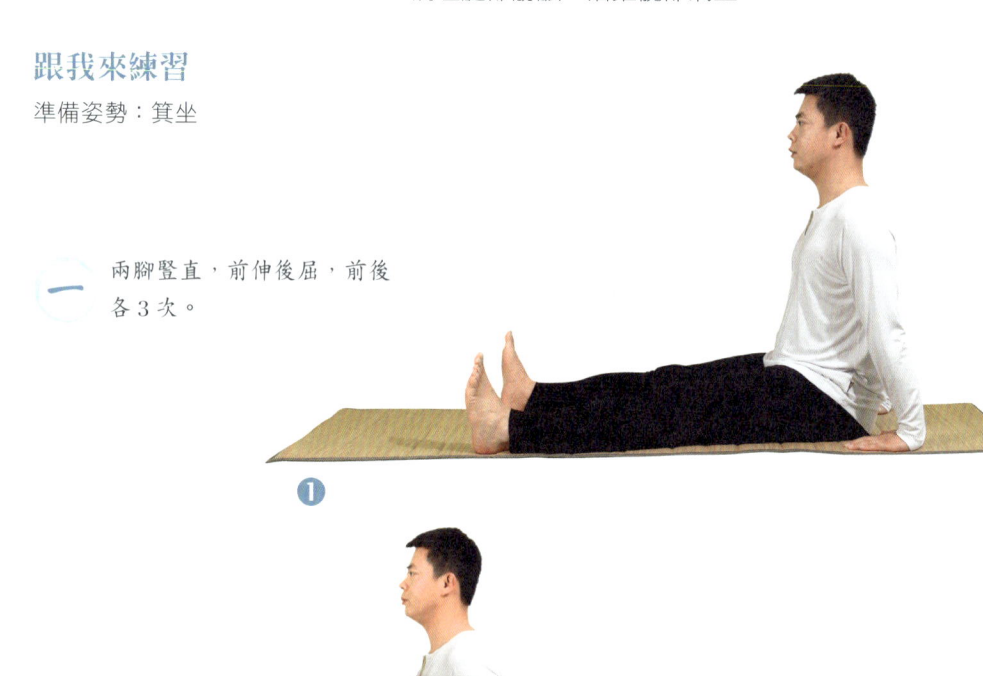

跟我來練習
準備姿勢：箕坐

一 兩腳豎直，前伸後屈，前後各3次。

❶

❷

❸

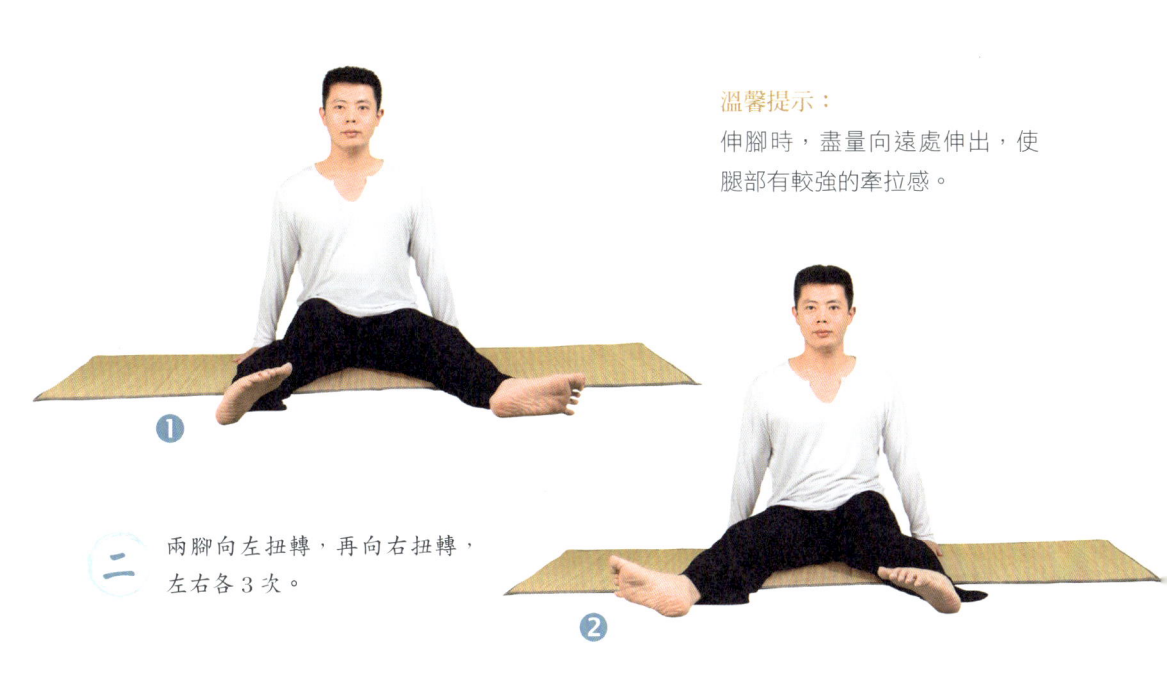

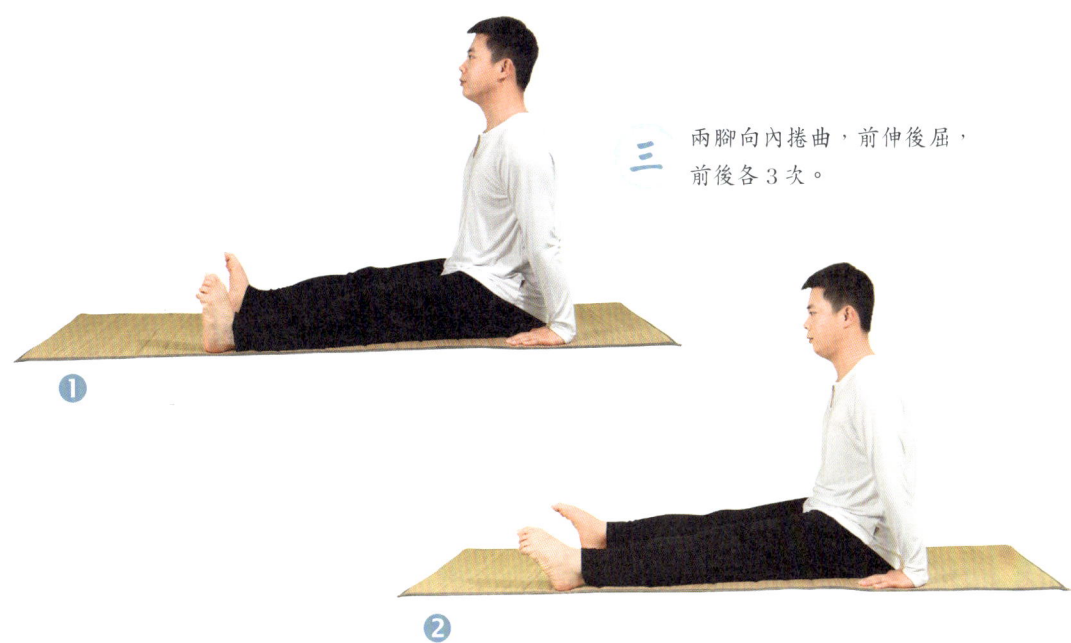

導引·初體驗 | 057

溫馨提示：
伸腳時，盡量向遠處伸出，使腿部有較強的牽拉感。

二　兩腳向左扭轉，再向右扭轉，左右各3次。

三　兩腳向內捲曲，前伸後屈，前後各3次。

四　臀部先向左,再向右扭動,重複3次。

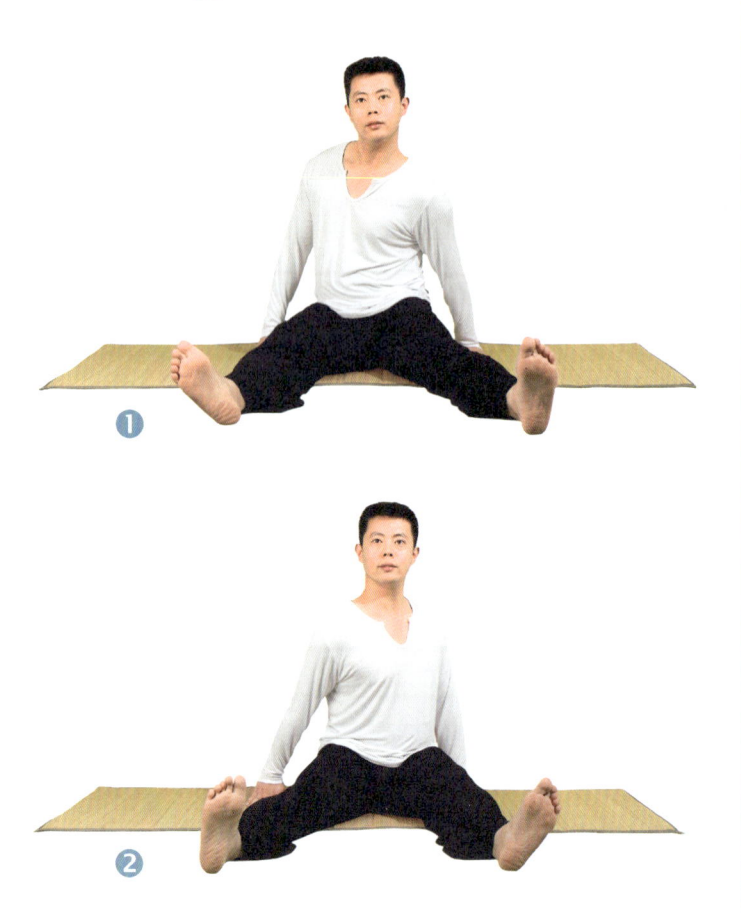

❶

❷

溫馨提示:
導引初體驗源自「老子按摩法」,分為軀體式、頭頸式、手臂式、脊柱式和腿腳式五個部分,是一個小套路。透過練習,可以初步感知身體的運動體驗,可以將套路單獨練習,也可以作為導引調理的熱身活動。

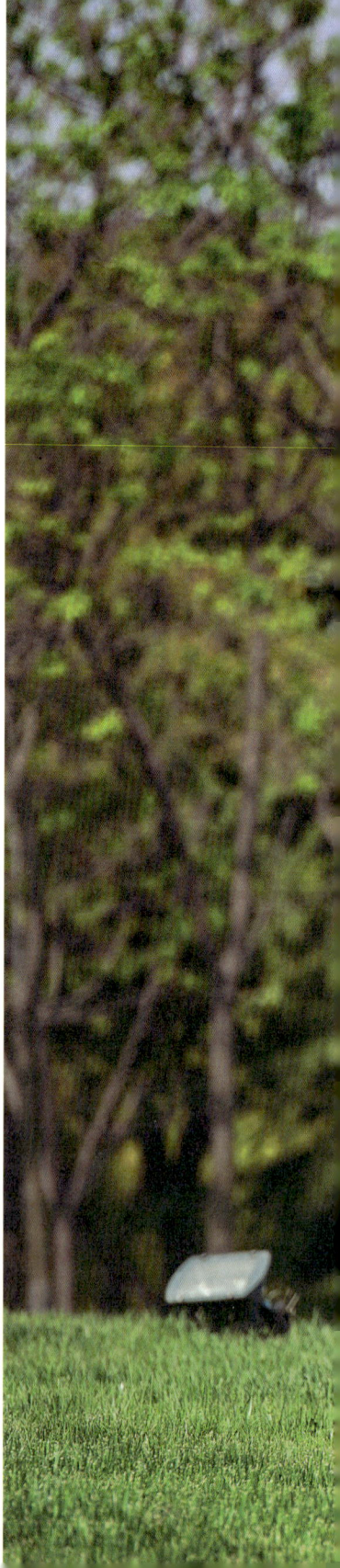

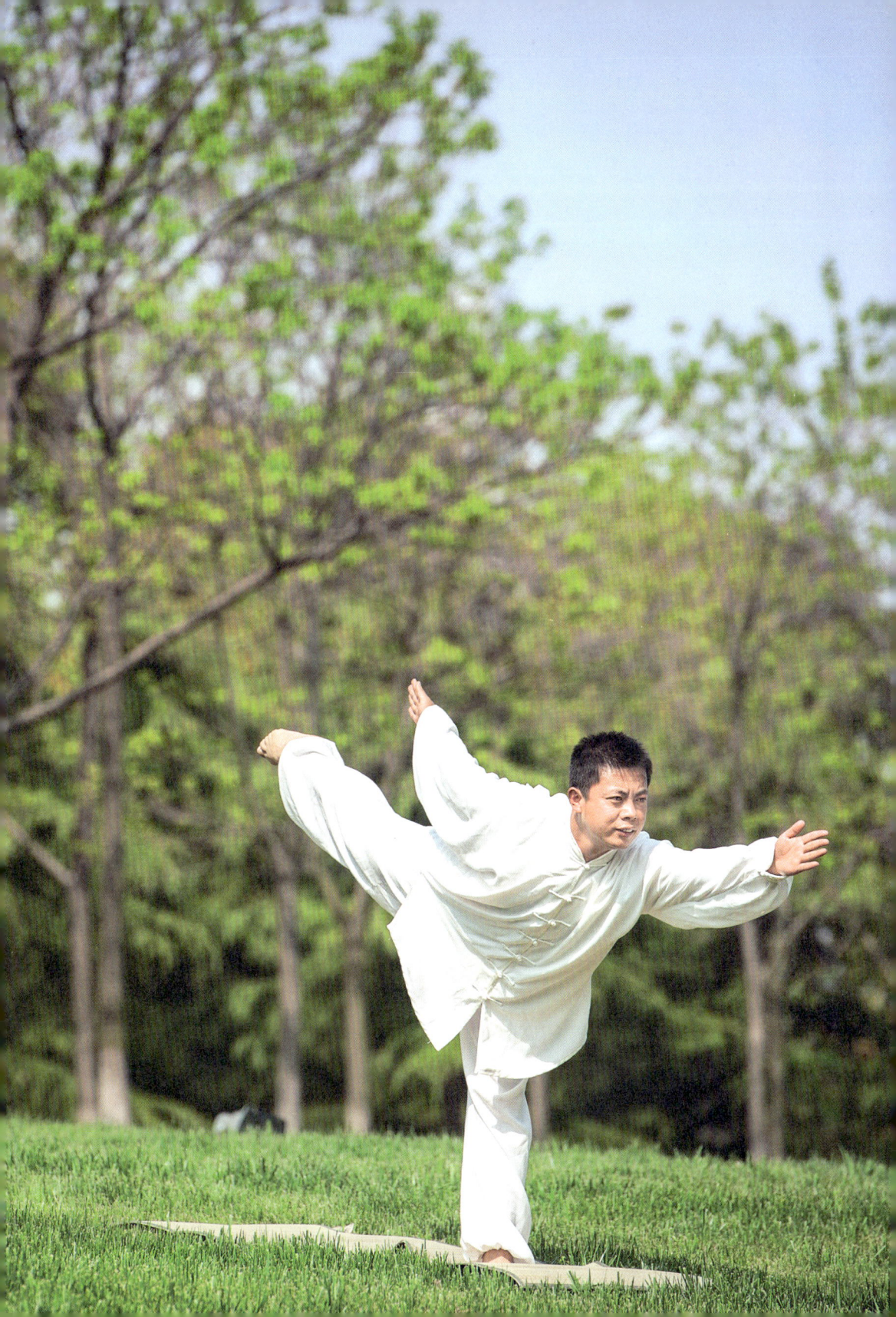

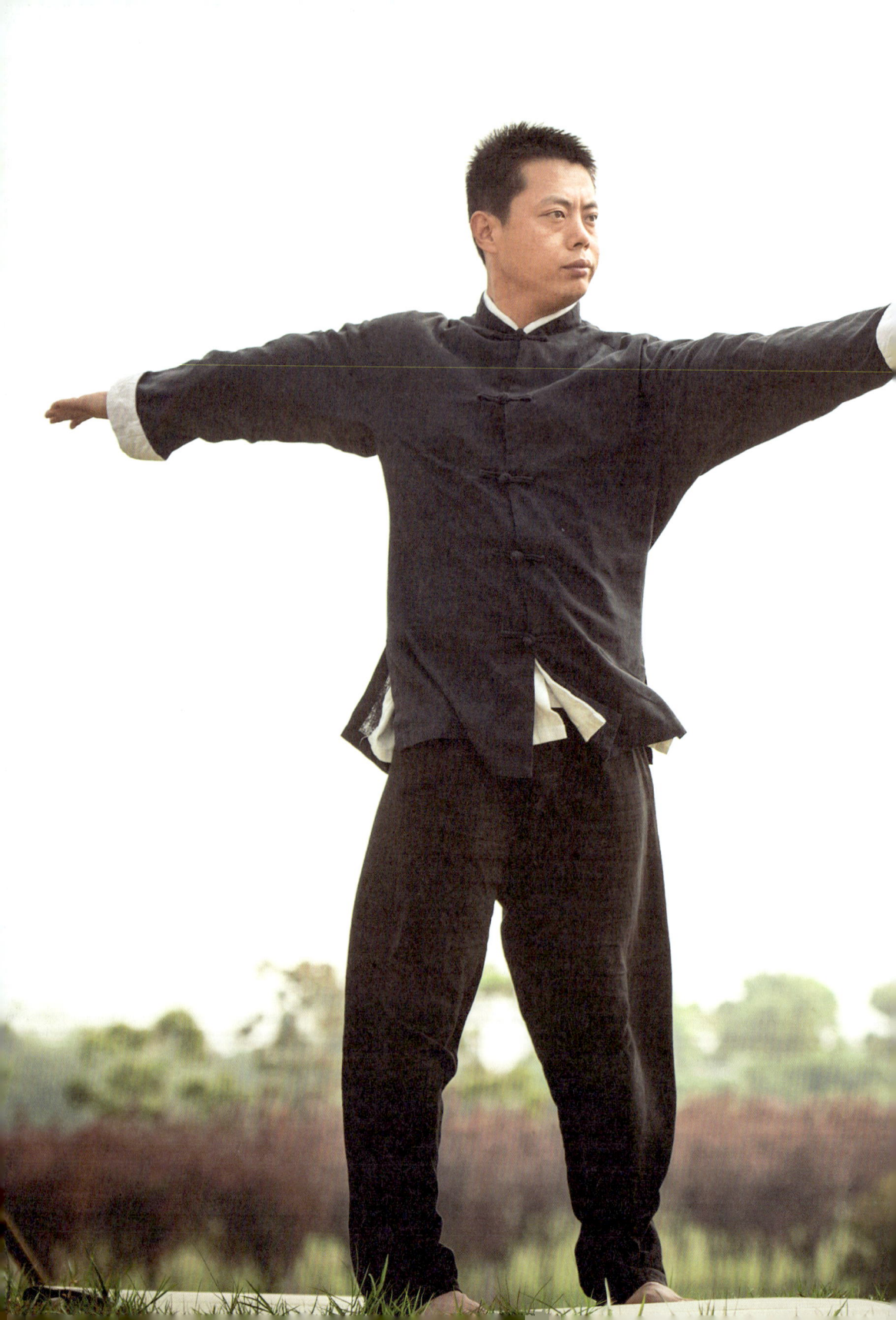

伍 導引
健康金手段

朝夕導引，以宣動榮衛，使無輟閡。
東晉・葛洪

頭 ◆ 部 ◆ 練 ◆ 習

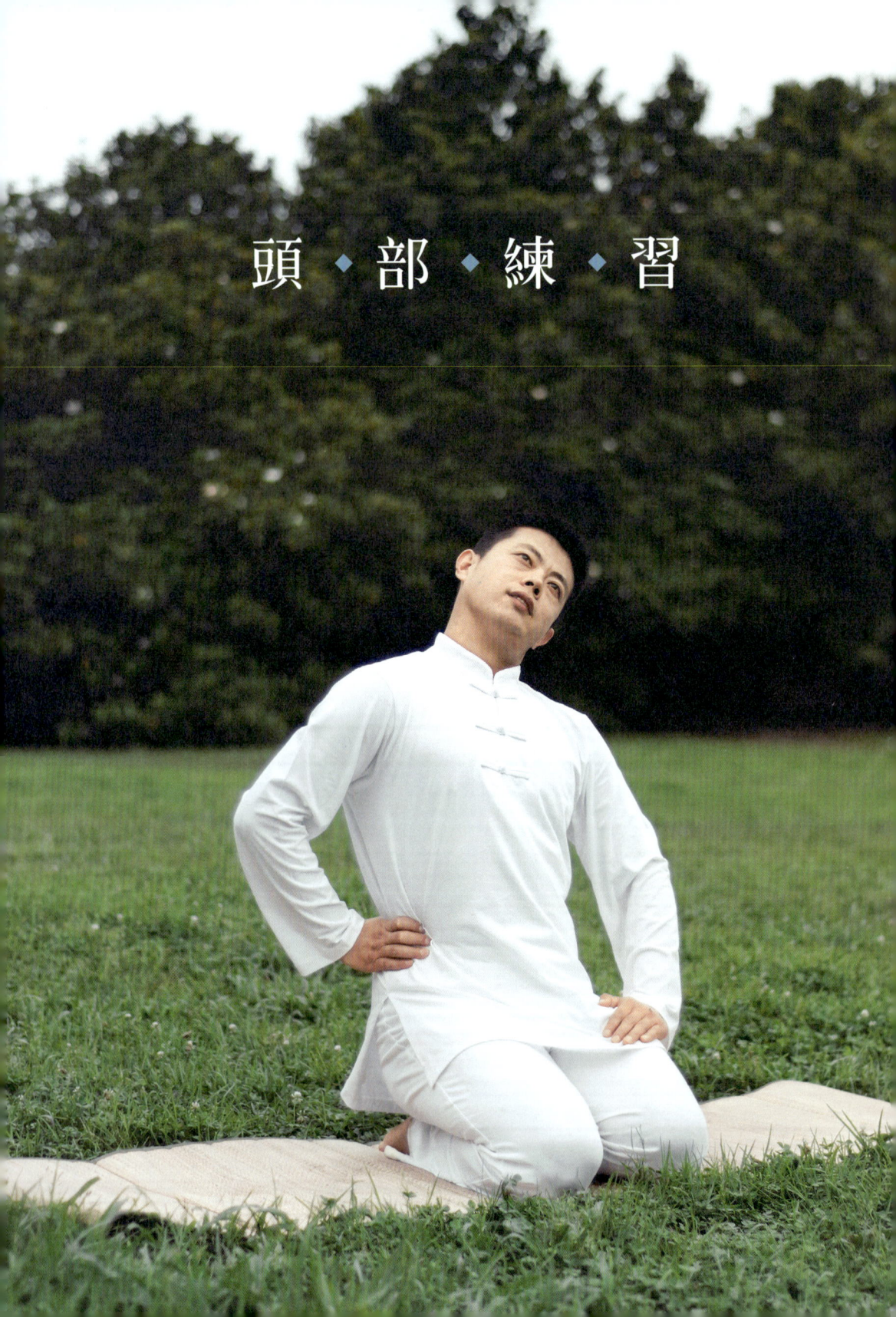

四角

難度指數：☆☆
強度指數：★★

| 鍛鍊效果 |

1. 暢通手臂氣血，調和腋下不適、肘關節屈伸不利。
2. 改善頸項部的氣血運行，對頸項部肌肉、骨骼、關節有比較好的濡養作用。

| 功能道理 |

兩手在頭後交叉到極限，可以充分地調動肩、腋、脊等部位的氣血運行；兩手反覆按壓後腦，可以疏通頭部的太陽、少陽經絡，可以改善頭部微循環。

跟我來練習

練習姿勢：端坐

一　兩手轉掌心向上，展臂側舉，在頭後交叉，向內盡力擠壓，逐漸達到極限。

二　頭先向左，再向右快速振搖，一左一右為一次，重複14次。

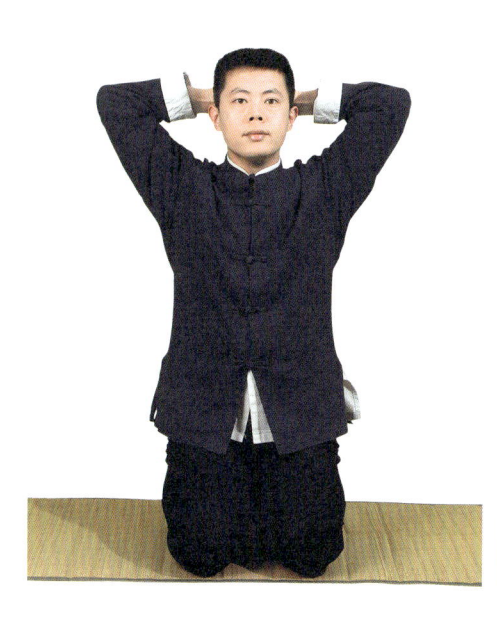

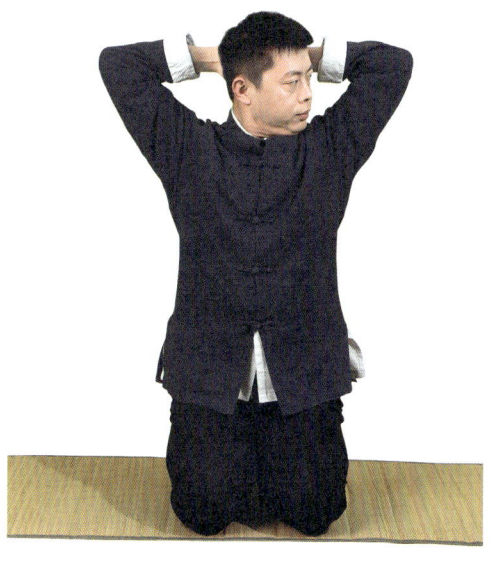

三、用兩手掌按壓後腦部14次。

四、頭緩慢向後仰起到極限，與兩手掌形成對抗，再緩慢返回。

溫馨提示：
1. 頭部左右振搖時要量力而行，不要因為動作過於劇烈而拉傷頸項部肌肉。
2. 雙手掌按壓頭後時力度要適中。

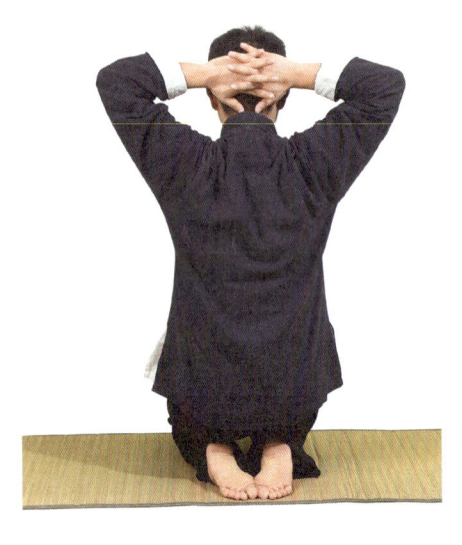

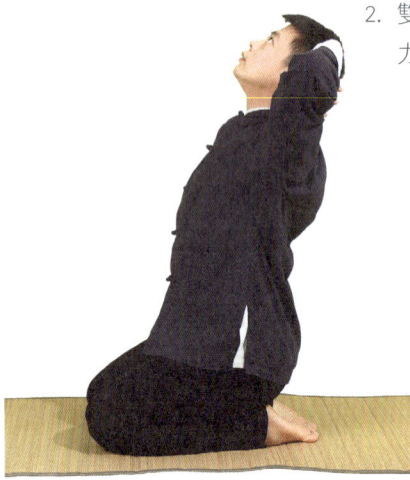

人體小知識

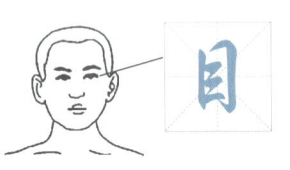

目

【位置】
面部上方，為九竅之一。

【功能】
目也稱眼，是反應精神的主要器官之一。眼睛活動靈敏、炯炯有神，被稱為有精神；目光迷離、目色晦暗，說明精神不佳，如《壽世傳真》指出：「目乃神竅。」

【養護小常識】
中醫認為肝主目，保護視力要注重內在肝的養護，外在要預防風熱侵襲、細菌感染，以及過度疲勞。

◎千年導引

「叉兩手頭後，極勢，振搖二七。手掌翻覆安之二七。頭欲得向後仰之，一時極勢。欲得傾斜四角，急挽之，三七。去頭、腋、肩、肘風。」
——《諸病源候論·頭風面候》

◎中醫怎麼說

「叉兩手頭後，極勢」，這種靜力性的對抗力量可以調動起肩部、脊部、腋下、臂部的氣血運行，在此基礎上，頭部的「振搖」可以調和以上部位的氣血平衡。「手掌翻覆安之」是用手對頭後進行反覆按摩，可以充分地刺激頭後部的太陽、少陽等經絡，可以去除頭風等頭部各類疾患。

五　兩手挽住頭部，按照順時針方向急速挽拉牽引，肘關節隨之自然擺動，快速牽引7～21圈。兩手牽引頭部時，要急速、柔和、連貫。

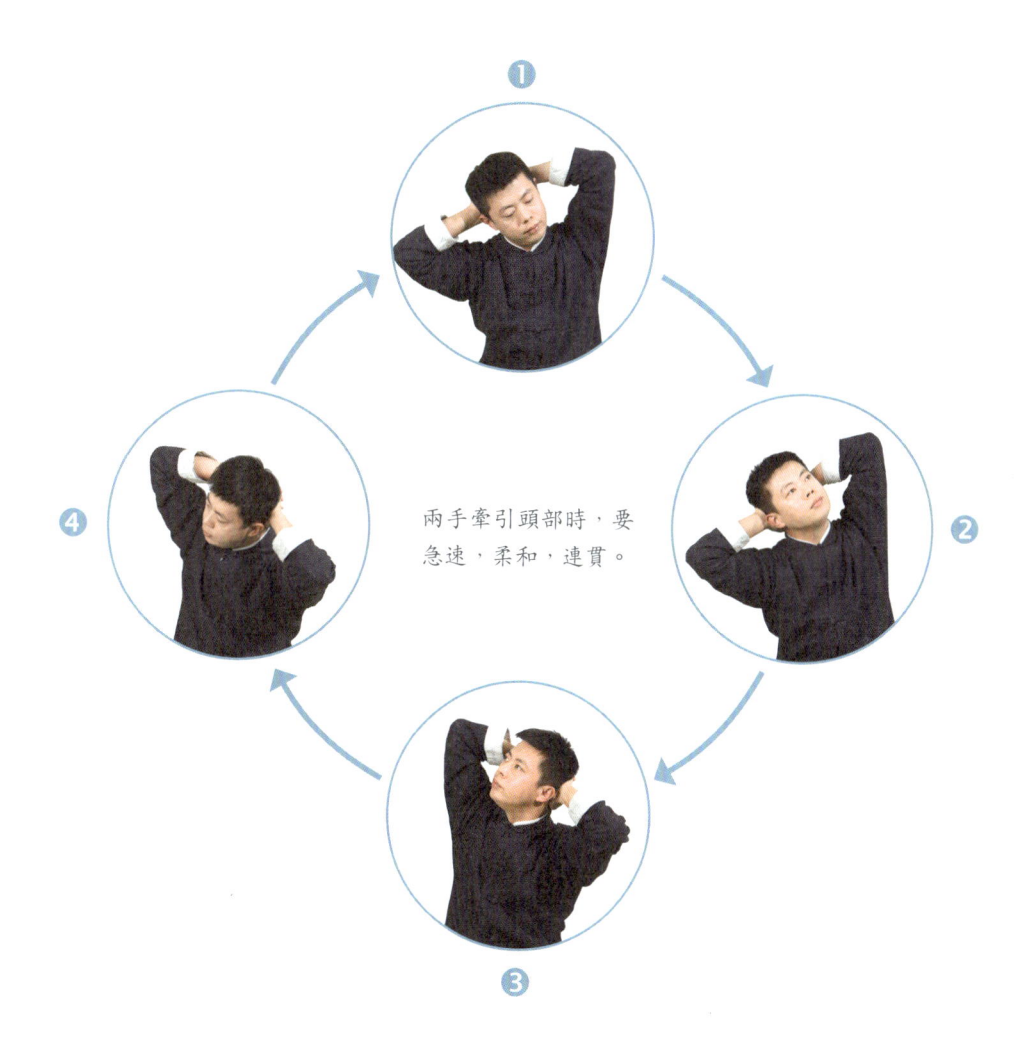

兩手牽引頭部時，要急速、柔和、連貫。

閉目傾頭

難度指數：☆☆
強度指數：★

鍛鍊效果

❶ 調和腰部氣血，緩解腰肌勞損、腰部肌肉僵化等現象。
❷ 激發腎臟功能，調動人體元氣，增強免疫力。
❸ 改善頭部微循環，對於頭部疾患有較好康復效果。

功能道理

腰部的伸展與回收運動可以調和腰部氣血運行；左右傾頭，促使人體正氣向頭部運行，可以實現去除頭部外邪的目的；閉目可以實現氣不外泄，精專於身，可以培補人體正氣，調節精神安寧。

跟我來練習

練習姿勢：端坐

一　慢慢向上伸展腰部，閉上眼睛，頭部向左側傾斜，吸氣。

二　繼續向上伸展腰部，頭部再向右側傾斜，同時，逐漸達到吸氣的極限。

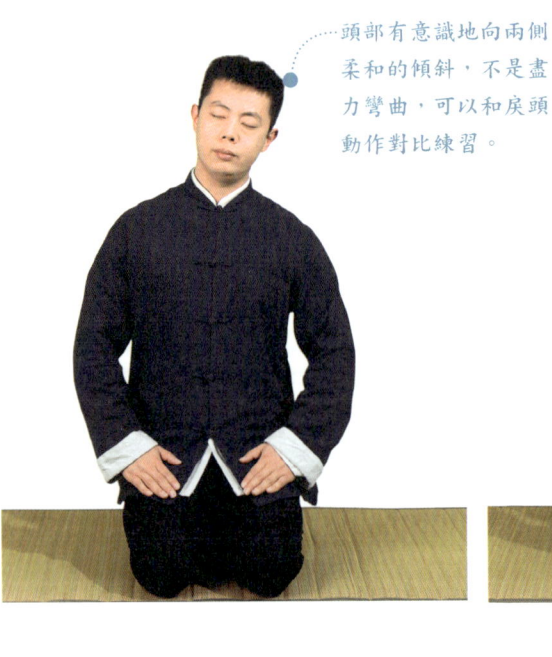

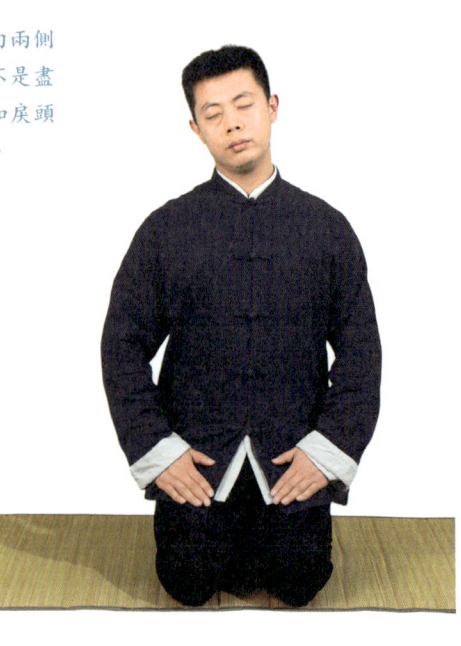

> 頭部有意識地向兩側柔和的傾斜，不是盡力彎曲，可以和戾頭動作對比練習。

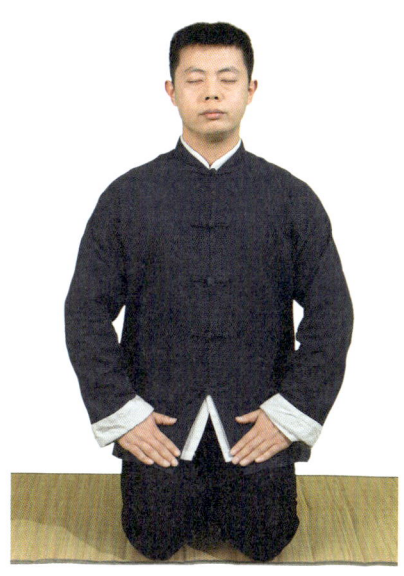

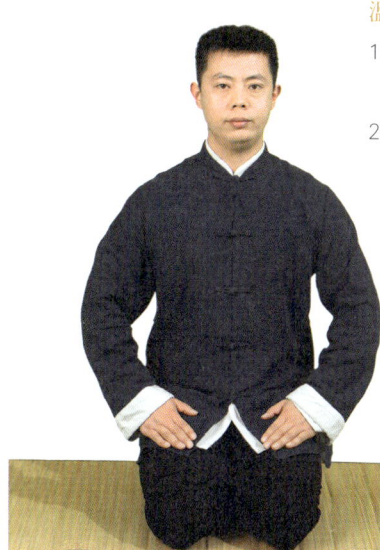

温馨提示：
1. 隨著動作的開始，有意識地主動吸氣。
2. 運動過程中，動作柔緩自然，避免突然性的大起大落。

三　保持眼睛閉著，頭部轉正。

四　放鬆腰部，身體下落，呼氣，返回端坐後睜開眼睛，一起一落為一次，重複 7～10 次。

人體小知識

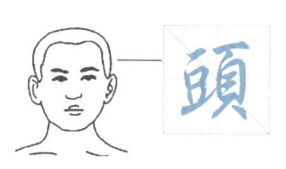

頭

【位置】
脖子以上，頂以下，位居身體最上端。

【功能】
頭也稱首，手三陽經和足三陽經都彙聚於此，在人體結構中也稱「諸陽之會」。頭部有人體重要的器官—腦，中醫認為腎藏精，生髓，腦為髓之海，因此，頭還被稱作「精明之府」。

【養護小常識】
節慾養精，避免用腦過度，躲避大風、寒冷、暑熱等外在環境因素。

◎千年導引

「端坐，伸腰，左右傾頭，閉目，以鼻納氣，自極，七息止，除頭風。」
　　　　——《諸病源候論·頭面風候》

◎中醫怎麼說

「伸腰」對腰部形成一緊一鬆的刺激，對調和腰部氣血、按摩腎臟有較好效果。「伸腰」如在生活中伸懶腰一樣，自然連貫，毫不做作。「左右傾頭」是伸腰過程中頭部先左再右的傾斜。「閉目」狀態下可以實現氣不外泄，精專於身，對培補人體正氣、調節精神安寧有較好的效果。「以鼻納氣」是指在「伸腰」、「左右傾頭」的過程中要用鼻子主動吸氣。

戾頭

難度指數：☆☆
強度指數：★

鍛鍊效果

❶ 牽拉頸項兩側的經絡、肌肉、韌帶、關節，暢通人體陽經，緩解頸項疼痛。
❷ 促進全身的氣血運行，改善微循環，消除體內的淤血。

功能道理

右側腰部屬腎陽，右手持腰姿勢下進行調息，可以充分活躍全身氣血，改善微循環，起到行氣活血的功能，對於淤血現象有調理效果；身體整體的氣血調動之後，透過頭部的左右彎曲，來改善頸項部的肌肉、筋脈、關節的緊張、僵硬現象。

跟我來練習

練習姿勢：端坐

一 右手握住右側腰部，四指朝前，拇指向後。

二 右手向內稍用力握住腰部，用鼻子吸氣7次。

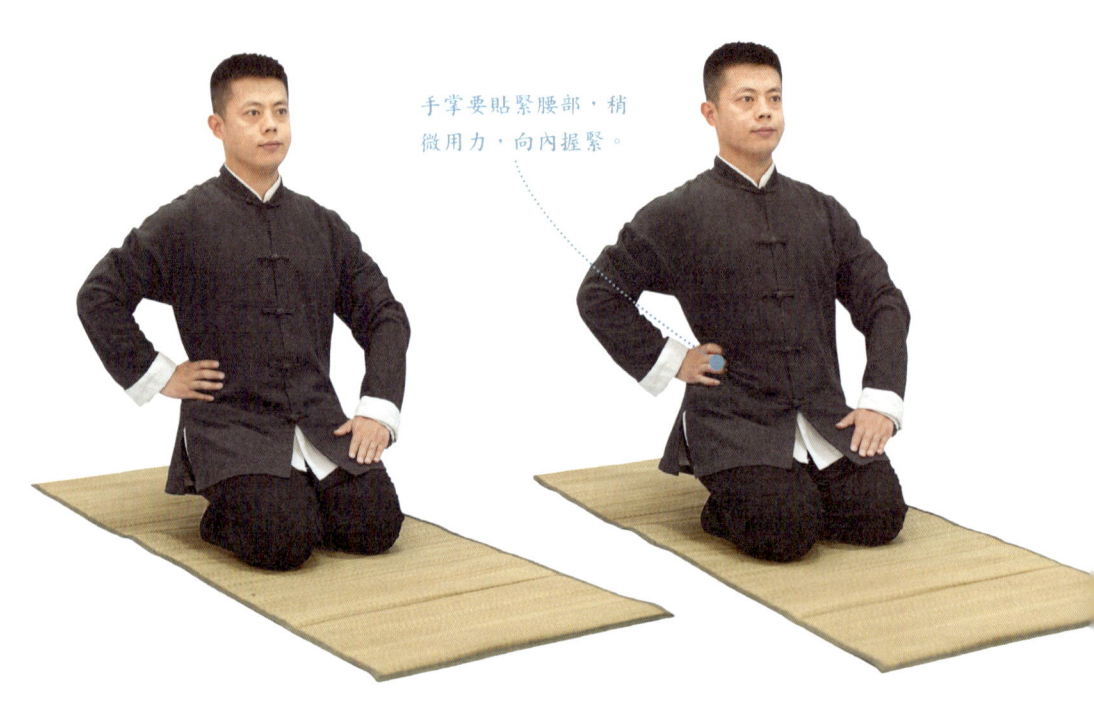

> 手掌要貼緊腰部，稍微用力，向內握緊。

三

向左側彎曲頭部至極限，再向右彎曲到極限，左右各做 10～30 次。

> 頭部彎曲時，要稍微用力左右牽引，速度要均勻，可與「閉目傾頭」對比練習。

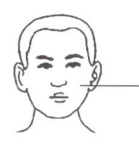

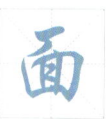

❶ ❷

四

右手收回到大腿上，返回端坐，結束動作練習。

溫馨提示：
1. 吸氣時形體端正，有意識地強調吸氣，加大吸氣量。
2. 閉目傾頭是頭部左右傾斜，戾頭是左右彎曲牽引。

人體小知識

面

【位置】

頭的前面為面，俗稱臉。

【功能】

《素問・六節藏象論》記載：「心者，生之本，神之變也，其華在面。」面部氣色可以反映心功能，心功能正常時，氣血充盈，面部紅潤，充滿光澤，富有神韻。

【養護小常識】

面部有眾多穴位和脈絡，「浴面」的方法可以調和面部氣血，發揮養顏美容的作用。

◎千年導引

「端坐，右手持腰，鼻納氣，七息，左右戾頭各三十止。除體淤血，頸項痛。」
——《諸病源候論・淤血候》

◎中醫怎麼說

「端坐，右手持腰」是右手稍微用力握住腰部。「鼻納氣」是有意識地用鼻子吸氣，吸氣量要加大，該操作準確的話，身體會出現溫熱感。「戾頭」時注意，頭部向兩側彎曲時要稍加用力，將頸項部充分牽引。可以參照「閉目傾頭」動作，在兩者的對比中明瞭區別，更能有效地練習動作細節。

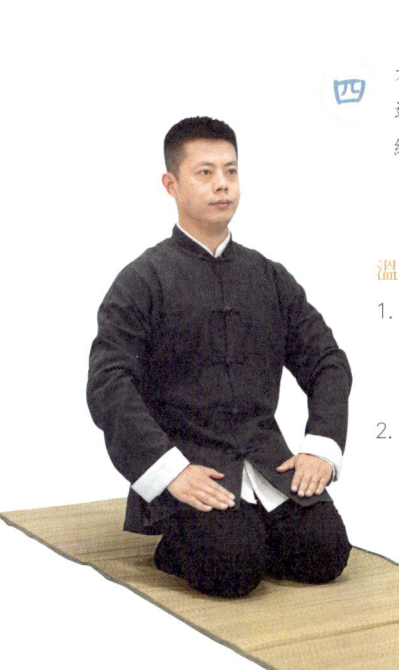

挪頭

難度指數：☆☆☆
強度指數：★★

跟我來練習
練習姿勢：站立

鍛鍊效果
❶ 促進頸項部、背部的氣血運行，防止頸椎病和肩背緊張。
❷ 促進頭部血液循環，減輕由於供血不足引起的暈眩現象。
❸ 防止由於陽明經受邪引起的牙齒疼痛、口內生瘡等現象。

功能道理
在對肩部、頸部、背部的肌肉進行充分擠壓的基礎上，透過頭部的左右挪動可以調動該部位內在氣血的活躍性，實現氣血平衡，因此對背部、腰部、頸部肌肉緊縮、僵硬、老化現象有康復作用；大椎穴可以調節寒熱症候，該動作能充分刺激大椎穴，因此對寒熱症候有康復價值。

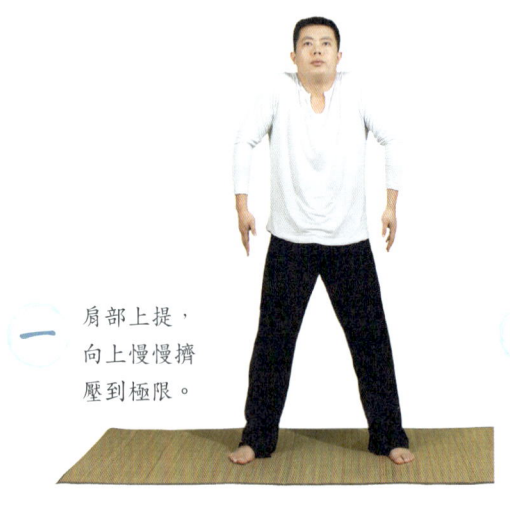

一 肩部上提，向上慢慢擠壓到極限。

二 抬頭仰面，盡力向上努動肩背部，形成咽縮、頭仰、肩背努的姿勢。

提肩，仰頭，肩背部上努要明顯。

左右挪動，如新疆舞的頭部運動，而非轉動或彎曲，且挪動速度逐漸加快。

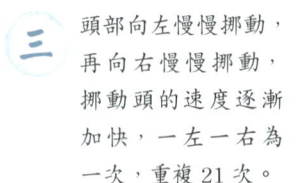

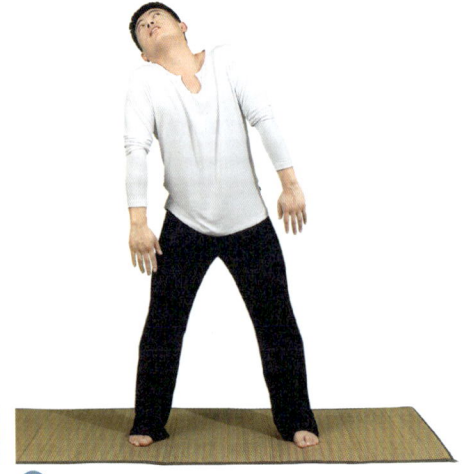

三 頭部向左慢慢挪動，再向右慢慢挪動，挪動頭的速度逐漸加快，一左一右為一次，重複21次。

温馨提示：
1. 可不計算姿勢保持的時間，待感到肩背部氣血安定時，再返回站立姿勢。
2. 如果做得準確，項部位置會像做過推拿之後變紅，變熱。
3. 辰時（早上 7～9 點）重複做 14 次，其他時間重複做 21 次。

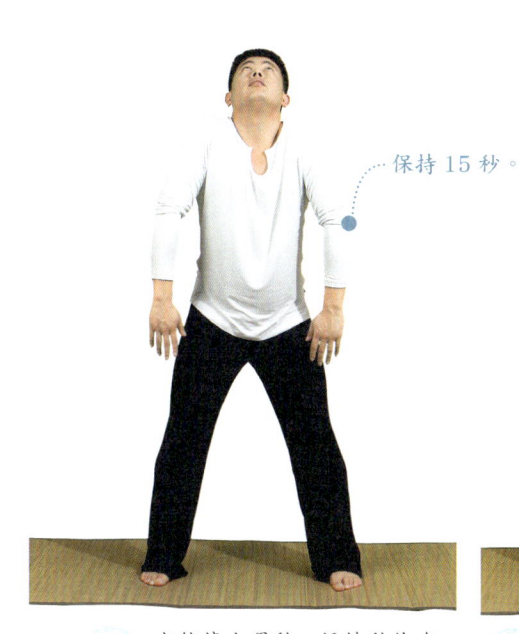

四　突然停止運動，保持動作姿勢，持續 15 秒。

五　頭部慢慢向前轉正，肩背慢慢放鬆下落，返回站立姿勢，稍微活動。

人體小知識

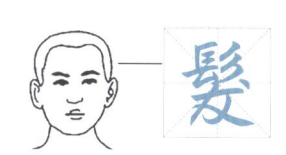

一 髮

【位置】
頭上面的毛。

【功能】
髮為血之餘，頭髮的生長與氣血盛衰有極大關係。《諸病源候論》記載：「足少陰之精血，外養於髮，血氣盛，髮則光潤，若虛，則血不能榮髮，故髮無潤澤也。」

【養護小常識】
改善髮質要從補益氣血著手，梳頭也是改善髮質的方法。早在隋朝，醫學家巢元方指出：梳頭有暢通血脈、祛風散濕、使髮不白的功效。

◎千年導引
「凡人常覺脊強，不問時節，縮咽脯內，仰面努肩井向上也。頭左右兩向挪之，左右三七，一注，待血行氣動定，然使更用。初緩後急，不得先急後緩。若無病之人，常欲得旦起，午時，日沒三辰如用，辰別二七。除寒熱、脊腰、頸痛。」
——《諸病源候論・腰痛候》

◎中醫怎麼說
「提肩」、「縮咽」、「仰面」、「努肩井向上」四個技術要領，對頭部進行充分的固定，在此基礎上進行左右挪頭。「初緩後急」是該動作的運動要領，挪頭時呈現出逐漸加速的特點。「一注」是指在左右達到規定次數之後，突然固定姿勢，保持姿勢不動。頭部在左右挪動之後，內在氣血會在外在運動的基礎上被調動起來，等調動起來之後，頭部保持姿勢不動，可以實現內在氣血的自然平衡。

天仰

難度指數：☆
強度指數：★★

| 鍛鍊效果 |

❶ 促進頸部血液循環，防止咽骨緩弱現象。
❷ 提高肩臂部的柔韌性，調和肩部氣血。

| 功能道理 |

頭部仰起後，向後急速地努動，透過努動的勁力來溫和頸項部氣血；兩肘頭相向的運動可以將肩、頸部位筋脈進行充分牽引，消除該部位的緊張、緊縮、僵硬現象。

跟我來練習

練習姿勢：站立

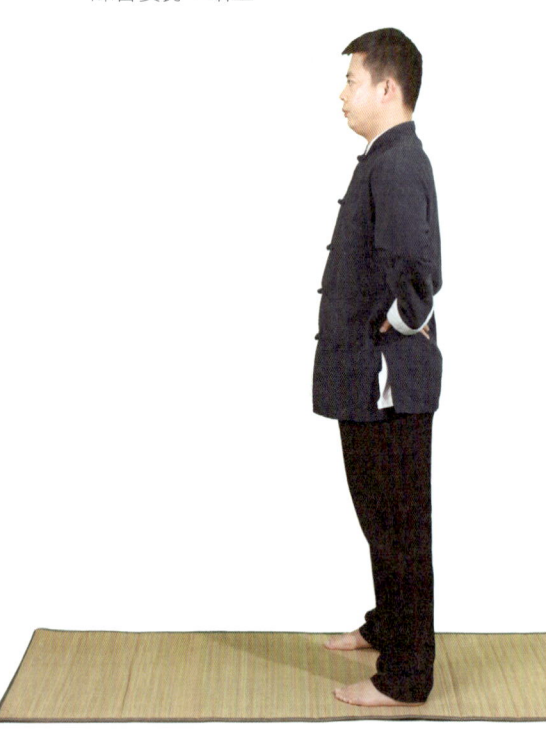

溫馨提示：
嚴重頸椎病或高血壓嚴禁做這個動作。

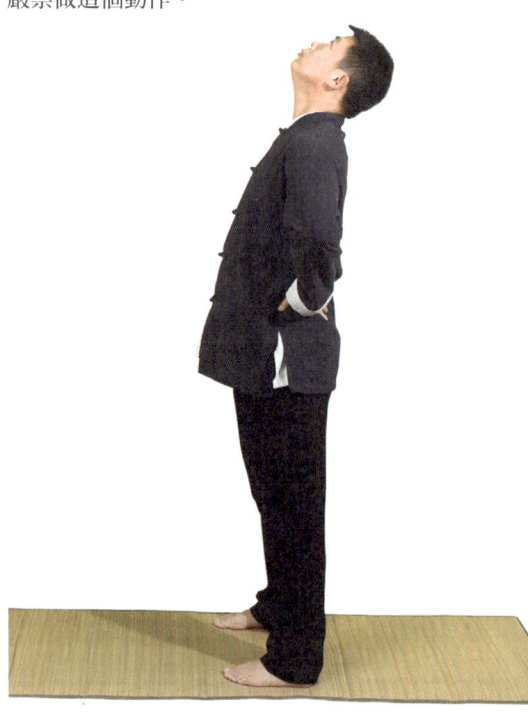

一　兩手掌反向拖住腰部，拇指在前，四指在後。

二　仰頭向後急速努動，充分牽拉頸部。

三 保持頭仰、手托腰部的動作姿勢不變，兩肘關節相向，盡力向後展動，達到極限。

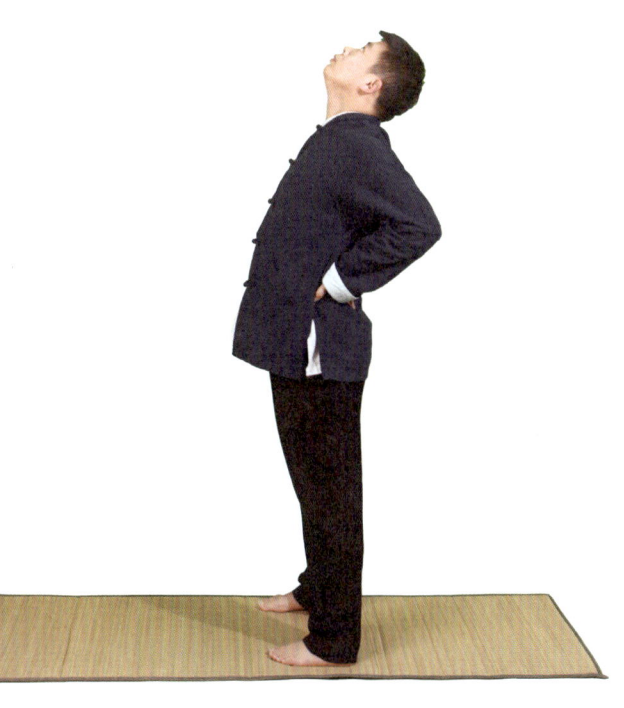

四 兩肘關節向內回收，頭部轉正，一去一來為一次，重複7～21次。

人體小知識

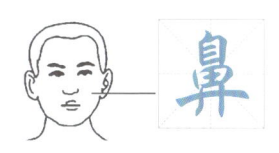

鼻

【位置】
位於目以下，口以上，為九竅之一。

【功能】
嗅覺是鼻子首要功能，《靈樞·脈度》記載：「肺氣通於鼻，肺和則鼻能知香臭。」其次，鼻子有幫助發音的功能，鼻子不通，會導致語聲重濁。再次，鼻子有排除外邪的功能，風寒初起，可以透過噴嚏將邪排出。

【養護小常識】
遇到寒冷、霧霾、灰塵等不良天氣時要帶好口罩。

◎千年導引
「雙手反向托腰，仰頭向後努急。手托處不動，展兩肘頭相向，極勢，三七。去兩臂肩筋急，冷血，咽骨掘弱。」
——《諸病源候論·筋急候》

◎中醫怎麼說
「雙手反向托腰」是兩手拇指在前、四指在後托住腰部，反向托腰能夠將肩、背充分固定。在此基礎上，「仰頭向後努急」可以更有效地牽拉、刺激頸部等部位。「展兩肘頭相向」是兩肘頭相向進行的牽引運動，可以有效地牽拉肩、頸部位，可以溫和該部位的氣血，調和筋脈。

頸・項・練・習

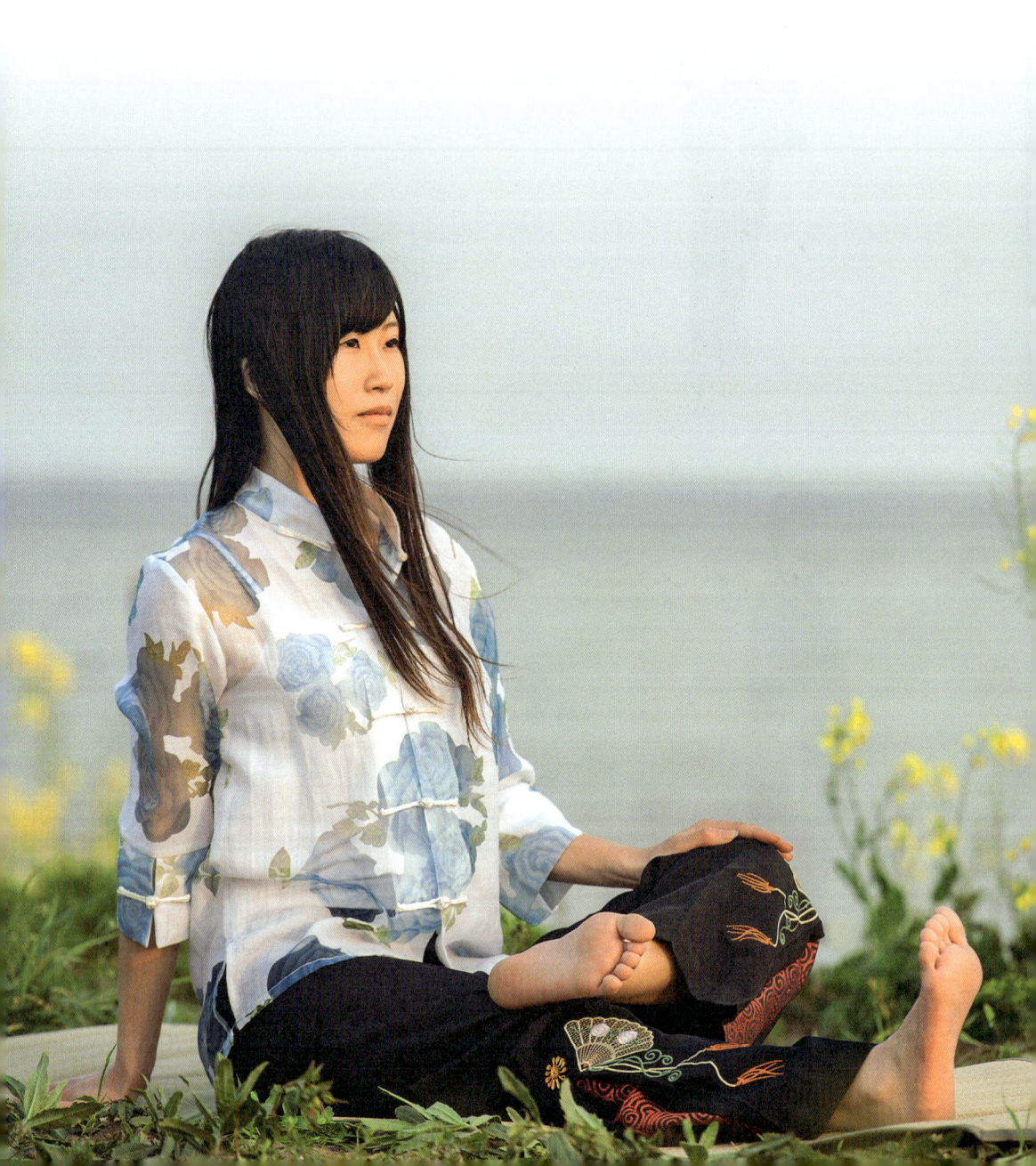

搖肩

難度指數：☆
強度指數：★★

鍛鍊效果
1. 暢通肩、臂、手的氣血運行，溫和肩部氣血，防止肩部受寒。
2. 防治肩周炎、肩部肌肉緊張、麻木、血行不暢。

功能道理
兩手前托可以暢通肩部、臂部和手部的氣血運行；透過「快慢」為特徵的運動方法，活躍肩部氣血，使氣血自然達到平衡狀態，對肩周炎、肩緊張、肩部麻木、血行不暢等現象具有調理效果。

跟我來練習
練習姿勢：站立

兩手五指分開舒展放鬆，向前努力牽引。

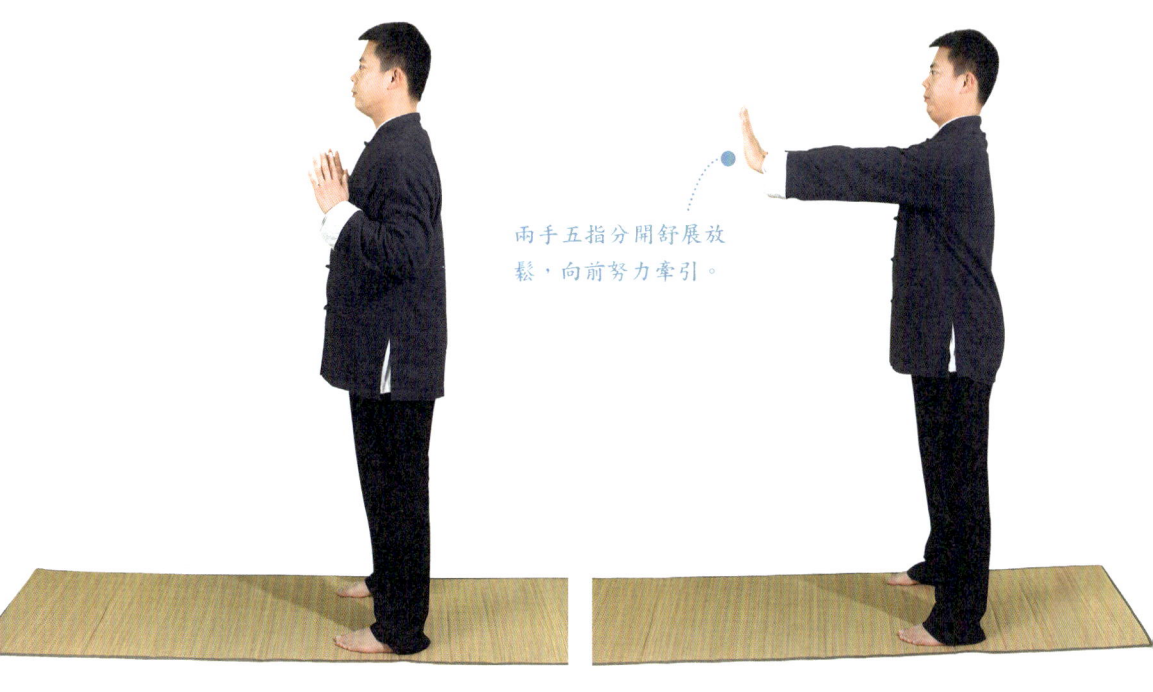

一　兩手放在胸前，手指分開，向上舒展。

二　兩手掌向前推出，與肩同高，兩手向前努力牽引，逐漸達到極限。

三　保持手與肩在同一個高度上，兩手繼續向前努力外旋，由上向下、由外向內合掌，手指盡量向下，同時，兩手牽拉肩部，直到肩部感覺到悶痛。

溫馨提示：
1. 向下搖動時，到達胯部高度，避免兩手打到自己陰部。
2. 兩手由前向後輕輕振散，為能體會振散雙手的技術要領，可以將兩手沾濕水，做輕輕甩乾的動作練習。

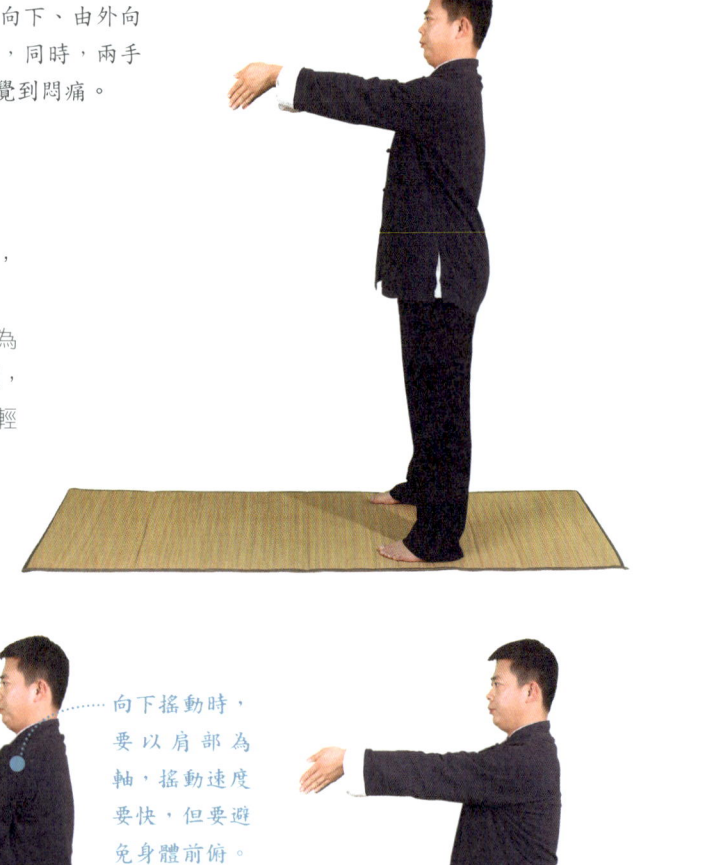

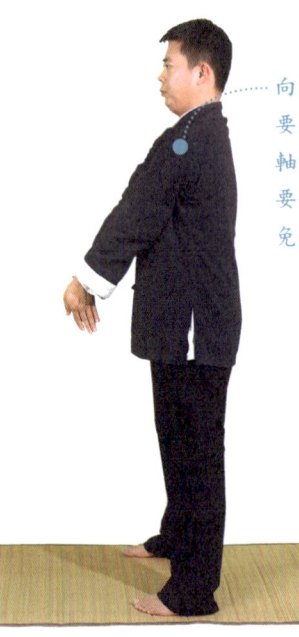

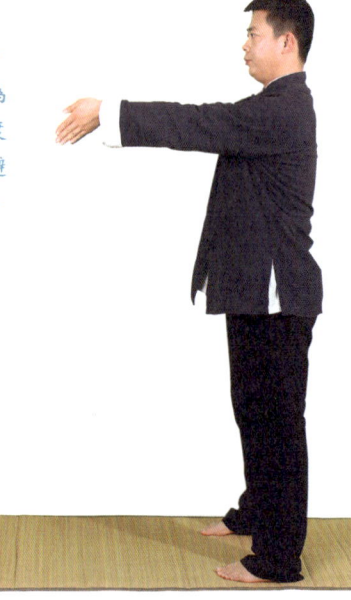

向下搖動時，要以肩部為軸，搖動速度要快，但要避免身體前俯。

四　兩手快速向下搖動到大腿根部高度。

五　兩手沿原路線緩慢返回，一上一下為一次，重複 7～14 次。

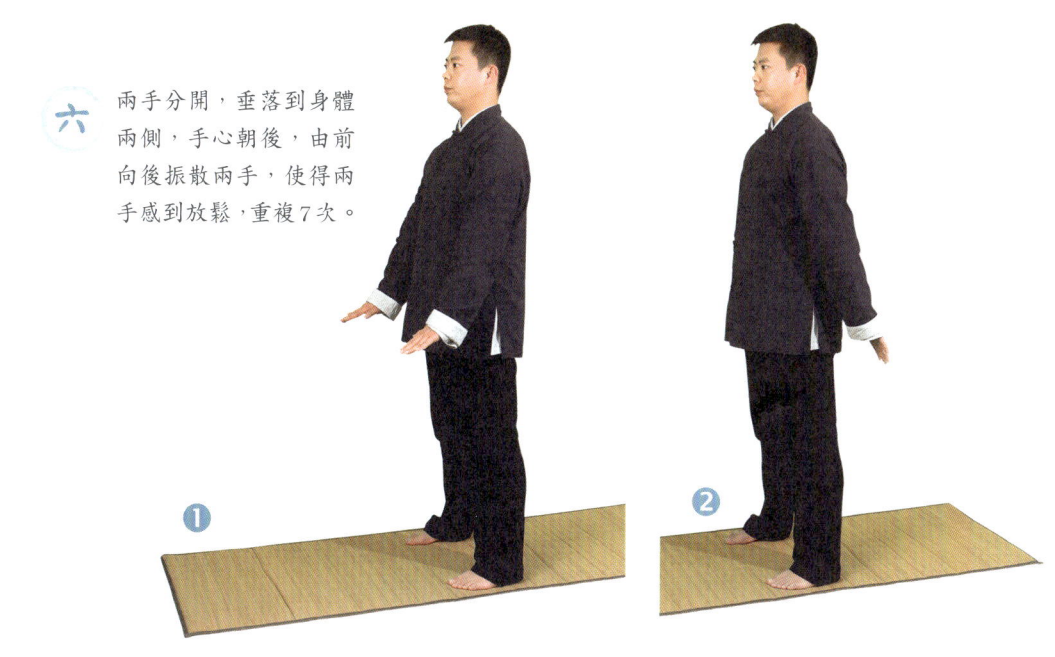

六　兩手分開，垂落到身體兩側，手心朝後，由前向後振散兩手，使得兩手感到放鬆，重複7次。

❶　❷

人體小知識

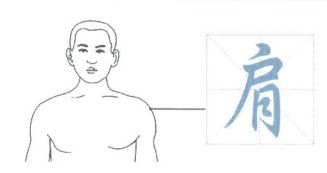

肩

【位置】
項以下、胳膊以上稱肩，與背緊密相連。

【功能】
《黃帝內經靈樞集注·本藏》指出：「肩背厚者，肺堅；肩背薄者，肺脆。」肩背的形態結構可以反映肺臟的功能狀況，肩背肌肉發達，意味著肺功能的強健；肩背肌肉萎縮，意味著肺功能的脆弱。

【養護小常識】
養護肩部時，不要長時間保持固定姿勢，避免吹冷風，經常揉捏肩部。

◎千年導引
「兩手長舒，合掌向下，手高舉與髀齊，極勢，使髀悶痛，然始上下搖之，二七。手下至髀，還，上下緩急。輕手前後散振，七。去髀內風冷痛，日日消。（雙手前拓，努手合掌向下。）」
　　　　　　　　——《諸病源候論·風冷候》

◎中醫怎麼說
「長舒」的動作方法體現在舒指坐腕方面，注意兩手向前延長伸展的意境。「雙手前拓，努手合掌向下」是對「合掌向下」的進一步說明，指出合掌向下時，要向前努動雙手，外旋變掌。「使髀悶痛」是牽拉力度的標準，每個人的力度存在差異，但產生的動作體驗應當相同，且以此為標準。從動作教學實踐經驗來看，肩部勞損或疾患越嚴重，所產生的「悶痛」感越強。「上下緩急」是搖動的方法，從「陰陽」角度來進行闡釋的話，「緩」屬於陰，「急」屬於陽，「急」可以激發陽氣，「緩」可以濡養「陰血」，體現了《黃帝內經》記載的「把握陰陽」的養生思想。

大形

難度指數：☆
強度指數：★★

鍛鍊效果

❶ 通利肩部、肘部、胯部和膝部關節。
❷ 活躍肩部、頸項部氣血，防治頸部和項部肌肉緊張、僵硬、頸椎病、肩周炎。
❸ 調理筋髓虛弱，精力衰弱。

功能道理

兩手前後「長舒極勢」可以暢通手臂部的氣血循環，通利肘部和肩部關節；反覆交替循環可以糅合肩部肌肉、骨骼、筋脈，平衡氣血；在兩手前後長舒的狀態下，腰脊不動，可以對腰部、胯部和膝部產生靜力性牽引刺激，通利關節，活躍氣血。

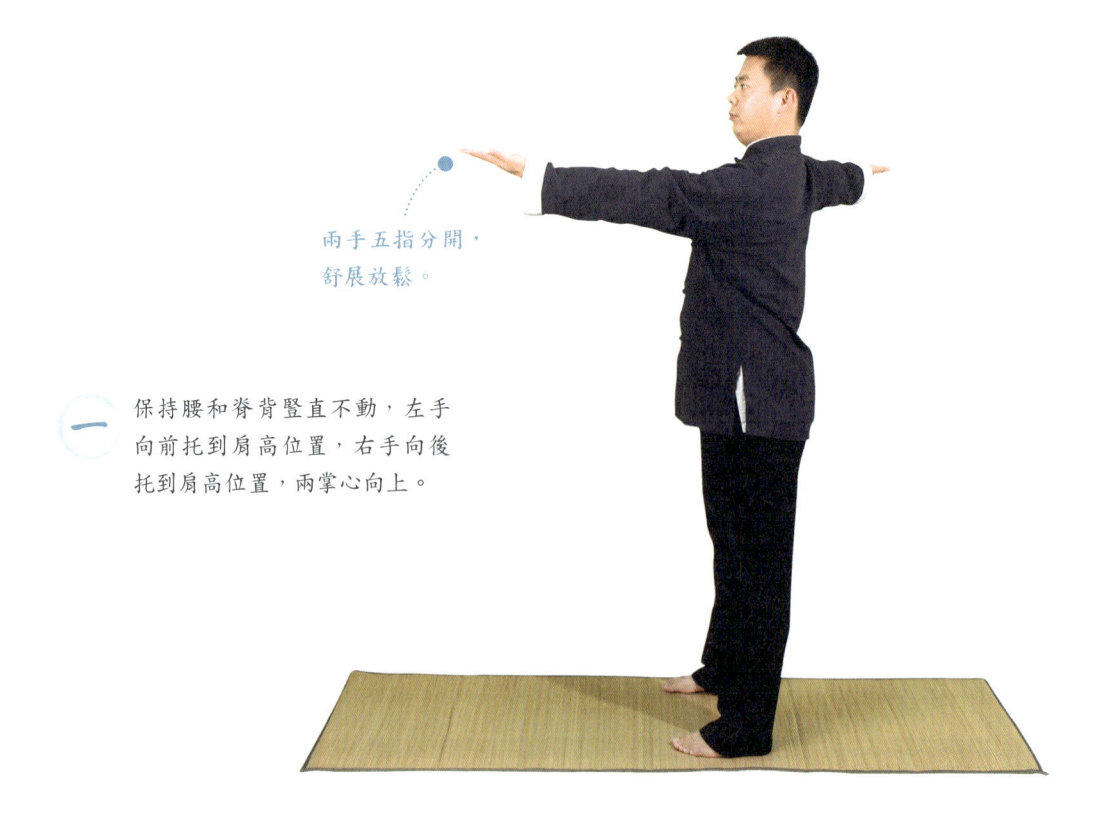

跟我來練習

練習姿勢：站立

兩手五指分開，舒展放鬆。

一　保持腰和脊背豎直不動，左手向前托到肩高位置，右手向後托到肩高位置，兩掌心向上。

二 保持腰部和脊背豎直不動，兩手放鬆，前後舒展牽引到極限，一前一後為一次，重複 7～14 次。

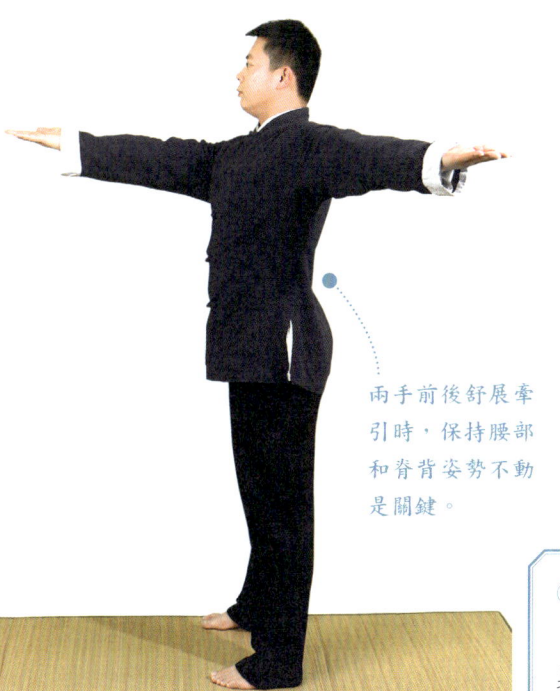

兩手前後舒展牽引時，保持腰部和脊背姿勢不動是關鍵。

溫馨提示：
1. 運動過程要連貫。
2. 後手盡量向後即可，不要因為過度向後而出現腰脊晃動的現象。

人體小知識

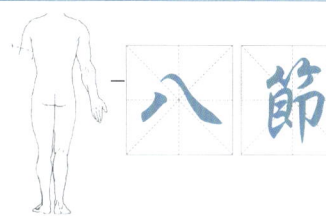

八節

【位置】

人體有八個大關節，古稱八節，分別是兩肩、兩肘、兩髖、兩膝。

【功能】

《素問・五臟生成》記載：「諸筋者，皆屬於節。」筋附著在骨上，在關節處聚集，所以關節又稱為骨節。

【養護小常識】

柔韌性練習是養護關節的最好方法，通利關節是導引練習初期的主要功能。

◎千年導引

「一手托前，極勢長舒，一手向後，長舒盡勢。身似大形，左右迭互換手，亦二七。腰脊不動。去身內八節骨肉冷血，筋髓虛，頸項肩急。」

——《諸病源候論・筋急候》

◎中醫怎麼說

「托前」的方位要準確，指身體的正前方，教學中出現了許多「托向外」、「托向內」、「托向上」的錯誤現象，需要避免。「長舒」注意力在手，指在兩手放鬆情況下，向前舒展到極限，注意領會「舒」字的意境。手型的準確是基礎，五指自然分開，避免過於僵硬或懈怠。「長舒極勢」不是過於用力地向前努動，而是自然放鬆地向前舒展到極限。「腰脊不動」是該操作的難點，一般情況下，兩手前後「長舒極勢」，身體會隨著手轉動，但此處要求腰脊不要動搖，旨在將牽拉刺激的部位集中在肩部，同時對胯部和膝部產生有效的靜力性按摩刺激。

引頸

難度指數：☆
強度指數：★★

鍛鍊效果

1. 改善肺臟功能，暢通肺部氣機。
2. 按摩兩側頸動脈運動，起到通流脈氣、緩急降逆的作用。
3. 容易形成細、勻、深、長的腹式呼吸法，可以令聲音洪亮。

功能道理

兩手盡力向內交叉，可以擠壓頸胸部，改善肺的功能，提高肺主肅降的能力；在調理肺部的同時，透過對頸部和喉部的牽引和按摩，起到進一步宣和氣血的作用。

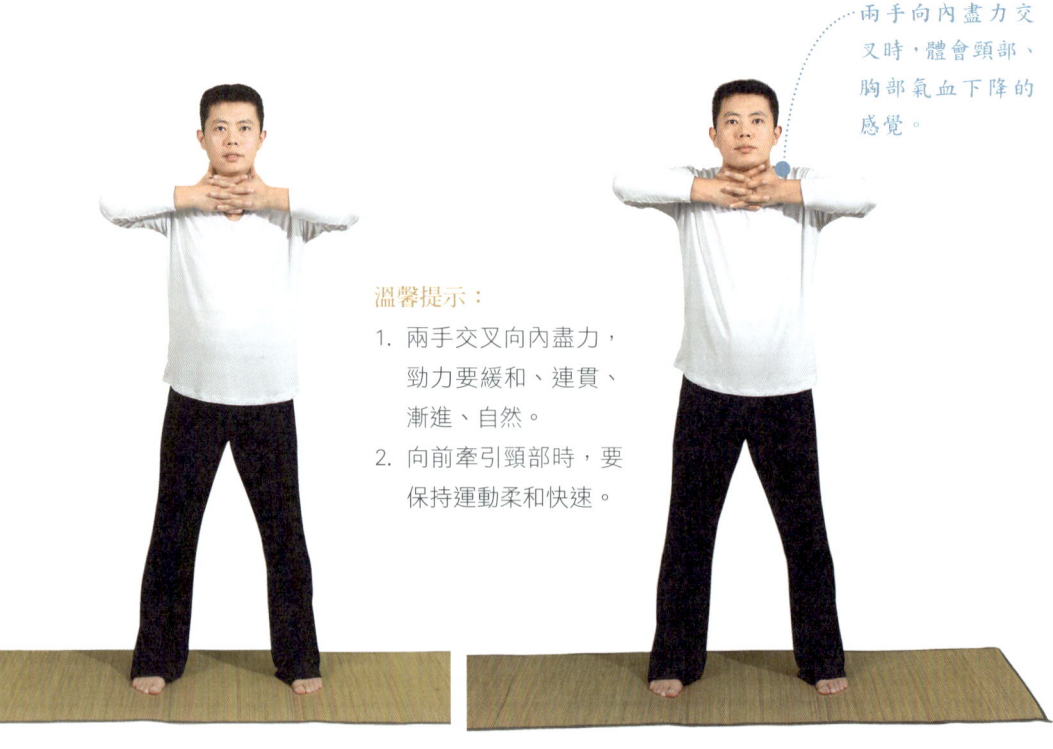

跟我來練習

練習姿勢：站立

兩手向內盡力交叉時，體會頸部、胸部氣血下降的感覺。

溫馨提示：
1. 兩手交叉向內盡力，勁力要緩和、連貫、漸進、自然。
2. 向前牽引頸部時，要保持運動柔和快速。

一　兩手臂內屈，手心向內，兩手在兩頤下交叉，大拇指伸直，向上把持住頤下筋脈。

二　兩手盡力向內交叉，逐漸達到極限，體會胸部氣機下行的感覺，重複3次。

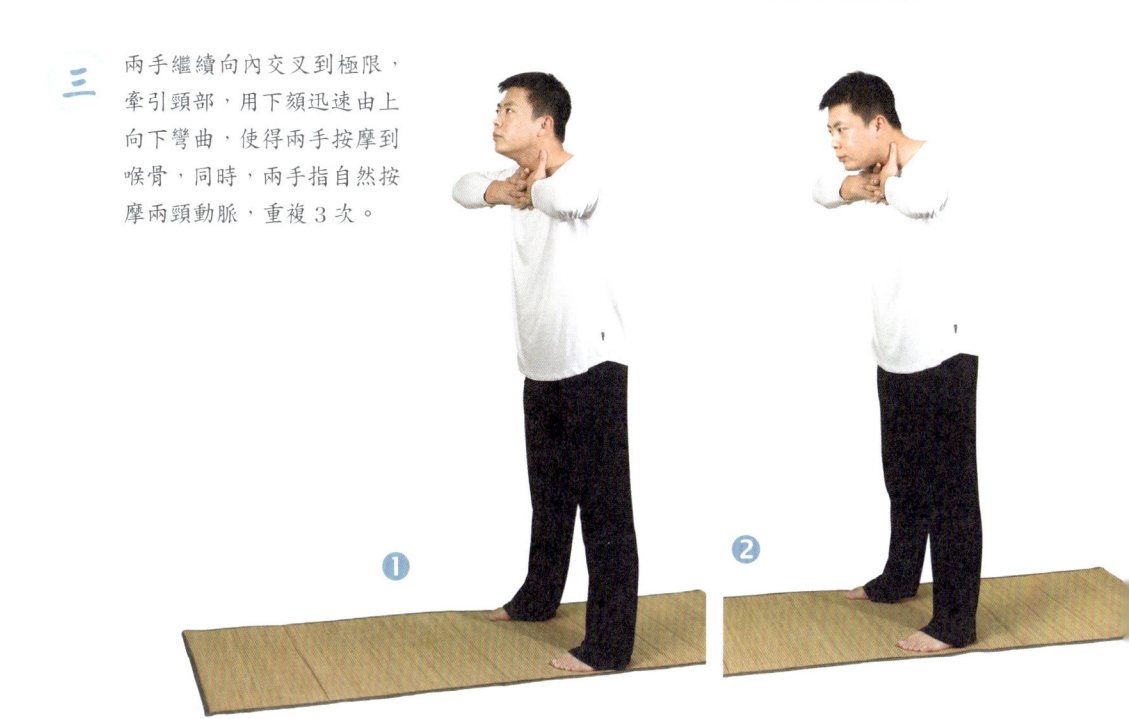

三　兩手繼續向內交叉到極限，牽引頸部，用下頷迅速由上向下彎曲，使得兩手按摩到喉骨，同時，兩手指自然按摩兩頸動脈，重複3次。

❶　❷

人體小知識

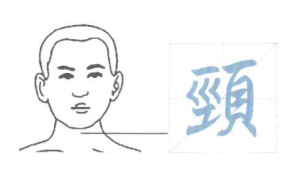

頸

【位置】
脖子前邊稱為頸，正前方凸起的部位稱為結喉，結喉兩側大動脈稱人迎。

【功能】
《素問・金匱真言論》記載：「頸項乃肝之腧。」認為頸項是肝氣的通道，頸項通暢則肝氣調達，情志舒暢。

【養護小常識】
各種壓力造成的急躁，抑鬱、易怒的情緒容易引起頸項部疾患，如現代常見的頸項結節。培養平和、樂觀、開朗、客觀的性格，可以養護頸項健康。

◎千年導引

「兩手交，叉頤下，自極。致補氣，治暴氣咳。以兩手交頤下，各把兩頤脈，以頤句交中，急牽來著喉骨，自極，三通。致補氣充足。治暴氣、上氣、馬喉等病，令氣調長，音聲弘亮。」
——《諸病源候論・氣病諸候》

◎中醫怎麼說

「叉頤下，自極」描述兩手在頤下交叉，向內用力逐漸地達到力量的極限，特別需要指明的是，兩手交叉要緩慢用力，勁力要柔和、連貫，並且體驗在兩手盡力交叉的過程中，肺主肅降的感覺。「各把兩頤脈」描述在兩手交叉的同時，用兩手大拇指把持住頤下筋脈。以「頤句交中，急牽來著喉骨」描述在兩手向內交叉到極限時，透過頤部的屈伸運動來形成拇指對頤下筋脈的按摩刺激，可以改善脈氣流通。

引項

難度指數：☆
強度指數：★★

鍛鍊效果

1. 暢通肝經，提高肝主疏泄的功能。
2. 改善和提高視力。

功能道理

頸項為肝之俞，透過項部的牽引練習可以提高肝主疏泄的能力；肝開竅於目，肝經的疏泄可以提高和改善視力；對頸動脈的按壓可以提高血管彈性，增加血流力量，擴張頭部血管，對改善五官的氣血供應有比較好的效果。

跟我來練習

練習姿勢：偃臥

一 調節形體姿勢端正。

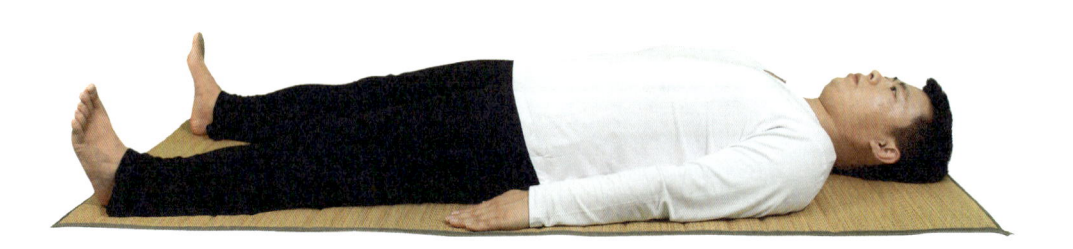

二 頭部盡力向後彎曲。

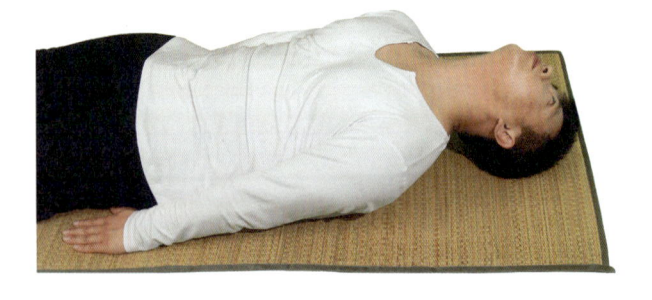

溫馨提示：

1. 頭部盡力後仰，要對頸項形成有效牽引。
2. 按壓力度要適中，以按完後感到頸動脈的搏動有力為宜。
3. 嚴重高血壓者禁止練習此動作。

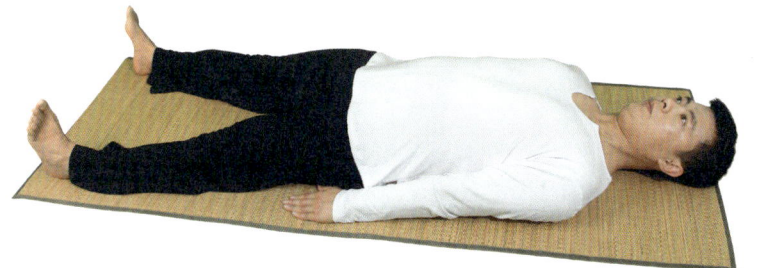

三　頭部轉正，用頭部向上方盡力牽引頸項部，反覆牽引3次。

四　五指自然分開，手指稍用力，放於頸部兩側人迎脈處，用掌五指稍用力，緩慢按壓頸側人迎脈5次。

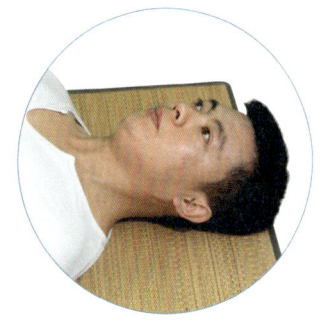

爪的做法要正確，五指自然分開，手指略微用力，保持手指伸直，不要用手指點按人迎脈。

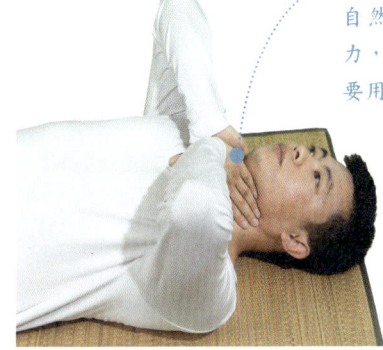

人體小知識

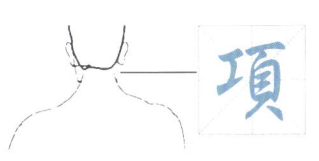

【位置】
脖子的後方稱為項，成語「望其項背」中的「項」即是指該部位。

【功能】
項內含有頸椎骨，頸椎骨的孔隙裡含有脊髓和神經，將大腦的各種資訊傳遞到全身各處。

【養護小常識】
進行項部的揉捏、按壓等按摩，還要培養平和、樂觀、開朗、客觀的性格。

◎千年導引

「臥，引為三，以手爪項邊脈五通，令人目明。偃正臥，頭下卻亢引三通，以兩手指爪項邊大脈為五通。除目暗患。久行，令人眼能見色；久為不已，通見十方，無有劑限。」

——《諸病源候論‧眼目門》

◎中醫怎麼說

「引為三」是用頭牽引頸項三次。「頭下卻亢引三通」是對牽引的具體描述，說明頭在向下彎曲轉正之後進行的牽引。「以手爪項邊脈五通」是指兩手指稍微用力，按壓刺激兩側人迎脈。

捉頦

難度指數：☆
強度指數：★★

鍛鍊效果

❶ 調理頸項部肌肉僵硬、緊縮和頸椎病等症狀。
❷ 提高頭部的氣血供應，緩解習慣性頭痛。
❸ 促進手臂的氣血均勻分布，強化上肢的氣血運行，防止半側肢體麻木。

功能道理

透過對頸項部經絡和血脈刺激，來調和頸項部氣血平衡，同時提高對頭部的氣血供應；長舒的手臂向外伸展，可以有效地牽拉肩部韌帶、關節、肌肉，有利於氣血的均勻分布，進而潤養神經，強化上肢的氣血運行。

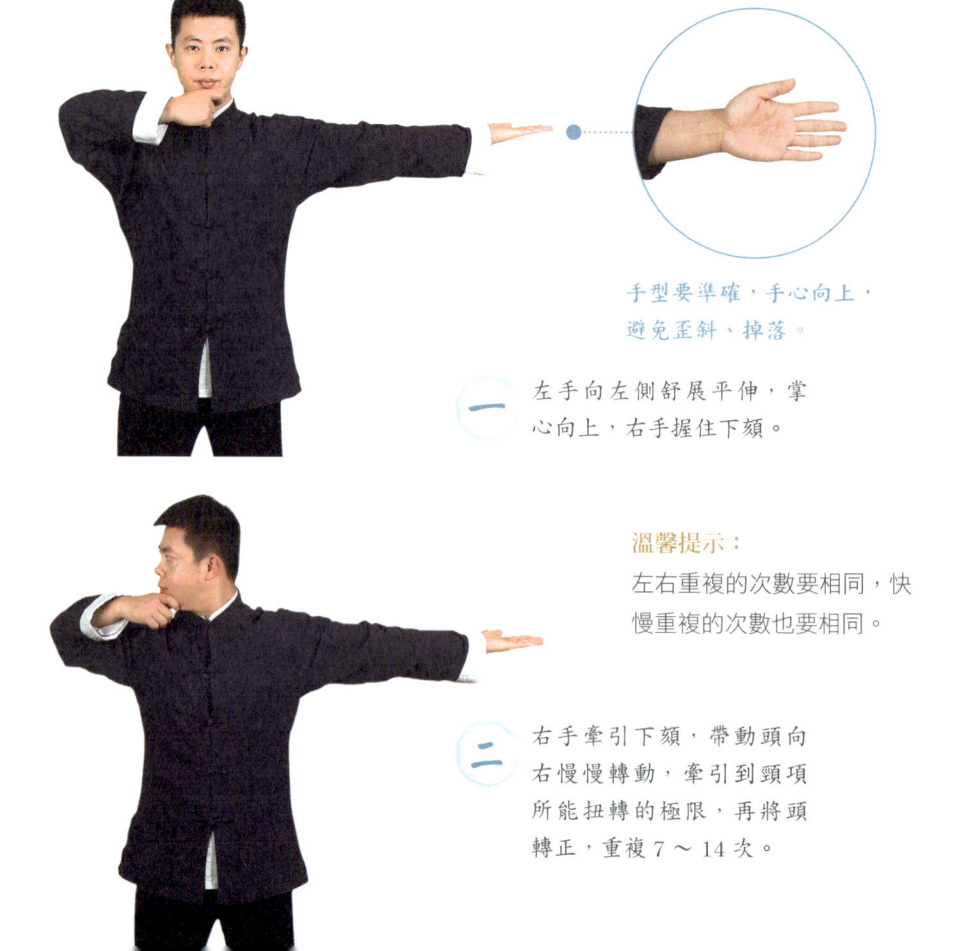

跟我來練習

練習姿勢：站立

手型要準確，手心向上，避免歪斜、掉落。

一　左手向左側舒展平伸，掌心向上，右手握住下頦。

溫馨提示：
左右重複的次數要相同，快慢重複的次數也要相同。

二　右手牽引下頦，帶動頭向右慢慢轉動，牽引到頸項所能扭轉的極限，再將頭轉正，重複 7～14 次。

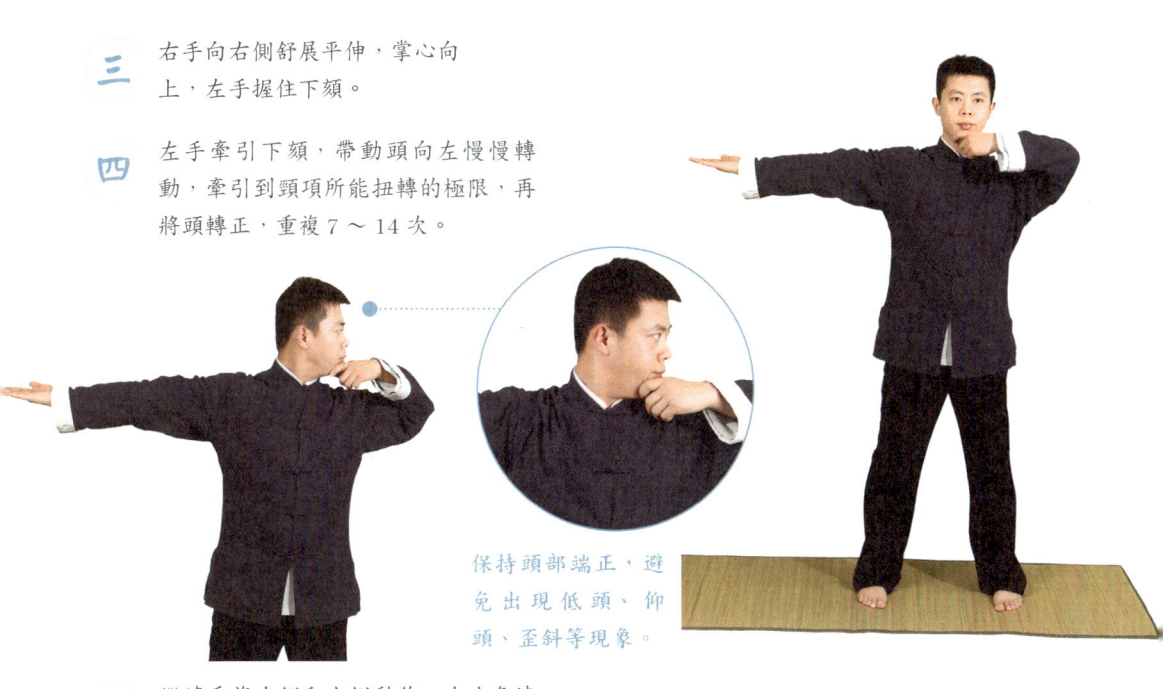

三　右手向右側舒展平伸，掌心向上，左手握住下頦。

四　左手牽引下頦，帶動頭向左慢慢轉動，牽引到頸項所能扭轉的極限，再將頭轉正，重複7～14次。

保持頭部端正，避免出現低頭、仰頭、歪斜等現象。

五　繼續重複左側和右側動作，左右急速各牽引7～14次。

人體小知識

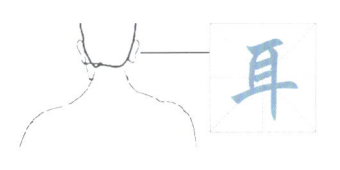

【位置】

耳位於頭面兩側。

【功能】

耳的主要功能是產生聽覺，幫助身體平衡，《古今醫案》記載：「腎開竅於耳，耳之聰司於腎。」腎精充盈，則聽覺靈敏，分辨力高，反之，腎精虛衰，髓海失養，則聽力減退，耳鳴耳聾。

【養護小常識】

養護耳朵要注意，保持耳道清潔，避免雜訊干擾，躲避風寒等外邪侵入。

◎ 千年導引

「一手長舒，令掌仰，一手捉頦，挽之向外，一時極勢，二七。左右亦然。手不動，兩向側極勢急挽之，二七。去頸骨急強，頭風腦旋，喉痺，肩內冷注，偏風。」

——《諸病源候論·冷注候》

◎ 中醫怎麼說

「長舒」強調一個意境，將注意力關注手部向外的舒展延長。「一時」描述了「一會兒」牽拉到極限的緩慢運動。「極勢急挽之」則指出了「極限」和「急速」的兩個動作要點。該動作先緩慢牽引、待預熱之後再急速的牽引。緩慢牽引是急速牽引的準備，急速牽引是緩慢牽引的加強。該動作與現代體育科學中的熱身活動不謀而合，彰顯了中國古人的智慧。

胸 ◆ 脅 ◆ 練 ◆ 習

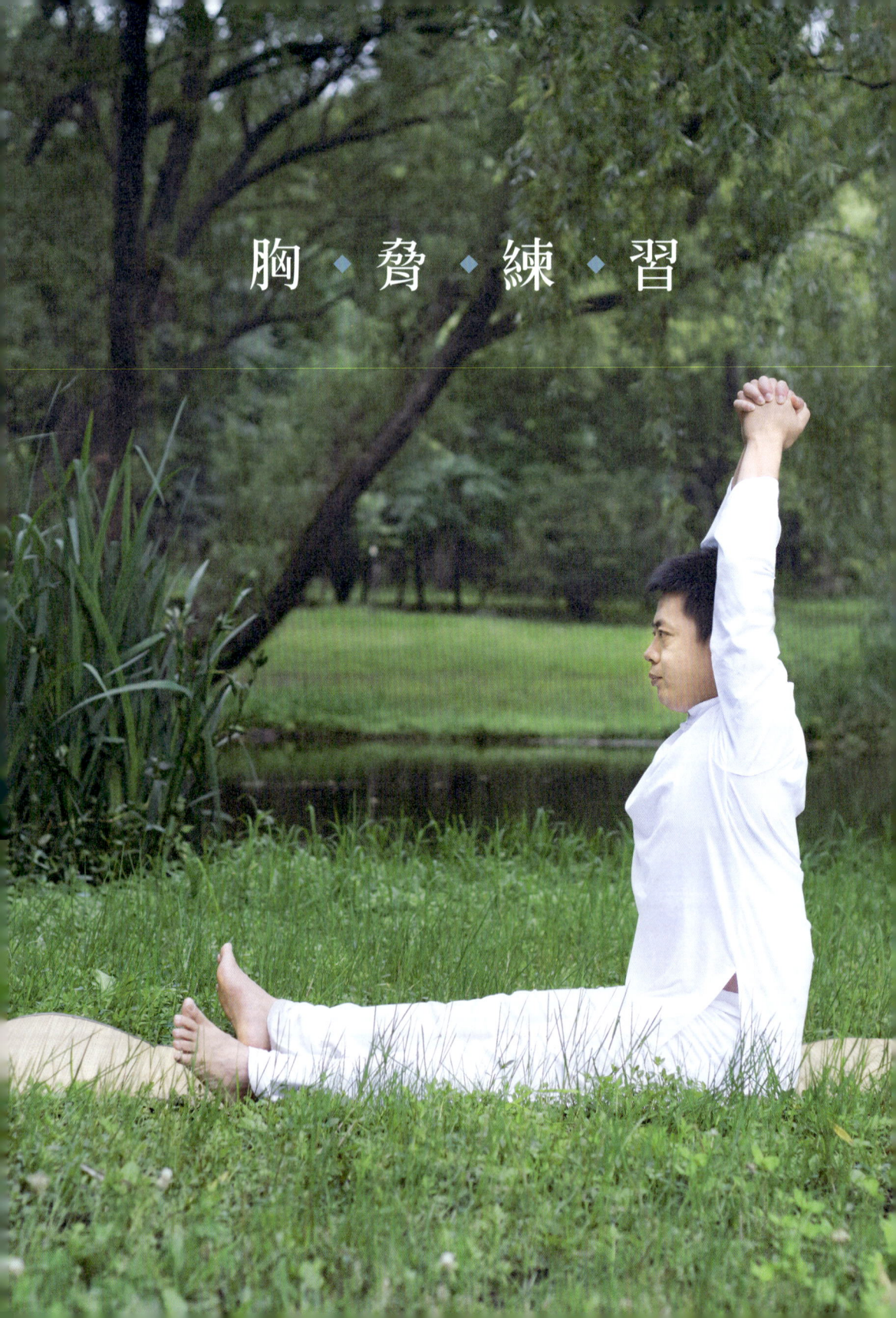

引脅

難度指數：☆
強度指數：★★

鍛鍊效果

1. 暢通肝膽經絡，調理脅部悶痛、脹滿等現象。
2. 對內臟、骨骼、肌肉、韌帶等，均有鍛鍊效果，能使人內外皆壯。
3. 長期堅持，可以形成細、勻、深、長的呼吸方式，令人聲音洪亮。

功能道理

兩手互握到極限，同時上舉，可以暢通肝膽經絡和脅部氣機，對於脅部脹滿、悶痛等具有康復理療效果；互握的同時，向外挽動則可以擴張肺臟，調理肺臟氣機。

跟我來練習

練習姿勢：端坐

一　兩手在胸前互握，兩手互相握緊，同時向外挽動，重複3次。

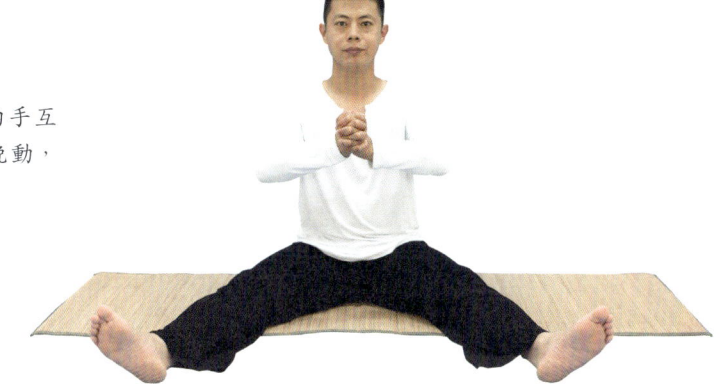

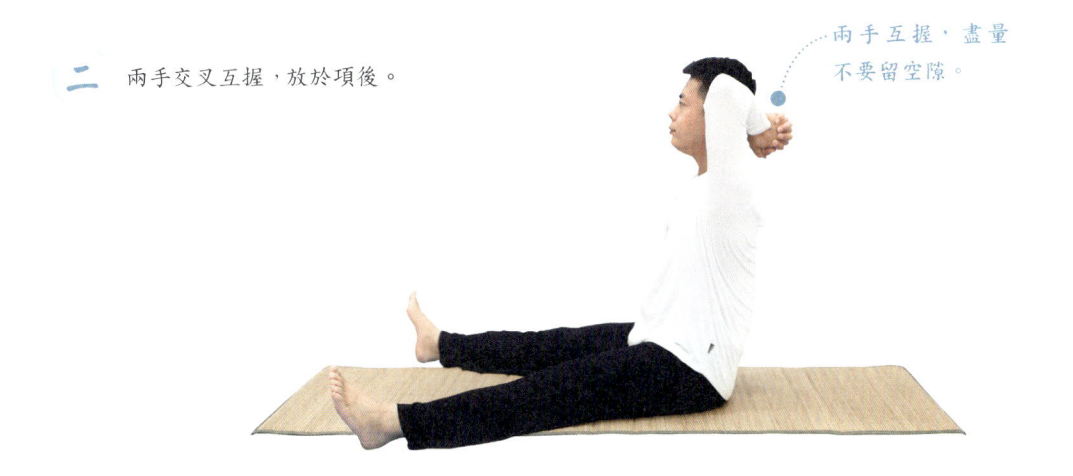

二　兩手交叉互握，放於項後。

> 兩手互握，盡量不要留空隙。

三　兩手在項後互相握緊，向上舉動，同時向外挽拉牽引，逐漸達到互握的極限。在上舉的過程中，將胸部擴展，且將肋部和脅部的肌肉、韌帶充分拉開，保持兩手互握的姿勢，不要打開，放鬆下落，一上一下為一次，重複5～14次。

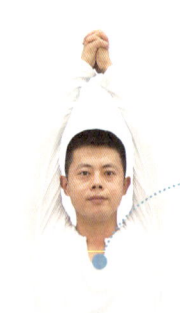

胸部微微擴張是借助兩手互握上舉的同時，向外挽拉牽引的勁力實現的。

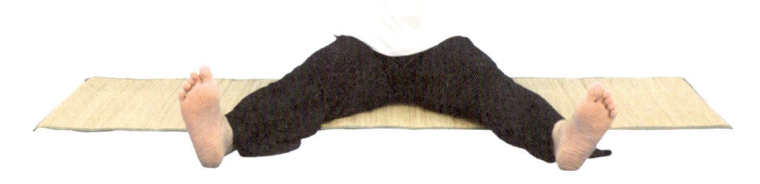

溫馨提示：

1. 兩手要沿著項後向上舉動，兩手位置盡量不要超越頭前部。
2. 兩手一邊向上舉動，一邊互相握緊，自然地達到極限。
3. 兩手互握時，兩手之間盡量不要有空隙。

人體小知識

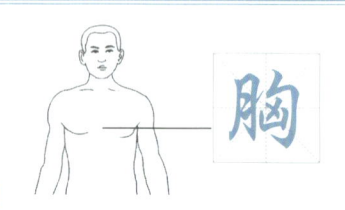

胸

【位置】
頸以下、腹以上部位稱為胸。

【功能】
胸內藏有心、肺臟等人體重要器官，因為肺臟是人體的呼吸器官，所以胸部也被稱作「氣海」。

【養護小常識】
胸宜常護，胸部尤其要避免風寒的侵襲。另外，不要長期飲食肥甘厚味，否則會影響氣血運行，引起胸部疼痛。

◎千年導引

「坐地，舉手交項，上。相握自極，治脅下痛。坐地，交兩手著不周遍，握當挽。久行，實身如金剛，令息調長，如風雲如雷。」

——《諸病源候論・脅痛候》

◎中醫怎麼說

兩手「相握自極」使手部、臂部等逐漸地緊張，再透過「上」的動作練習，使氣機下行，進而暢通肝脾腎等經絡。「握當挽」時需要注意，「相握」的勁和「相挽」的勁要同時具備，只有這樣才會實現胸部的微微擴張，同時更有利於暢通氣機。該動作在暢通經絡、調理氣機方面有良好效果。

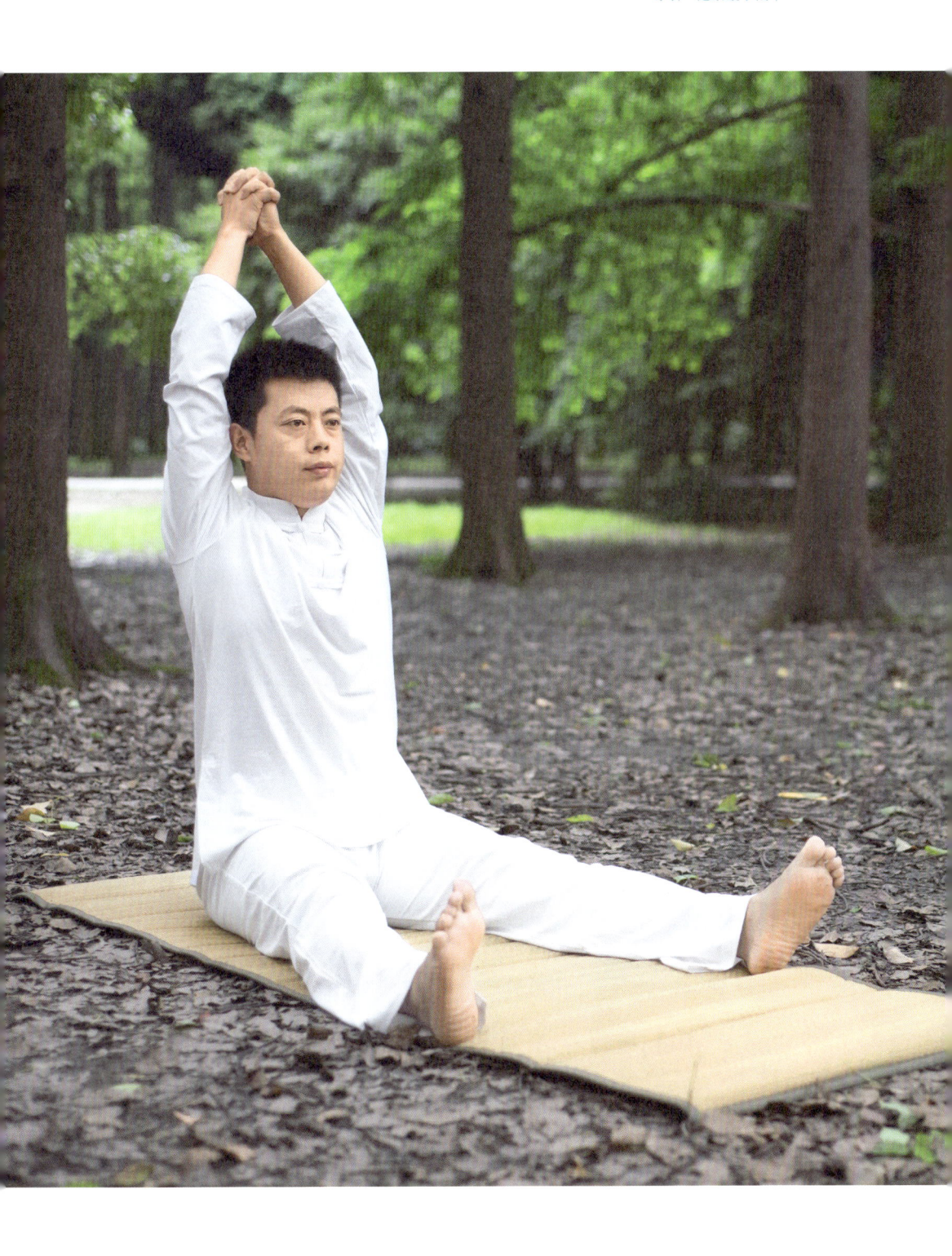

虎按

難度指數：☆☆
強度指數：★★

鍛鍊效果

1. 溫和、調理脅部氣血，改善肝臟功能。
2. 激發肝、膽、腸胃等內臟功能。
3. 促進氣血運行，提高新陳代謝能力，消除體內老化血液，對各種腫瘤有較好的預防效果。

功能道理

「脅為肝之區」，而「肝藏血」，對脅部的按壓可以提高肝臟調節氣血的功能；按壓同時，右手盡力上舉，可以充分牽引脅部、肋部，暢通氣血的運行通道，因此該動作可以發揮行氣活血的功能。

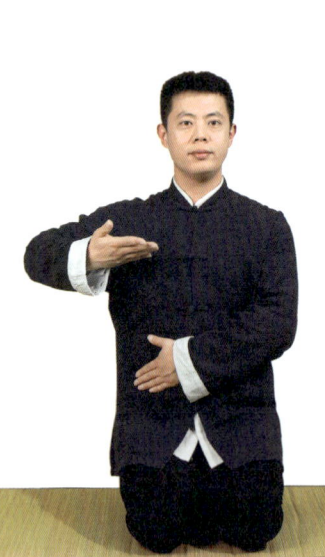

跟我來練習

練習姿勢：端坐

右手上舉時，保持身體姿勢端正，不要歪斜。左手按揉的力度要適中，以舒適為宜。

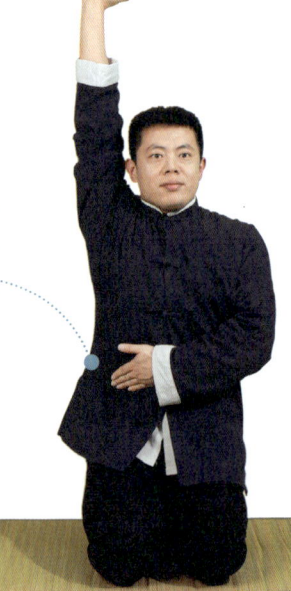

一　左手貼緊於右脅部。

二　左手向內按壓右脅部，右手同時由身體前側向上舉起達到極限。

三　左手放鬆，右手返回至胸前，掌心向上，一上一下為一次，重複 7～21 次。

溫馨提示：
左手感覺使不上勁時，可以在日常生活中多練習兩手按壓右脅的輔助動作。

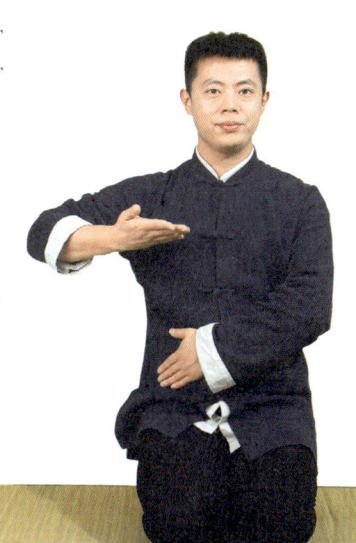

人體小知識

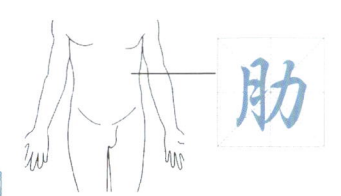

肋

【位置】
腋以下，胸兩側骨骼稱為肋骨，簡稱肋。

【功能】
人體肋骨共 12 對，左右對稱，是整個胸腔的構架，保護心、肝、肺等重要內臟器官。

【養護小常識】
養護肋骨時要保持營養均衡、多到戶外加強陽光照射，促進鈣質吸收，並避免在體育運動中對肋骨造成損傷。

◎千年導引
「以左手按右脅，舉右手極形。除積及老血。」
——《諸病源候論·積聚候》

◎中醫怎麼說
「左手按右脅」時，左手要用手掌向內盡力按壓脅部，激發內在的氣血運行。與此同時，「舉右手極形」可以使右手向上舉到極限，將右側肋部、脅部等充分牽引，可以疏通經絡，暢通氣血運行的通道。

承脅

難度指數：☆
強度指數：★★

鍛鍊效果

❶ 通暢肝膽經絡，改善消化吸收功能。
❷ 激發肝膽功能，起到疏肝利膽的功效。
❸ 活躍氣血，防治體內氣機運行不暢。

功能道理

一手上舉將肋脅部充分牽引，同時配合吸氣，可以起到暢通肝膽經絡的作用；另一手沿體內側向上按摩，用力托按住脅部，起到激發肝膽功能的作用。

跟我來練習

練習姿勢：端坐

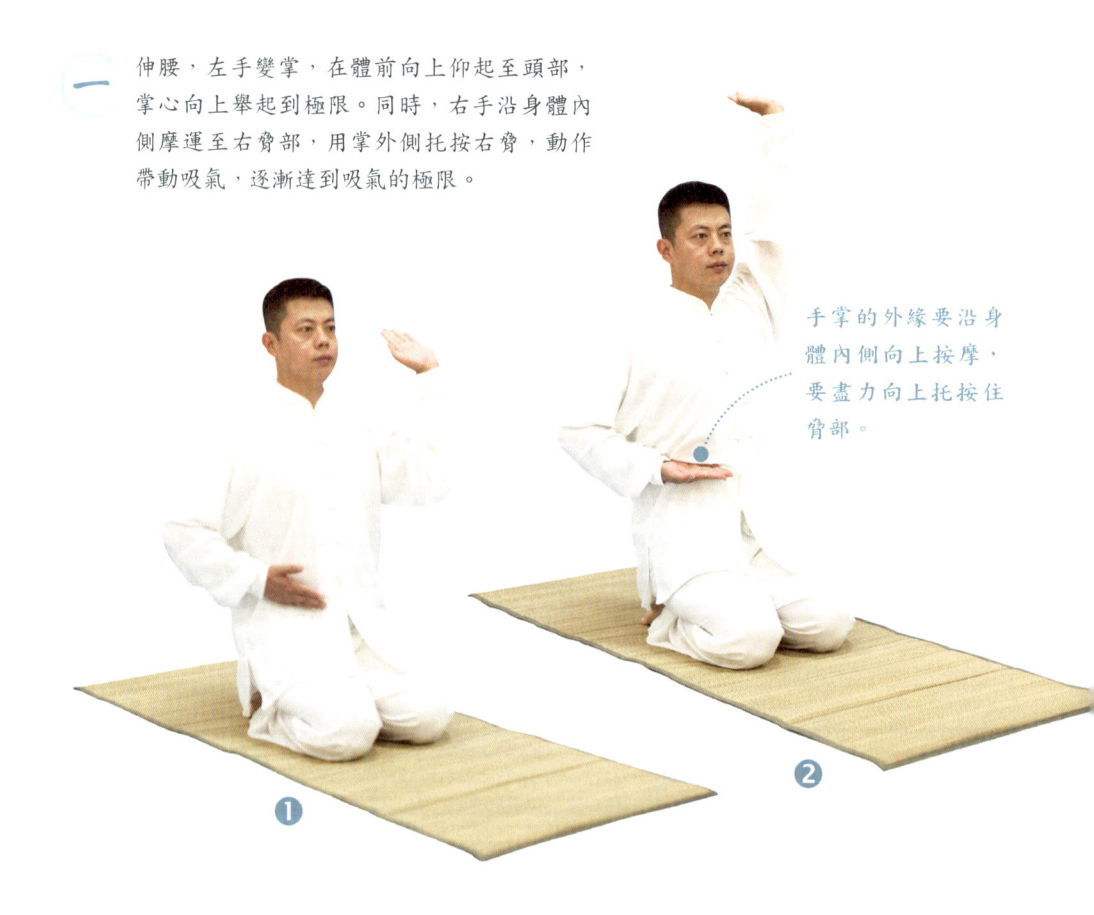

一　伸腰，左手變掌，在體前向上仰起至頭部，掌心向上舉起到極限。同時，右手沿身體內側摩運至右脅部，用掌外側托按右脅，動作帶動吸氣，逐漸達到吸氣的極限。

手掌的外緣要沿身體內側向上按摩，要盡力向上托按住脅部。

二　放鬆，左手經體前側回收至大腿處，右手沿身體內側經大腿返回大腿處，呼氣，一上一下為一次，重複7次。同樣動作，練習另一側。

溫馨提示：
1. 一隻手變掌向上托起時，要先仰掌，再上舉，將脅部充分牽引。
2. 整個動作連貫自然，一氣呵成。

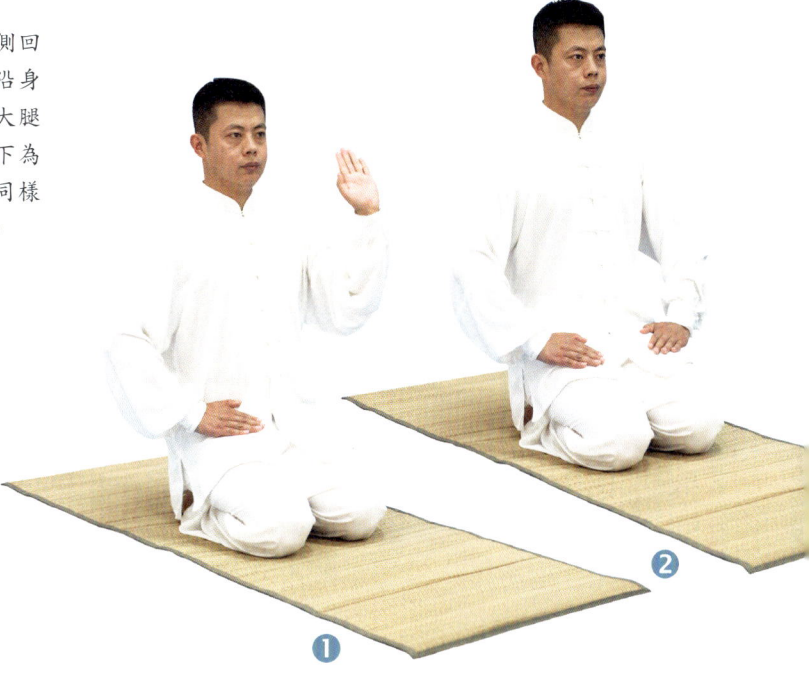

人體小知識

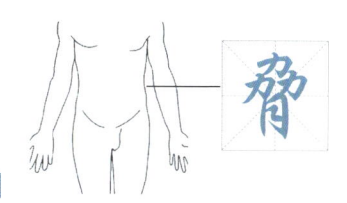

【位置】
肋骨之下軟肋處稱之為季脅，也稱脅。

【功能】
《醫方考》記載：「脅者，肝膽之區也」，認為脅部和肝膽的聯繫非常密切，脅部的諸多問題往往和肝膽有關。《靈樞·五脅》指出：「邪在肝，則兩脅中痛」，認為肝受邪後，會引起脅部的疼痛。

【養護小常識】
日常生活中可以採用兩手揉按或拍打兩脅部的方法，來激發肝膽功能，調理肝膽氣機。

◎千年導引
「端坐，伸腰，舉左手，仰掌，以右手承右脅。以鼻納氣，自極，七息。除結氣。端坐，伸腰，舉右手，仰掌，以左手承左脅，以鼻納氣，自極，七息。所除胃寒，食不變，則癒。」
——《諸病源候論·氣病諸候》

◎中醫怎麼說
「舉左手，仰掌」是左手上舉要有充分的上舉空間，仰掌的路線要準確。「以右手承右脅」中「承」有托著、捧著的意思，右手的運動路線應當沿著大腿內側，向上摩運至脅部，進而用力托按住脅部位置。「以鼻納氣」說明運動的過程之中，要配合吸氣。「自極」是動作和吸氣同時進行，如伸懶腰，自然地達到極限，不要太過於牽強、用力，應當連貫、自然且富有勁力。

單舉

難度指數：☆
強度指數：★★

鍛鍊效果

1. 牽拉肩部肌肉、韌帶，柔和肩部血脈，緩解肩關節部位的肌肉緊張、僵硬。
2. 牽拉兩腋部肌肉和筋脈，調理腋下的緊張、僵硬。
3. 對肩背部肌肉形成較大刺激，改善周邊的血液循環，防治肩背部疾患。

功能道理

身體正直不動，兩手上托下捺，直接牽拉刺激腋下、肩甲等部位，養護該部位的筋脈；上下來去反覆進行，可以透過一緊一鬆的刺激來調和該部位的氣血平衡，對肩周炎、肩緊張、肩部麻木、血行不暢、腋下筋脈的緊張、緊縮等，起到調理效果。

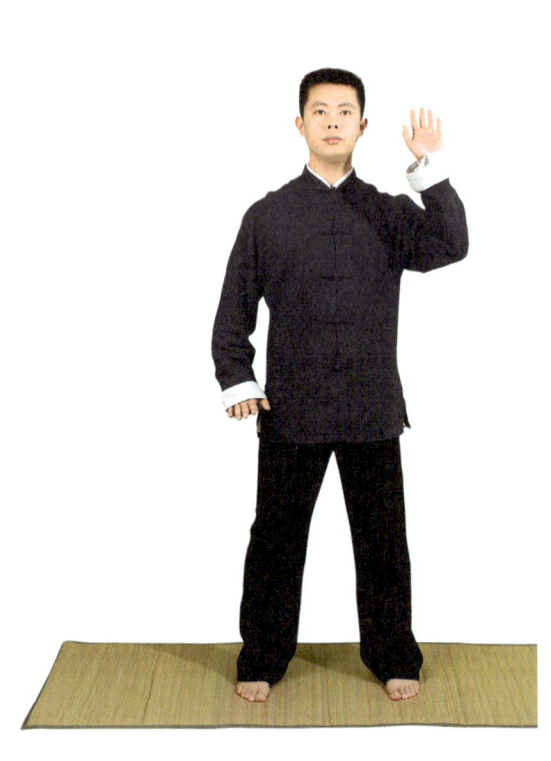

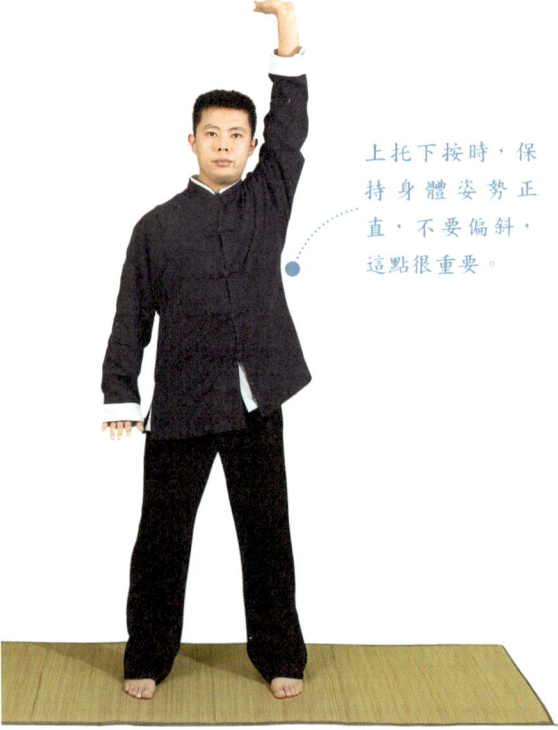

跟我來練習
練習姿勢：站立

一　左手向上仰起至頭部位置，右手屈腕變掌。

二　保持身體正直不動，左掌朝上，掌指向後，彷彿推物姿勢，向上托起，右手向下如按物姿勢，使勁下按，掌指向前，上托下捺的勁力逐漸達到極限。

上托下按時，保持身體姿勢正直，不要偏斜，這點很重要。

導引・健康金手段 | 095

溫馨提示：
1. 可以透過雙手按牆、或在地面做俯臥撐等方式來鍛鍊手型。
2. 向上推動時，要有足夠的空間運動感覺。另外，上下來去的運動過程要柔和、均勻、連貫。

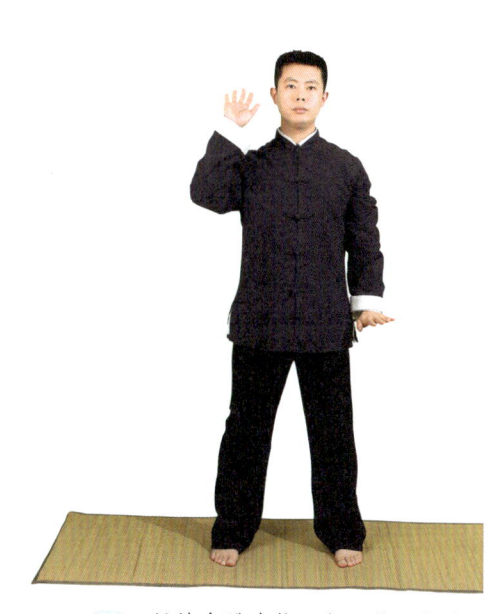

三　保持身體姿勢正直不動，左手在體前下落，右手順勢變掌仰起到頭部位置。

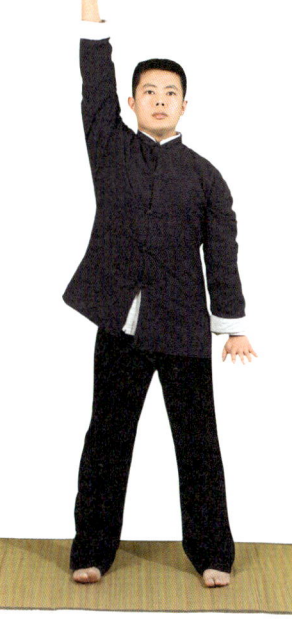

四　保持身體姿勢正直不動，右掌上托，左掌下按，一左一右為一次，重複7～28次。

人體小知識

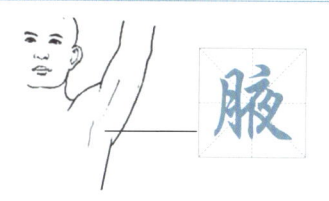

【位置】
腋也稱腋窩，俗稱「胳肢窩」，位於肩下。

【功能】
腋被稱為「人體三大保健特區之一」（其餘兩處為指背間和臍部），有人體重要的極泉穴。《靈樞・邪客篇》記載「肝有邪，其氣聚於兩腋」，腋下氣機的流通可以養護心臟，減緩衰老。

【養護小常識】
按摩的方法可以疏通腋下氣機，方法是兩手運用腕力帶動十指、中指分別揉按對側腋窩3～5分鐘，先揉左邊，再揉右邊，揉按時的勁力不要過大。

◎千年導引

「立，身上下正直，一手上托，仰手如似推物勢；一手向下，如捺物，極勢。上下來去，換易四七。去肩內風，兩肩井內冷血，兩腋筋脈攣急。」

——《諸病源候論・風四肢拘攣不得屈伸候》

◎中醫怎麼說

「立身正直」是對身體的重要要求，看似簡單，卻需要對身體進行極其細微的控制：不要被上下的勁力牽引而自身出現歪斜、搖晃。「推物」描述了手的運動狀態，向上推物，要有足夠的空間距離，體驗上推逐漸到達極限的過程。「捺物」不同於簡單的「按物」，如書法裡的「一撇一捺」，「捺」更加透著一股勁力，勁力透在掌心近掌指之間。

頓手

難度指數：☆
強度指數：★★

鍛鍊效果

1. 暢通肝、脾、膽等經絡，對肝、脾、膽等臟腑產生良性刺激。
2. 調和背部氣血，緩解背痛、背部悶脹等現象。

功能道理

一手上舉將肋脅部充分牽引，同時配合吸氣，可以起到暢通肝膽經絡的作用；吸氣後，在身體充分緊張的狀態下，手部快速振動，可以振散身體氣機，對於肩臂、背部、脅部等均有調理效果。

跟我來練習

練習姿勢：端坐

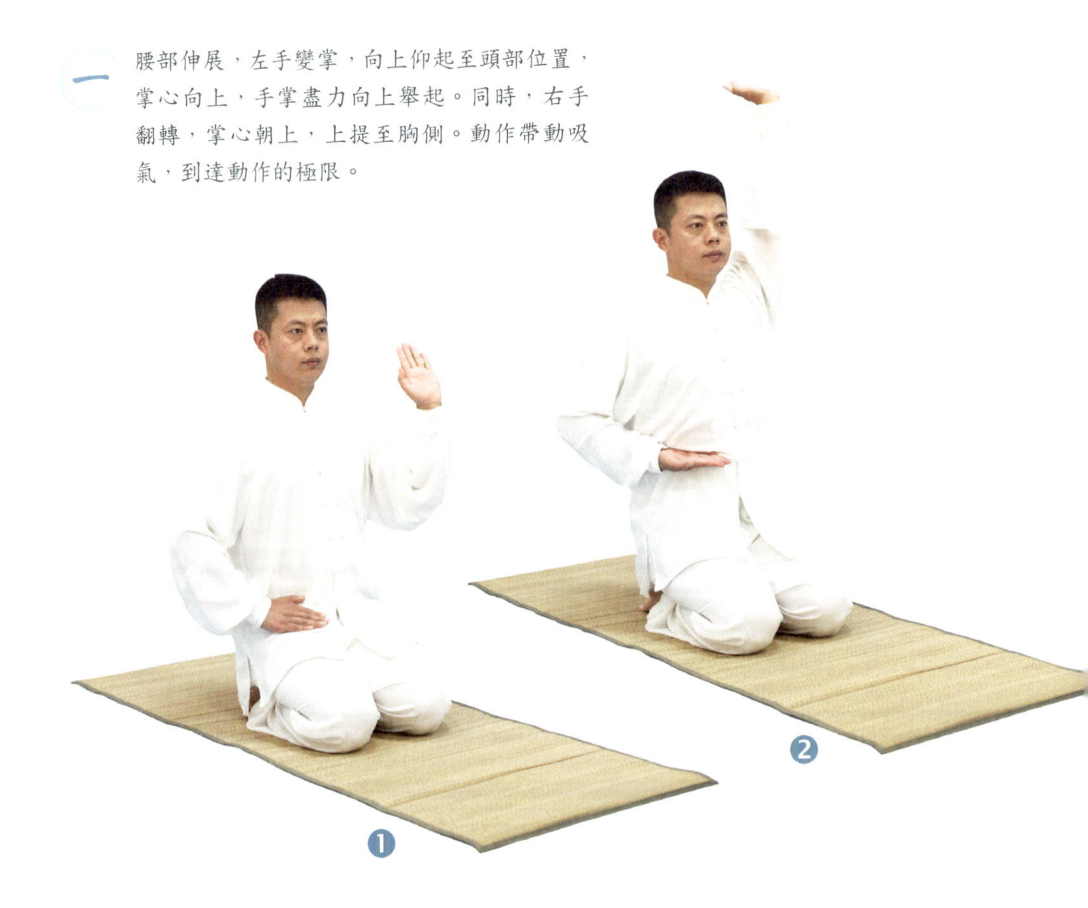

一　腰部伸展，左手變掌，向上仰起至頭部位置，掌心向上，手掌盡力向上舉起。同時，右手翻轉，掌心朝上，上提至胸側。動作帶動吸氣，到達動作的極限。

手的抖動要節奏明顯，富有彈性。

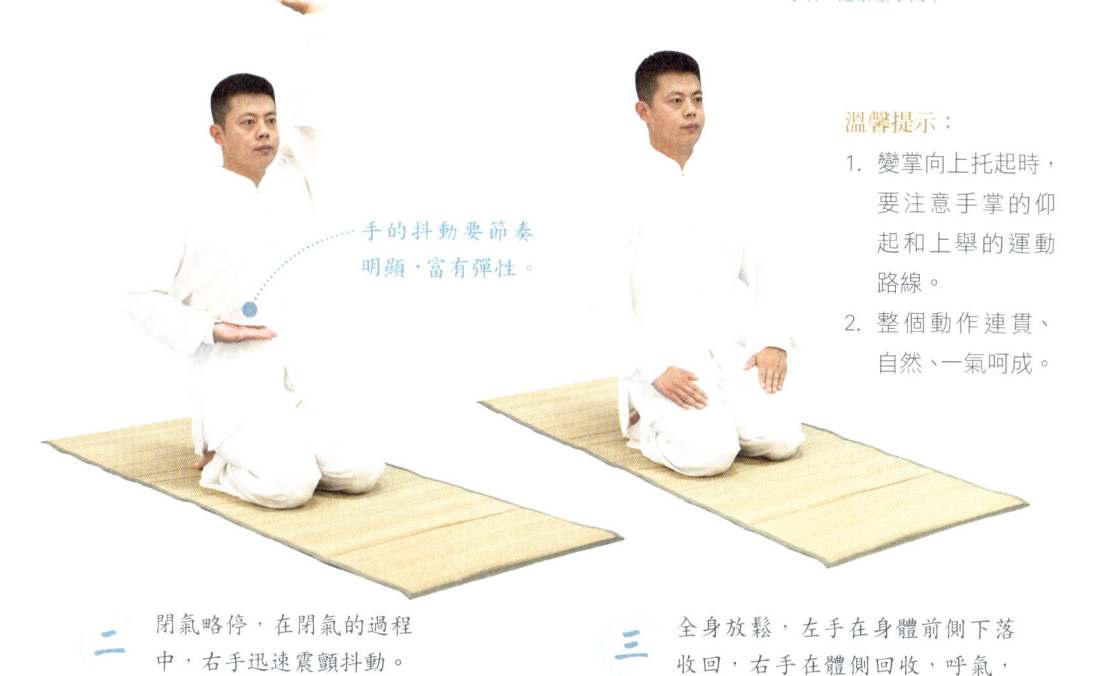

溫馨提示：
1. 變掌向上托起時，要注意手掌的仰起和上舉的運動路線。
2. 整個動作連貫、自然、一氣呵成。

二　閉氣略停，在閉氣的過程中，右手迅速震顫抖動。

三　全身放鬆，左手在身體前側下落收回，右手在體側回收，呼氣，一上一下為一次，重複7次。同樣動作，重複另一側。

人體小知識

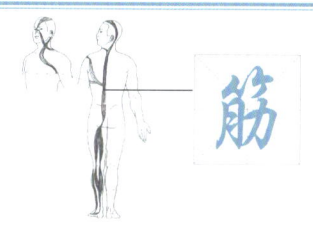

筋

【位置】
筋，俗稱筋脈，附著於骨，聚集在關節。

【功能】
《素問・五臟生成》記載：「諸筋者，皆屬於節。」筋與現代解剖學中所稱的韌帶、肌腱、筋膜、關節軟骨類似。

【養護小常識】
俗語說：筋長一寸，壽延十年。柔則養筋，柔韌性的練習可以養護筋，導引通利關節的功能本質上也在於養護筋。

◎千年導引

「端坐，伸腰，舉左手，仰其掌，卻右臂，覆右手。以鼻納氣，自極，七息。息間稍頓右手，除兩臂、背痛，結氣。端坐，伸腰，舉右手，仰其掌，卻左臂，覆左手。以鼻納氣，自極，七息。息間稍頓左手，除兩臂、背痛。」
——《諸病源候論・氣病諸候》

◎中醫怎麼說

「舉左手，仰其掌」的操作需要注意的是左手上舉要有充分的上舉空間，仰掌的路線要準確。這部分與乘脅「舉手、仰掌」的技術相同，可互相參照。「卻右臂，覆右手」是指右臂上屈，翻轉右手掌至胸部位置，將手、臂、肋脅、胸部位置進行充分固定。「息間頓右手」指出在閉氣的過程中，右手快速振動，透過局部的振動來帶動整個身體氣機的振動，發揮疏散氣機的功效。

四周

難度指數：☆
強度指數：★★★

鍛鍊效果

1. 促進手臂部位氣血運行，消除手指麻木、怕冷等狀況。
2. 該運動強度較大，可以充分地活躍氣血，改善微循環。
3. 長期堅持該運動可以去除身體、手臂、肋部的緊張、悶痛現象。

功能道理

兩手四個方向轉動，充分地旋轉手臂肌肉、韌帶、筋脈等組織，改善手臂血液循環；兩肘關節向上和向下伸展到極限，可以充分牽拉肩部、肋部、脅部，改善其血液循環，暢通肝膽經絡。

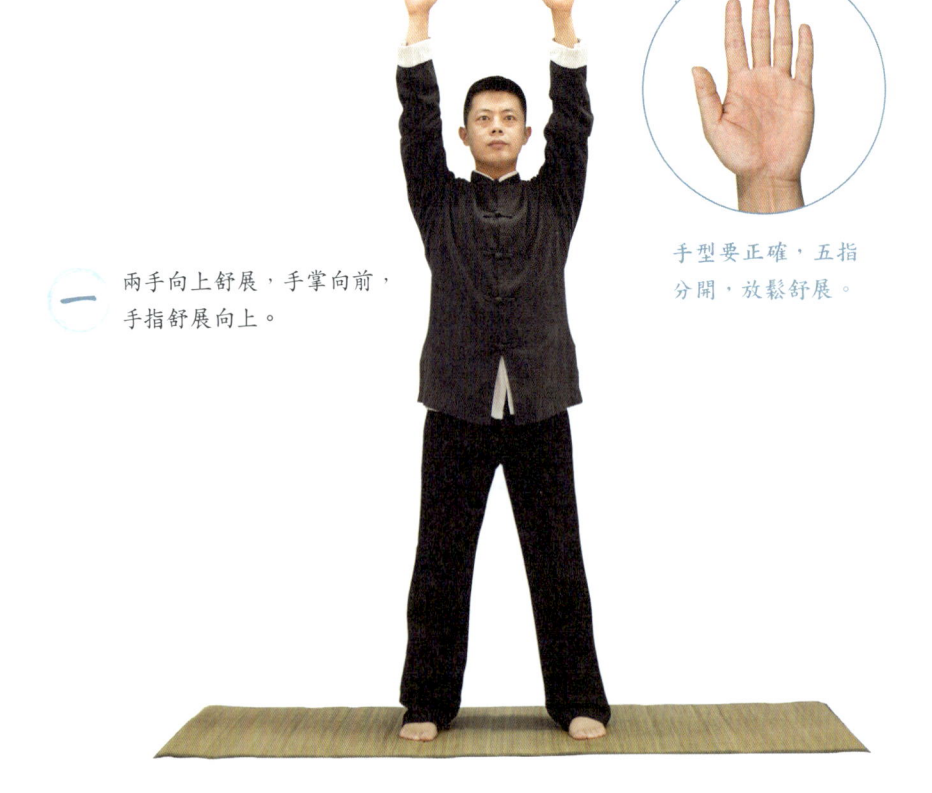

跟我來練習

練習姿勢：站立

一 兩手向上舒展，手掌向前，手指舒展向上。

手型要正確，五指分開，放鬆舒展。

二 兩手掌外旋轉動，逐漸達到極限，再向內轉動達到極限後返回。

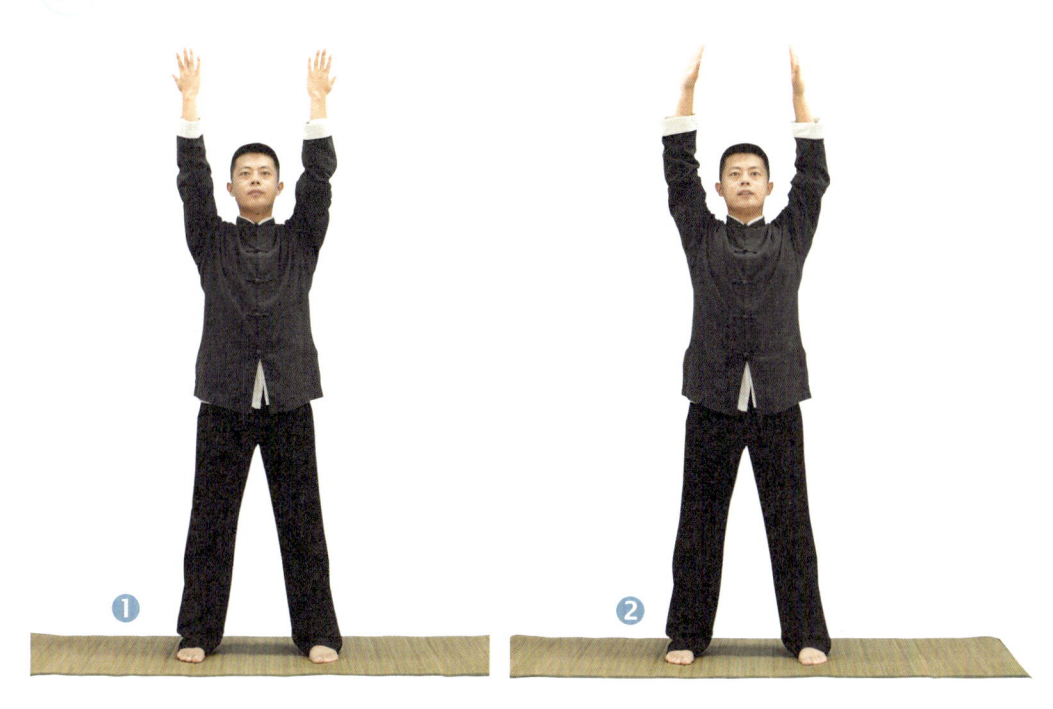

❶　❷

三 肘關節上屈到極限，再下屈到極限，後返回步驟二。步驟二、步驟三接連練習，重複7～28次。

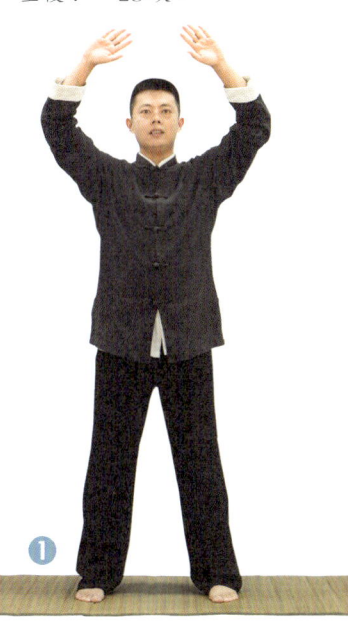

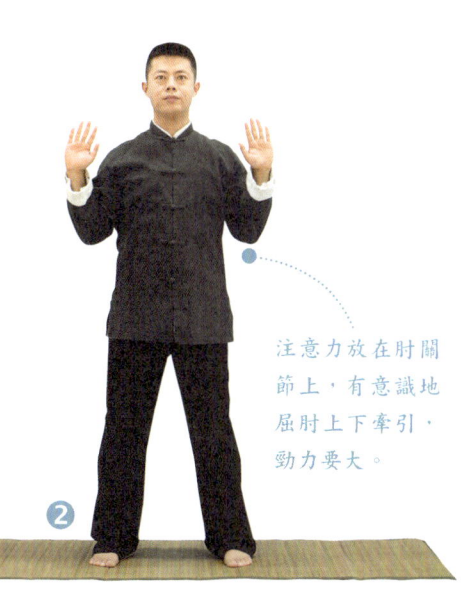

❶　❷

注意力放在肘關節上，有意識地屈肘上下牽引，勁力要大。

四　兩手向下放鬆垂落到體側，兩手掌由前向後輕輕振散甩動5～14次。

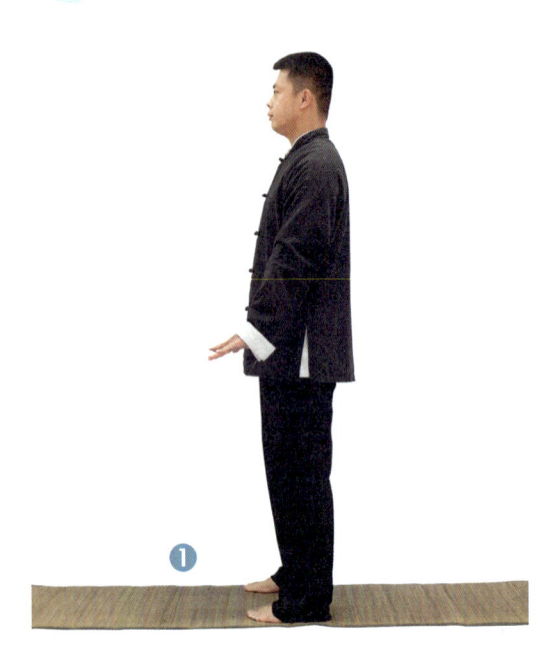

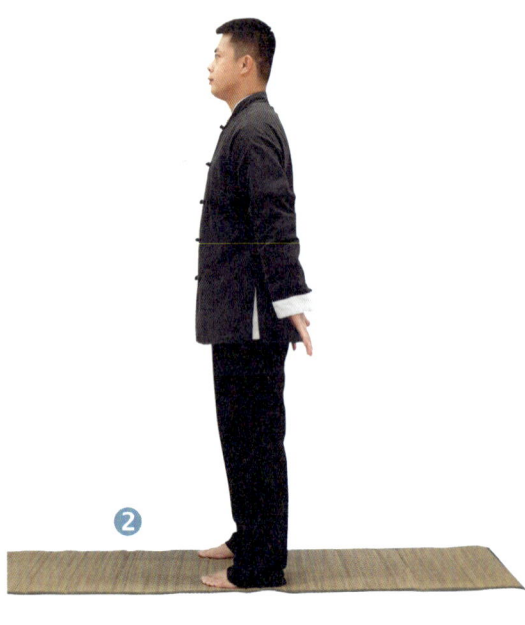

❶　❷

五　做兩肩部的上下提落運動5～14次。

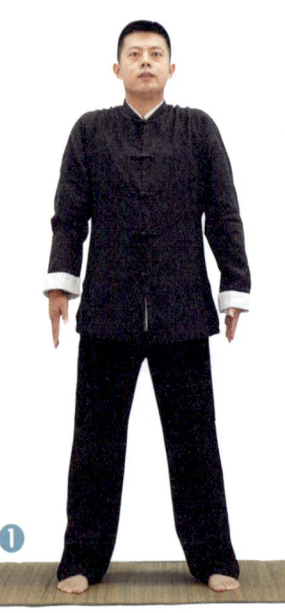

溫馨提示：
1. 兩手掌前後振散時，以腕關節為軸，振散要輕靈，富有彈性。
2. 肩部的上提下落運動要勻速，富有韻律，以肩部感到舒適為宜。

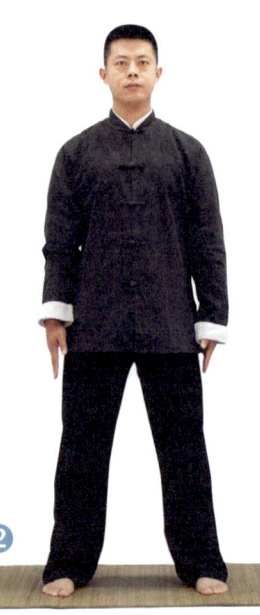

❶　❷

人體小知識

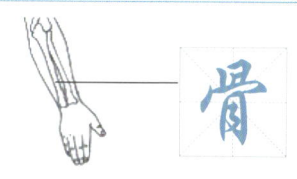

【位置】

即骨骼，位於身體內部，是構成人體的支架。

【功能】

骨具有支撐人體，保護內臟，協同運動的功能。《素問‧脈要精微論》記載：「骨者，髓之府，不能久立，行則振掉，骨將憊矣。」指出骨中存在空隙，內藏精髓。腎藏精，生髓，主骨，腎氣的充盈與骨的生長、健壯等有著密切聯繫。

【養護小常識】

養骨先養腎，因為「腰主腿腳」，因此多進行腰、胯、膝、腿、腳的練習，有強腎壯骨的效果。

◎千年導引

「雙手舒指向上，手掌從面，向南，四方回之，屈肘上下盡勢，四七；始放手向下垂之，向後雙振，輕散氣，二七；上下動兩肩，二七。去身內、臂、肋疼悶。漸用之，則永除。」

——《諸病源候論‧虛勞病候》

◎中醫怎麼說

「舒指」需體驗手指舒展打開的感覺，不要手指併攏，或手指過於岔開，否則不利於手部的氣血通行。「四方回之」描述手掌向四個方向轉動後返回。「屈肘上下盡勢」是在兩手返回到原處後，兩肘關節先向上、再向下盡可能的屈肘到極限。「向後雙振，輕散氣」是透過兩手放鬆下垂的姿勢，來促進由於雙手長時間上舉而造成的氣血不足現象。

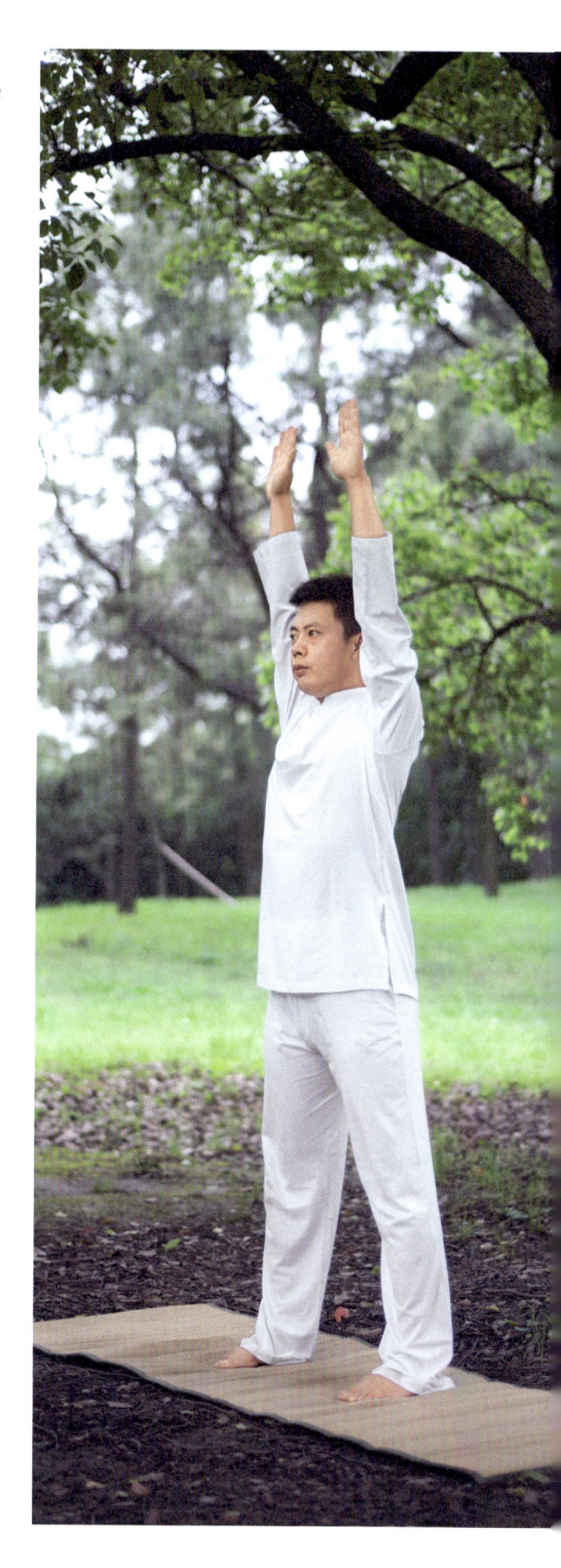

折陰

難度指數：☆☆
強度指數：★★

鍛鍊效果

❶ 暢通肩背部的血液循環。
❷ 對胸背筋脈不和、血行不暢、氣血失調有較好的調理效果。

功能道理

頭部向下，兩手向背部的緩慢牽拉，可以充分刺激前胸後背的筋脈骨肉，調理該部位的氣血平衡；「氣為血之帥，血為氣之母」，牽引的同時，透過強化呼吸配合，可以充分地調動內在氣機運行，改善微循環。

跟我來練習

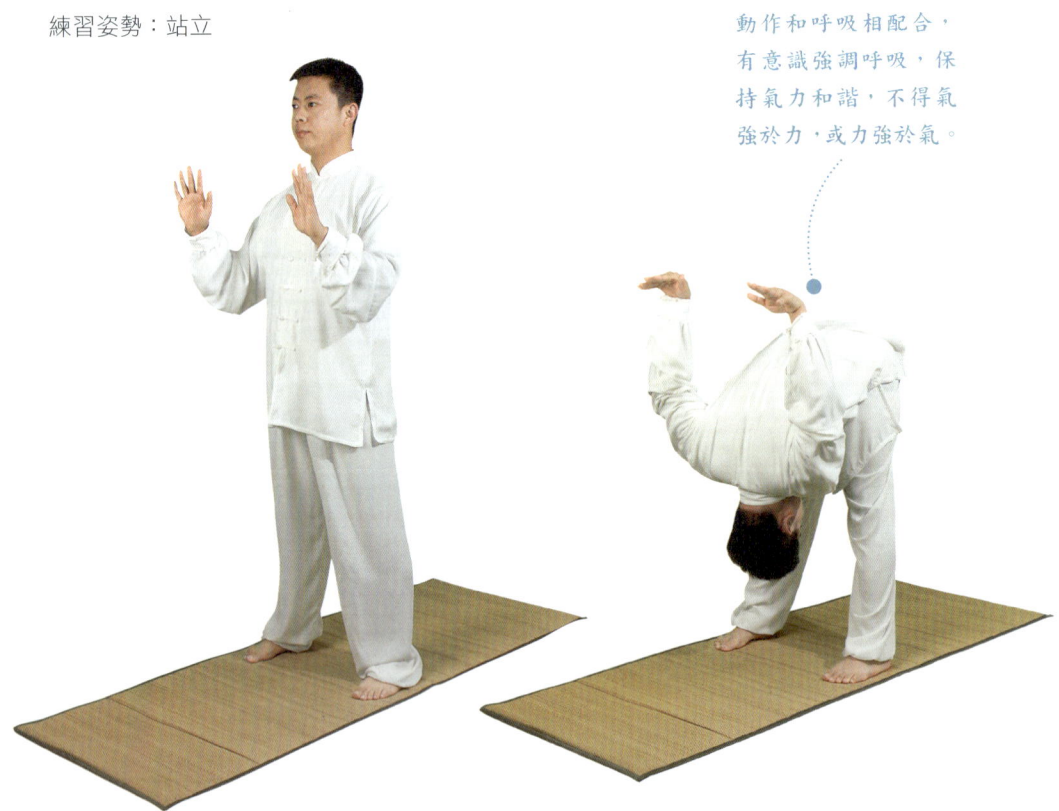

練習姿勢：站立

動作和呼吸相配合，有意識強調呼吸，保持氣力和諧，不得氣強於力，或力強於氣。

一　兩手前伸，置於胸前，掌指向上。

二　呼氣，低頭向下，展開手掌，舒展手指由胸前向背後緩慢牽拉，逐漸達到極限。

三　吸氣，頭部和身體緩緩轉正，兩手臂向前擺起，手指向上，一去一回為一次，重複 7～14 次

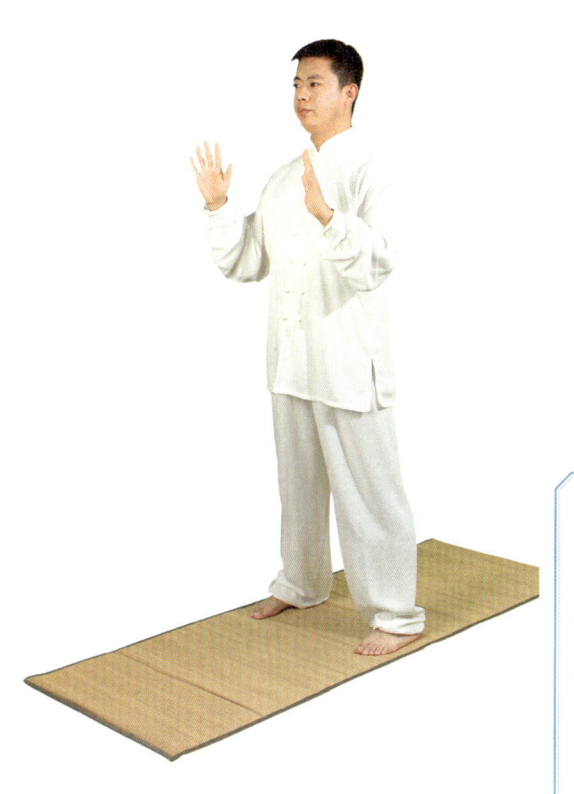

溫馨提示：
1. 頭部下低時，要將頭部固定住，不要在運動過程中晃動。
2. 開始時動作要輕柔，避免用蠻力上舉，造成拉傷或抽筋。
3. 患有高血壓等疾患的人群不建議做此動作。

人體小知識

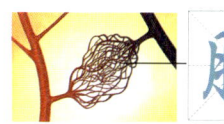

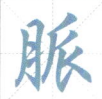

脈

【位置】
脈即是血管，是氣血運行的通道，遍及全身，無處不到。

【功能】
《素問‧痿論》記載：「心主身之血脈」，認為心臟和血管是密不可分的一個空間系統，是推動血液循環的動力器官。

【養護小常識】
血管的養護以養心為根本，練習導引可以調和血脈，對身體的按摩刺激也可以提高脈的功能。

◎千年導引
「頭向下努，手長舒向背上高舉，手向上，共頭，漸漸五寸，一時極勢。手還收向心前，向背後，去來和諧，氣共力調，不欲氣強於力，不欲力強於氣，二七。去胸背前後筋脈不和，氣血不調。」
——《諸病源候論‧虛勞病諸候》

◎中醫怎麼說
「頭向下努」是頭部的運動要主動向下牽引，「手長舒」要求兩手向背後努力地緩慢牽引，同時兩手避免過於緊張。「去來和諧」旨在說明：兩手向胸前返回和向背後努力長舒時的速度、節奏、勁力要對稱，不要出現前慢後快的現象。「氣共力調」說明：呼吸與用力的大小要調和，避免出現用氣大於用力或用力大於用氣的現象。用力和用氣調和比較抽象，習練者需要仔細體會。

振乳

難度指數：☆☆
強度指數：★★

鍛鍊效果

❶ 按摩胸部，活躍胸部氣血，調和胸部氣血平衡，提高肺的肅降功能。
❷ 消除兩肘關節內的勞損，防止屈伸不利、手臂麻木等肩肘問題。

功能道理

在「抱兩乳」對胸部進行擠壓的基礎上，乳房的前後振動可以活躍內在氣血，實現氣血平衡，對胸部的肺、心、乳房等器官有養生功效；肘部的上下來去調理，可以活躍該部位氣血，逐漸地消除肘部的各類疾患。

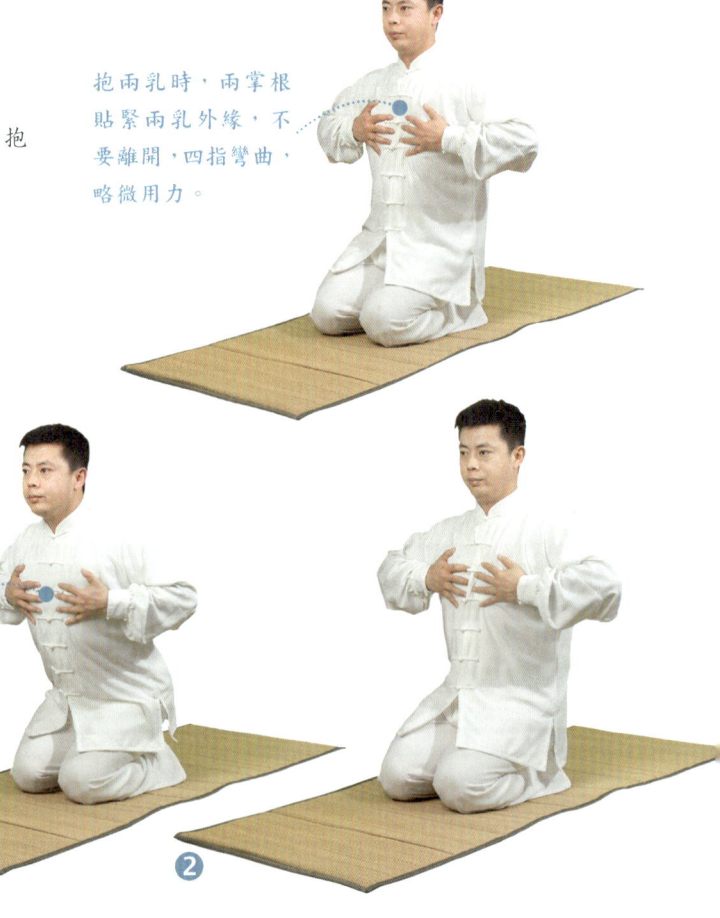

跟我來練習

練習姿勢：端坐

一　兩手抱住兩乳房，左手抱左側，右手抱右側。

二　乳房向前急速努動到極限後返回，一前一後為一次，重複7～14次。

抱兩乳時，兩掌根貼緊兩乳外緣，不要離開，四指彎曲，略微用力。

乳房向前努動時盡量做到動力由乳房內部發出，且達到極限。

三 保持兩手不動，做兩肘頭一上一下的運動調理 10～21 次。

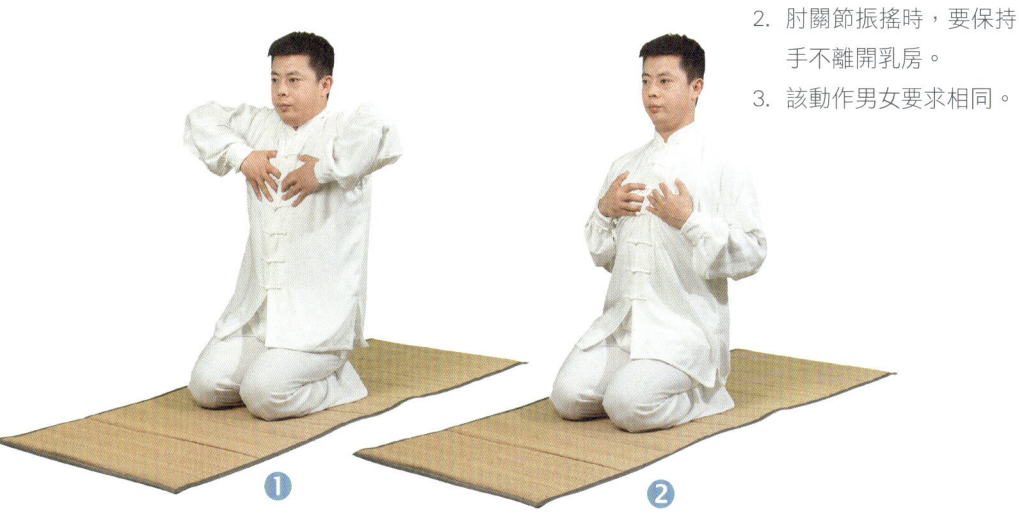

溫馨提示：
1. 肘頭上下運動要輕柔勻和，不要過分用力。
2. 肘關節振搖時，要保持手不離開乳房。
3. 該動作男女要求相同。

❶　❷

人體小知識

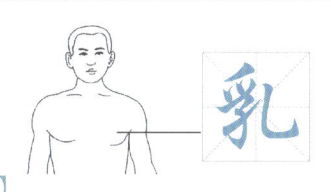

乳

【位置】
胸部兩側向外隆起的部位稱為乳。

【功能】
男子以腎為重，婦人以乳為重，形態不同，但都屬於生殖器官。如《望診遵經》記載：「女人屬陰，陰極則必自下而上沖，故乳房大而陰戶縮也。男子屬陽，陽極則必自上而下降，故陰莖垂而乳頭縮也。」

【養護小常識】
端正的形體姿勢、均衡的營養飲食、適度的按摩調理和有益的身體鍛鍊都是養護乳的有效手段。

◎千年導引
「兩手抱兩乳，急努，前後振搖，極勢，二七。手不動，搖兩肘頭上下來去，三七。去兩肘內勞損，散心向下。眾血脈遍身流布，無有壅滯。」
——《諸病源候論·虛勞候》

◎中醫怎麼說
「兩手抱兩乳」充分固定乳房進行，在此基礎上，前後的急速運動，可以活躍乳房的內在氣血。「急努」指運動的速度要快，運動的力量要大，但是勁力由內而發。「極勢」指出了向前的幅度要大，要達到向前的極限。「搖兩肘頭上下來去」時，上下的振搖要富於節奏和韻律。

腹 ◆ 部 ◆ 練 ◆ 習

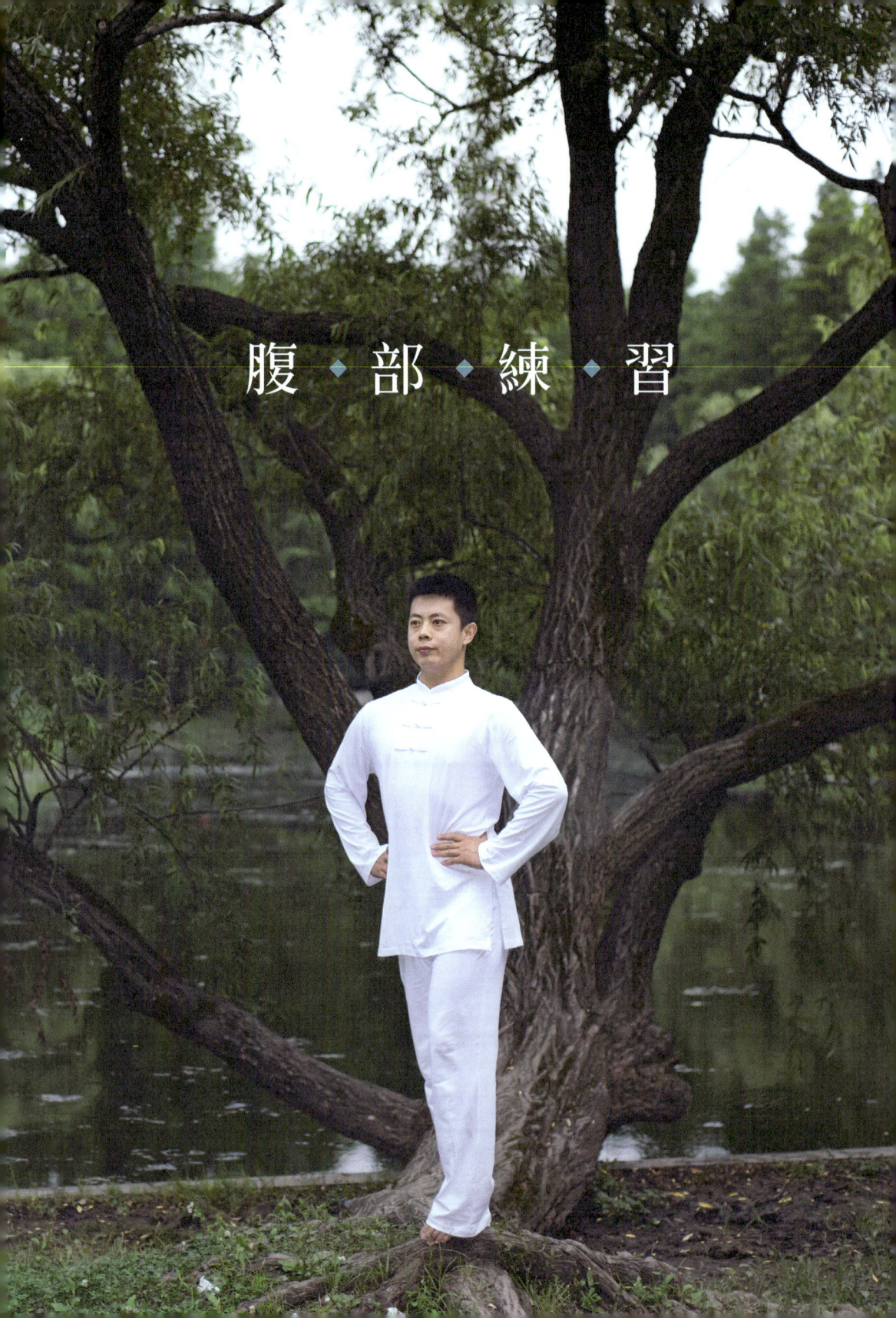

胡床

難度指數：☆☆☆
強度指數：★★

鍛鍊效果

❶ 改善消化吸收功能，溫和膀胱氣血。
❷ 調理腰部氣血，緩解腰部緊張、勞損等症狀。
❸ 活躍氣血，激發陽氣，改善虛冷畏寒現象。

功能道理

臀部、腰部、腳部一鬆一緊的運動可以調和腰部氣血，消除致病因素；在一上一下的運動過程中，對膀胱造成按摩刺激，可以溫和膀胱氣血；兩手抱的穴位在足陽明胃經上，同時擠壓刺激腸胃，因此可以暢通胃經，激發腸胃功能。

跟我來練習

練習姿勢：箕踞坐

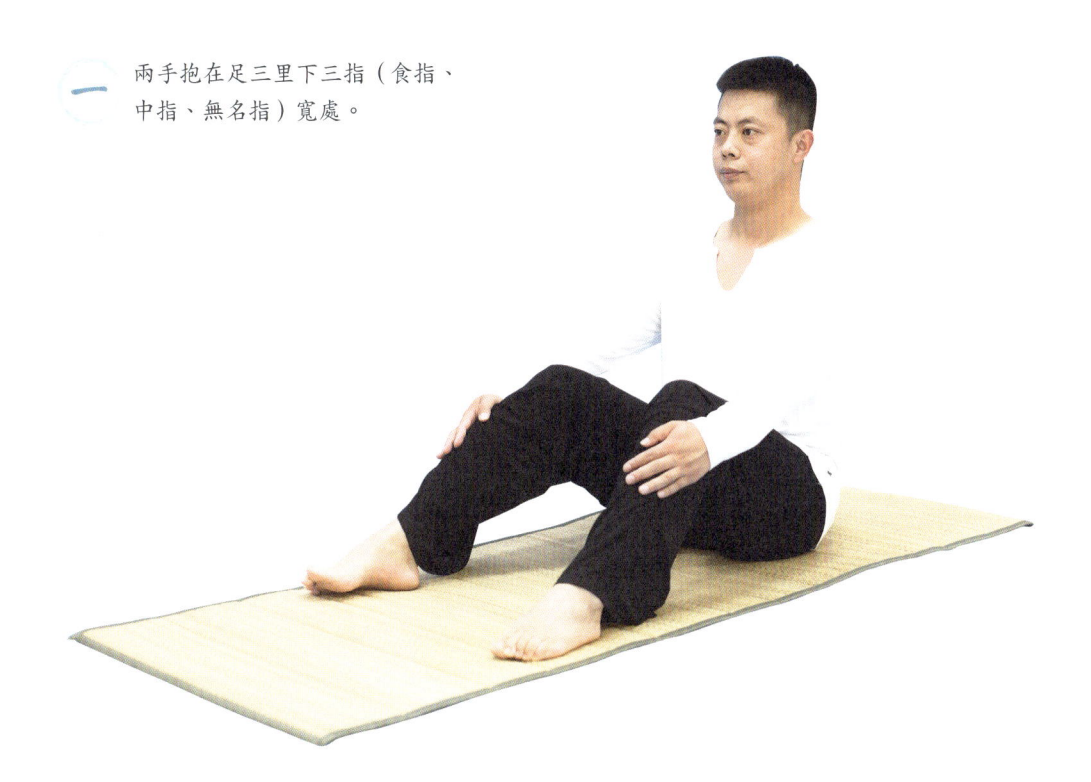

一　兩手抱在足三里下三指（食指、中指、無名指）寬處。

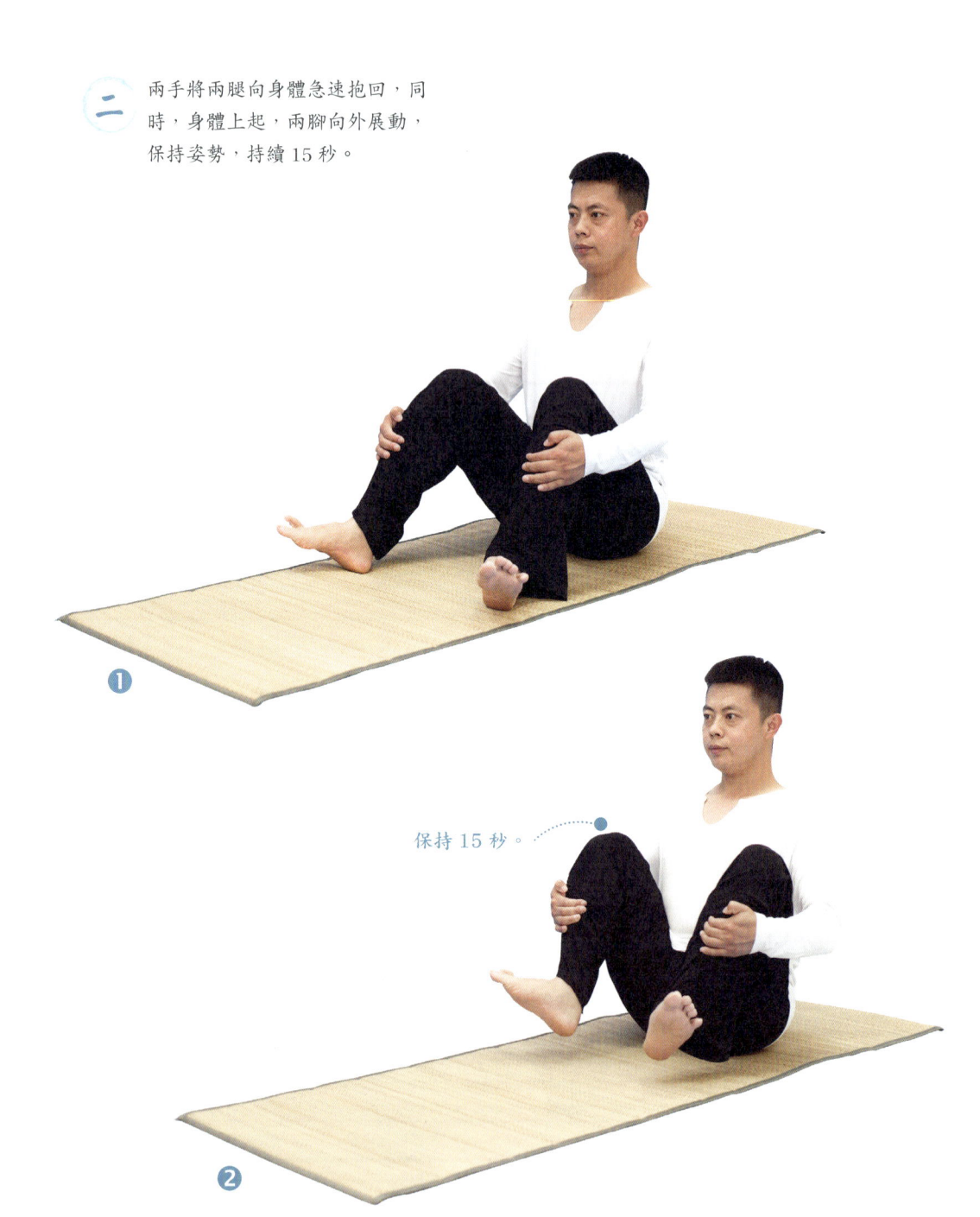

兩手將兩腿向身體急速抱回,同時,身體上起,兩腳向外展動,保持姿勢,持續15秒。

❶

保持15秒。

❷

三　兩手放鬆，兩腿返回原處，兩腳內收，一起一落為一次，重複 3～14 次。

溫馨提示：
1. 保持姿勢的時候，可以透過伸腰、展腳、起身的細微運動，進一步壓縮身體，強化刺激。會挺累的，要堅持下去。
2. 「胡床」是古代的一種坐具，類似於現代的折疊椅，該動作仿照其運動。
3. 孕婦禁止做此動作。

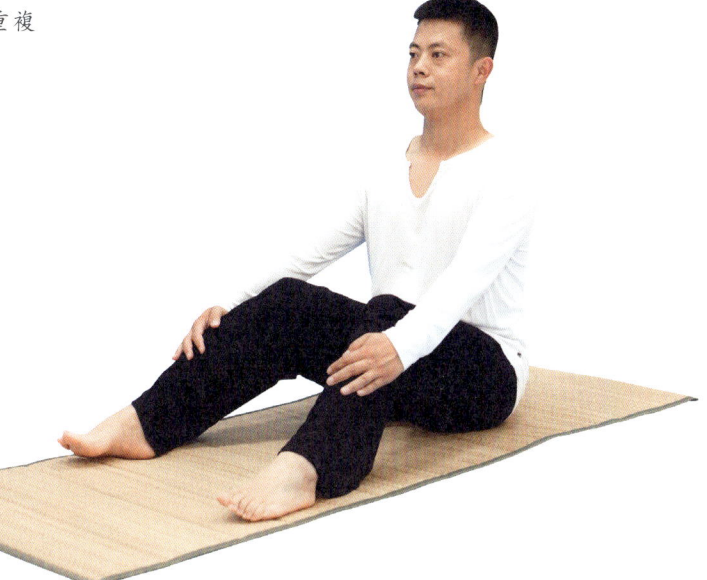

人體小知識

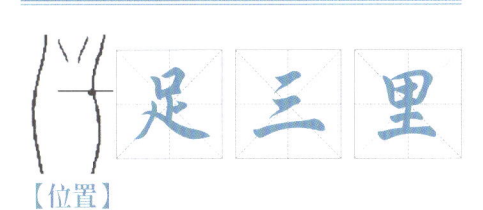

足三里

【位置】
位於外膝眼下四指寬度，脛骨邊緣。

【功能】
足三里是足陽明胃經的主要穴位，是強壯身心的大穴，可以調理臟腑功能，改善精神情志。

【養護小常識】
養生學中有「常揉足三里，勝吃老母雞」的說法。用拇指按壓、揉動或捶扣足三里都可以起到改善腸胃的功能。

◎ **千年導引**
「坐抱兩膝，下去三里二寸，急抱向身極勢。足兩向身，起，欲似胡床。住勢，還坐。上下來去，二七。去腰足臂內虛勞、膀胱冷。」
　　　　　　——《諸病源候論·虛勞候》

◎ **中醫怎麼說**
「急抱向身」是透過兩手臂的力量來帶動兩腿的運動，在「急抱向身」的同時，兩腳主動向兩側展開運動，可以溫和腳部氣血。身體上起可以帶動腰部一鬆一緊的運動，對於腰部起到調理效果。透過「抱腿」、「展足」、「起身」三動合一的方法，直接針對調理臂部、腳部和腰部，逐漸地消除該部位的致病因素。

踐足

難度指數：☆☆☆
強度指數：★★

鍛鍊效果

1. 提高平衡能力。
2. 改善腳部的氣血循環，防治腳部疾患。
3. 暢通胸部氣血，預防心臟、肝臟等疾患，暢通氣血運行，預防各類腫瘤。

功能道理

單腳支撐對身體平衡能力有較好的練習效果；腳下踩踏與身體向上形成對拉拔長現象，可以暢通胸部、腹部、脅部氣機，起到行氣活血的功能。

跟我來練習

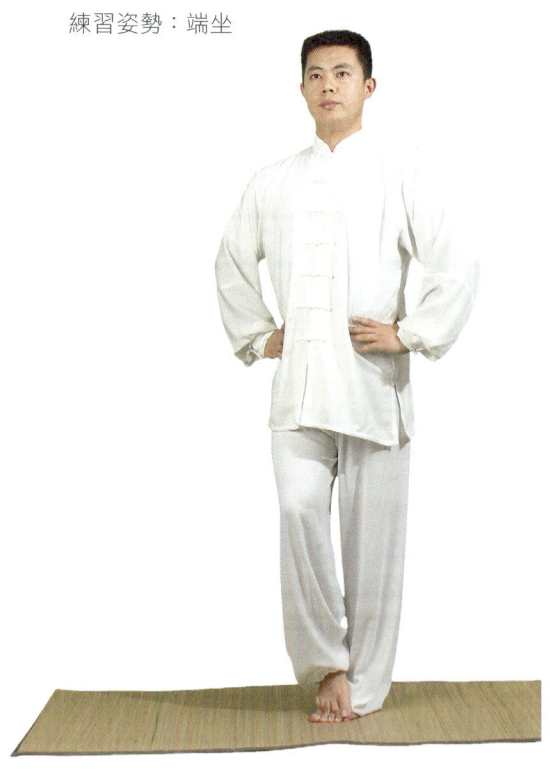

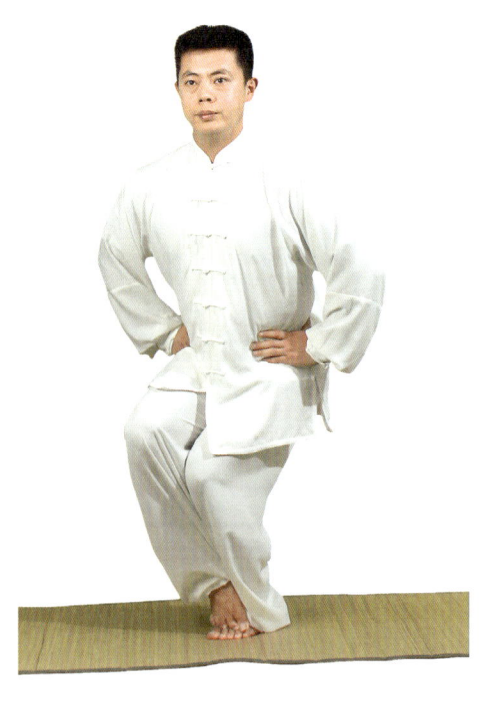

練習姿勢：端坐

一　右腳放在左腳上，腳尖向內，雙手輕微握住腰部，四指向前。

二　保持上身端正，控制好身體平衡，下蹲。

三　右腳盡力向下踩踏左腳，同時身體慢慢上起，保持身體向上牽引和右腳踩踏的勁力，持續 15 秒，一起一落為一次，重複 7～14 次，右腳回落，成站立姿勢，重複另一側，動作相同，方向相反。

頭部和身體保持端正，身體上起時，不要折疊起身，要有上下對拉拔長的感覺，透過起身和踩腳的牽引，體驗脊部氣機的向下暢行。

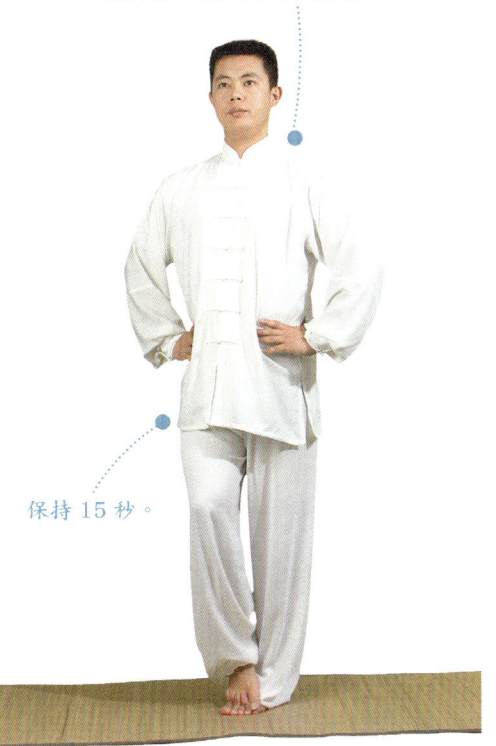

保持 15 秒。

人體小知識

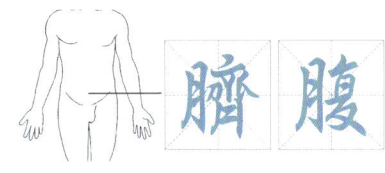

臍腹

【位置】
肚臍周圍稱為臍腹。

【功能】
腹部經穴密布，內通五臟六腑。

【養護小常識】
臍腹宜常按摩，可以促進消化吸收。摩腹的方法是盤坐或偃臥姿勢下，兩手相疊，右手在上，左手在下，稍微用力，沿肚臍外邊，先順時針揉按 36 圈，再逆時針揉按 36 圈。

◎千年導引

「以左足踐右足上，除心下積。以右足踐左足上。除胸痺，食熱嘔。」
——《諸病源候論·積聚門》

◎中醫怎麼說

「踐」字強調用前腳掌踩踏，並且踩踏的力度要大。「上」指身體向上，在身體下蹲，一腳踩在另一腳的姿勢下，身體主動向上。腳下盡力踩踏，身體向上升起，對脅部、腹部等形成有效牽引，同時促使氣機向下運行，達到暢通氣機的目的。

捺脅

難度指數：☆☆☆
強度指數：★★

鍛鍊效果

1. 溫和暢通腹部氣血，激發脾胃功能。
2. 提高和促進消化吸收功能。

功能道理

兩手伸直，按壓脅部可以暢通腹部氣機，溫和氣血；將少量空氣溫熱後吞咽，可以起到溫中下氣的作用；唾液被古代養生學家稱為「華池之水」、「金津玉液」，吞咽唾液可以起到促進消化、強身健體的功效。

跟我來練習

練習姿勢：偃臥

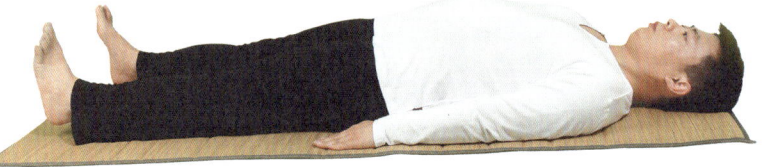

一　調節身體姿勢端正。

二　兩手伸直繃緊，放置於兩脅部。

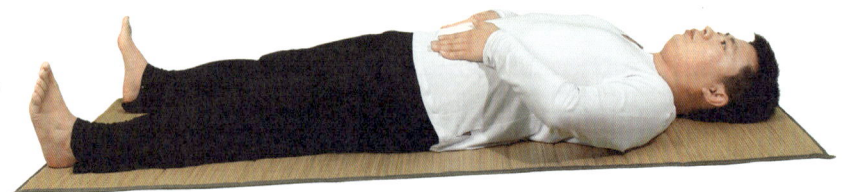

三　兩手慢慢按壓脅部 10～30 次。

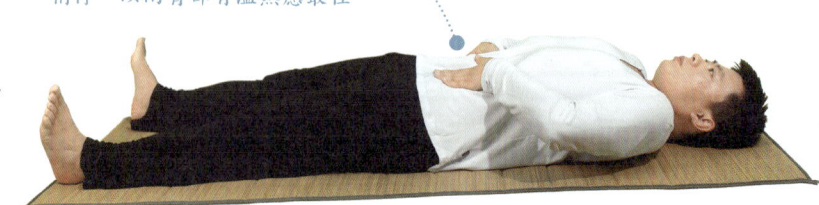

兩手伸直繃緊，力度要適中，按壓時注意手心的體驗，按壓下去稍停，以兩脅部有溫熱感最佳。

四　保持兩手置於兩脅部，用口輕輕吸入少量空氣，停留5秒，用口腔加熱空氣，閉上嘴巴。

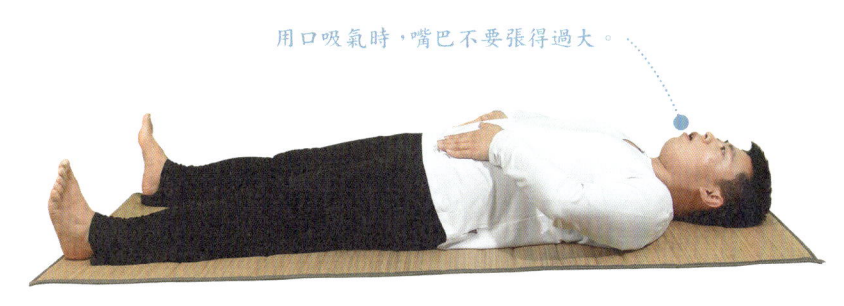

用口吸氣時，嘴巴不要張得過大。

五　將少量溫熱的空氣和津液慢慢咽下，同時，用鼻子將氣呼出，重複10～30次。

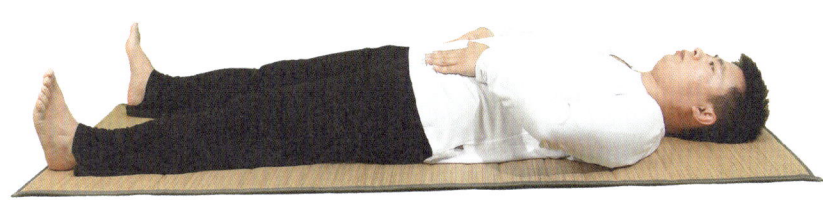

溫馨提示：
1. 吞咽少量空氣時，要將唾液同時吞咽。
2. 孕婦禁止做此動作。

人體小知識

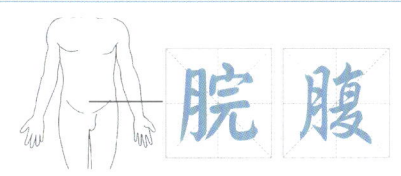

脘腹

【位置】
脘腹指胃的內腔，位於胃的外面。

【功能】
脘腹部為臟腑的城郭，內藏五臟六腑，又有「陰海」之稱。《重訂通俗傷寒論·傷寒診法》記載：「胸腹為五臟六腑之宮城，陰陽氣血之發源。」說明脘腹具有保護內臟器官的功能，又是氣血津液生化和疏布到全身各處的重要樞紐。

【養護小常識】
不要飲食不清潔、過涼、過熱的食物。

◎千年導引

「偃臥，直兩手，捺左右脅。除大便難，腹痛，腹中寒。口納氣，鼻出氣，溫氣咽之，數十，病癒。」
——《諸病源候論·二便不通門》

◎中醫怎麼說

「直」描述了兩手伸直成掌，略微緊張。掌部對脅部的按壓刺激，具有溫和腹部氣血的功能。「捺」有捺動、按壓的意思，指用手指捺搓或者手掌按壓，此處手掌的按壓更有利於手掌的熱氣傳遞到腹部。

引腹

難度指數：☆☆
強度指數：★★

鍛鍊效果

激發肝、脾、腎功能，溫和氣血，提高免疫力。

功能道理

兩小腿和兩腳的外展可以充分牽拉足三陰經，強化脾、肝、腎功能；運動配合呼吸，會起到溫和腹部氣血的功能，抵禦寒邪；兩手、兩小腿、兩腳外展運動，有利於四肢氣向腹部流動，起到溫陽的作用。

跟我來練習

練習姿勢：偃臥

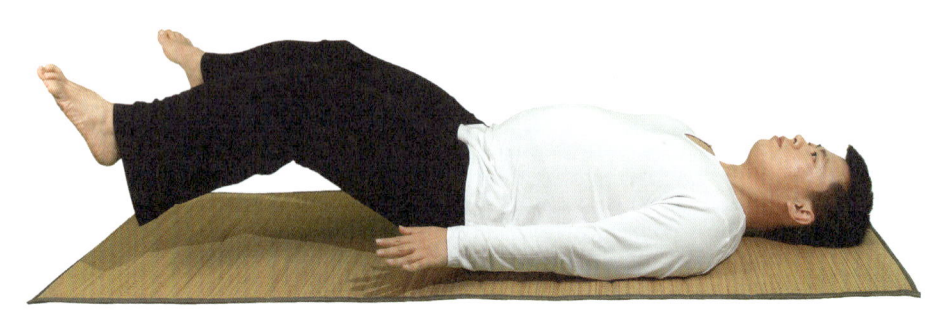

一 以膝關節為軸，兩小腿向外展開，腳趾向上仰起，同時，兩手外展，隨著動作的展開，自然吸氣到極限。

二 兩小腿內收，兩腳回收，兩手放鬆，內收，隨著動作的收回，自然呼氣，一展一收為一次，重複 7 次。

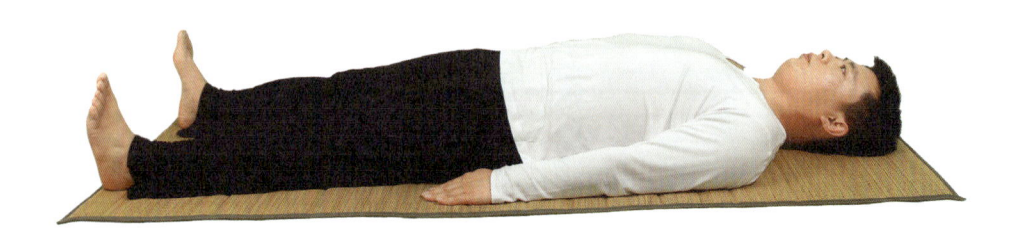

三　兩腳和兩手向上仰起，吸氣到極限。

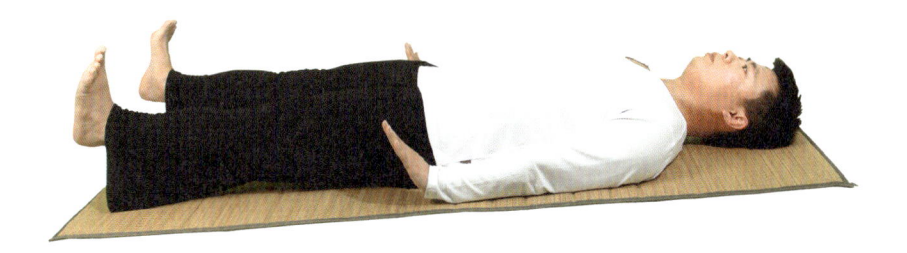

四　兩腳、兩手放鬆下落，自然呼氣，一吸一呼為一次，重複7次。

溫馨提示：
1. 以膝關節為軸，兩小腿、腳、兩手外展的運動要緩慢連貫。
2. 孕婦禁止做此動作。

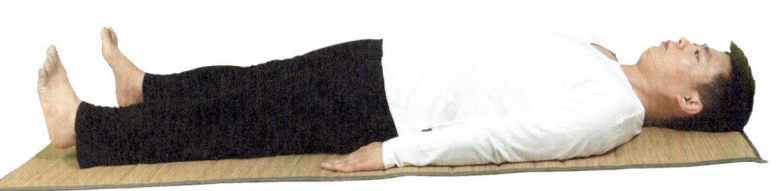

人體小知識

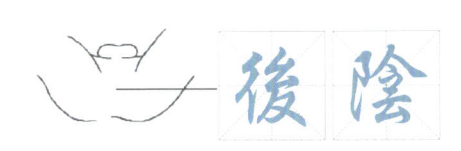

後陰

【位置】
後陰也稱魄門，位於大腸末端。

【功能】
《素問·五臟別論》指出：「魄門亦為五臟使，水穀不能久藏。」後陰與大腸相連接，有一定的儲存和傳導的功能。

【養護小常識】
「穀道上提」即提肛運動，是道家的養生技術，可以養護前後陰，保真元之氣。

◎千年導引

「偃臥，展兩脛兩手，仰足趾。以鼻納氣，自極，七息。除腹中弦急切痛。仰兩足兩手。鼻納氣，七息。除腹中弦切痛。」

——《諸病源候論·心腹痛門》

◎中醫怎麼說

「展」描述了兩小腿和兩手的運動向外、向上展開，達到疏散腹部氣機的目的，對腹部氣滯造成的腹部脹滿現象有較好調理效果。「仰足趾」指出兩腳趾的運動方向要向上仰動，要有一定的運動幅度。「以鼻納氣」描述動作和呼吸要相互配合。「自極」說明動作要自然而然地達到極限，不要過於勉強，如伸懶腰似的自然、連貫、富有勁力。

引踵

難度指數：☆☆
強度指數：★★

鍛鍊效果
❶ 調理腰部氣血，緩解腰部緊張、勞損等症狀。
❷ 改善消化吸收功能。

功能道理
腰部的鬆緊運動，可以調和腰部的氣血平衡；兩腳回收到極限，可以充分擠壓內臟器官，激發臟腑功能；吸氣用力，氣血聚於四肢，呼氣放鬆，氣血暢行，一鬆一緊，調理四肢的氣血運行。

跟我來練習
練習姿勢：箕踞坐

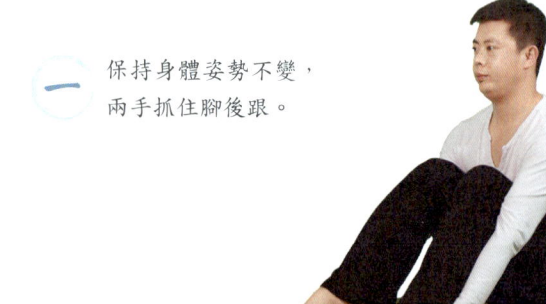

一　保持身體姿勢不變，兩手抓住腳後跟。

二　腰部伸展，兩手盡力牽引兩腳後跟靠近臀部，吸氣到極限。

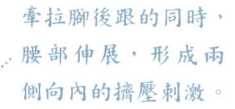

牽拉腳後跟的同時，腰部伸展，形成兩側向內的擠壓刺激。

三　呼氣放鬆，腰部返回，兩腳放回至原處，一收一放為一次，重複3～7次。

四　將兩手心按於兩膝頭上，兩手用力將膝關節向外展開後返回，一開一合為一次，重複共 7～14 次。

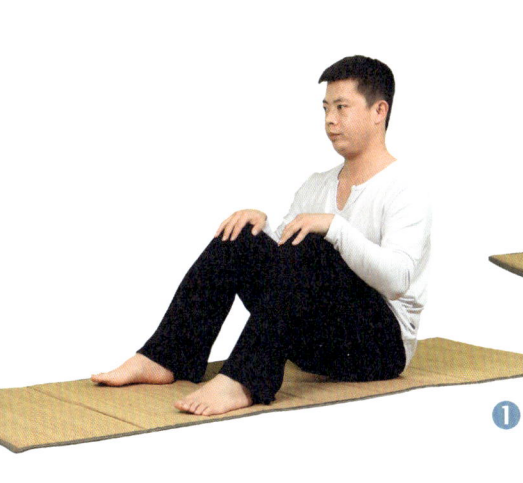

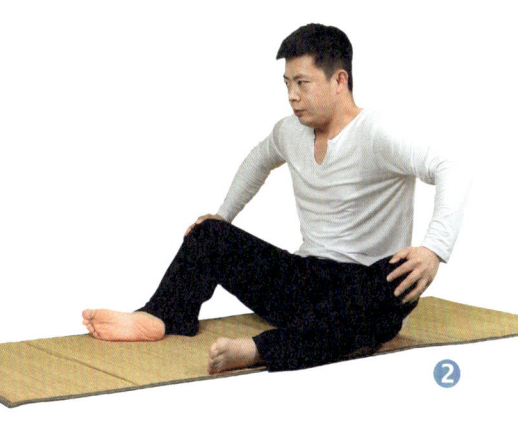

溫馨提示：
1. 身體出現溫熱感是運動效果的表現。
2. 兩手心「捂住」膝頭，向外將膝頭鋪開。
3. 孕婦禁止做此動作。

人體小知識

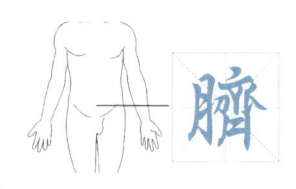

臍

【位置】
臍位於腹部中央，有「命蒂」之稱，也被稱作「神闕」。

【功能】
臍部透過經氣的循行，聯繫全身經脈，溝通五臟六腑、四肢百骸、五官九竅、皮肉筋膜等，無處不到，而被稱為「神氣之穴，保生之根。」

【養護小常識】
預防風寒、暑濕等外邪侵入，且不要摳掏肚臍。

◎千年導引

「踞，伸腰，以兩手引兩踵，以鼻納氣，自極，七息，引兩手布兩膝頭。除痺、嘔。」
——《諸病源候論·風痺門》

◎中醫怎麼說

「伸腰，以兩手引兩踵」是在箕踞坐的姿勢下，腰部伸展，兩手盡可能向回牽拉兩腳後跟。「以鼻納氣」可以充分調動內在氣機的功能，強化內在氣機的運行。中醫認為膝頭為腎所主，傳統養生技術裡面的「揉膝」等對膝頭的刺激，可以反作用於腎臟，提高腎臟機能。同樣，「以兩手布兩膝頭」可以溫和膝部的氣血，改善膝關節運動能力，進而溫和氣血，補益腎氣。

振腹

難度指數：☆☆
強度指數：★★

鍛鍊效果

❶ 提高小腿靈活性，調理膝關節屈伸不利。
❷ 改善消化吸收功能，調節氣血平衡。

功能道理

伸腰、膝內合、伸腳可以鬆開髖關節、膝關節、踝關節等部位，有利於氣血的通行；伸腰振腹可以使腹部氣血下行，敷布於四肢，起到防治骨節疼痛、小腿屈伸不利的效果。

跟我來練習

練習姿勢：偃臥

一　伸腰，兩膝向內合攏，兩腳向前向外伸展，隨著動作的進行，張嘴吸氣。

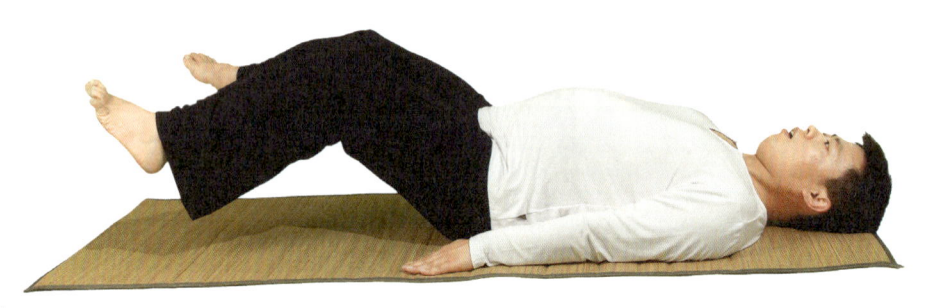

二　繼續用口將氣吸滿到腹部，逐漸地到達極限，借助吸氣的勁力，順勢振動腹部。

腹部的振動要借助口吸氣時對腹部的擴張來實現。

三 閉嘴，還原偃臥姿勢，自然呼氣，一收一放為一次，重複3～7次。

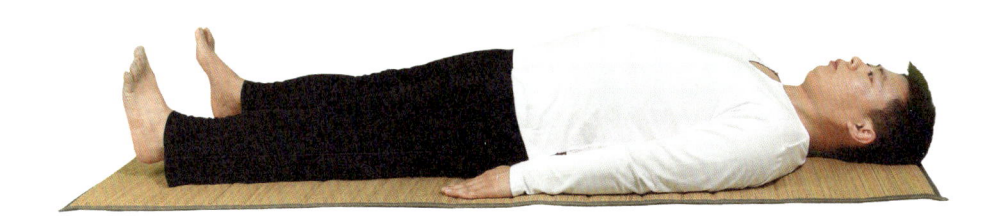

溫馨提示：
1. 運動要自然連貫，輕柔緩和，且如伸懶腰般富有勁力，一開始時動作幅度可以小一點。
2. 孕婦禁止做此動作。

人體小知識

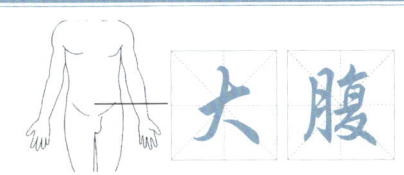

大腹

【位置】
胃脘至臍上部位，稱為大腹。

【功能】
《正字通‧肉部》記載：「胃之受水穀者曰脘。」胃主要用來受納、儲存和消化食物。中醫認為脾胃相表裡，胃相當於倉庫，儲存食物，脾相當於發動機，提供胃消化的動力。

【養護小常識】
《素問‧痹論》指出：飲食自倍，腸胃乃傷。說明不要暴飲暴食，否則容易傷害到腸胃。

◎千年導引
「偃臥，合兩膝，布兩足，伸腰，口納氣，振腹，自極，七息。除壯熱疼痛，兩脛不隨。」
——《諸病源候論‧風身體手足不隨候》

◎中醫怎麼說
「合兩膝」是兩膝的運動要向內合攏。「布兩足」是兩腳向前、向外伸展。兩膝合攏，兩腳外展的這種動作可以疏通腿腳部氣機，改善腿部的氣血循環。「口納氣」是用口吸氣的方法，屬於導引技術中的常用技術。「伸腰、合膝、布足、口納氣、振腹」的動作要同時完成，如打哈欠一般自然連貫，一氣呵成。

腰 ◆ 背 ◆ 練 ◆ 習

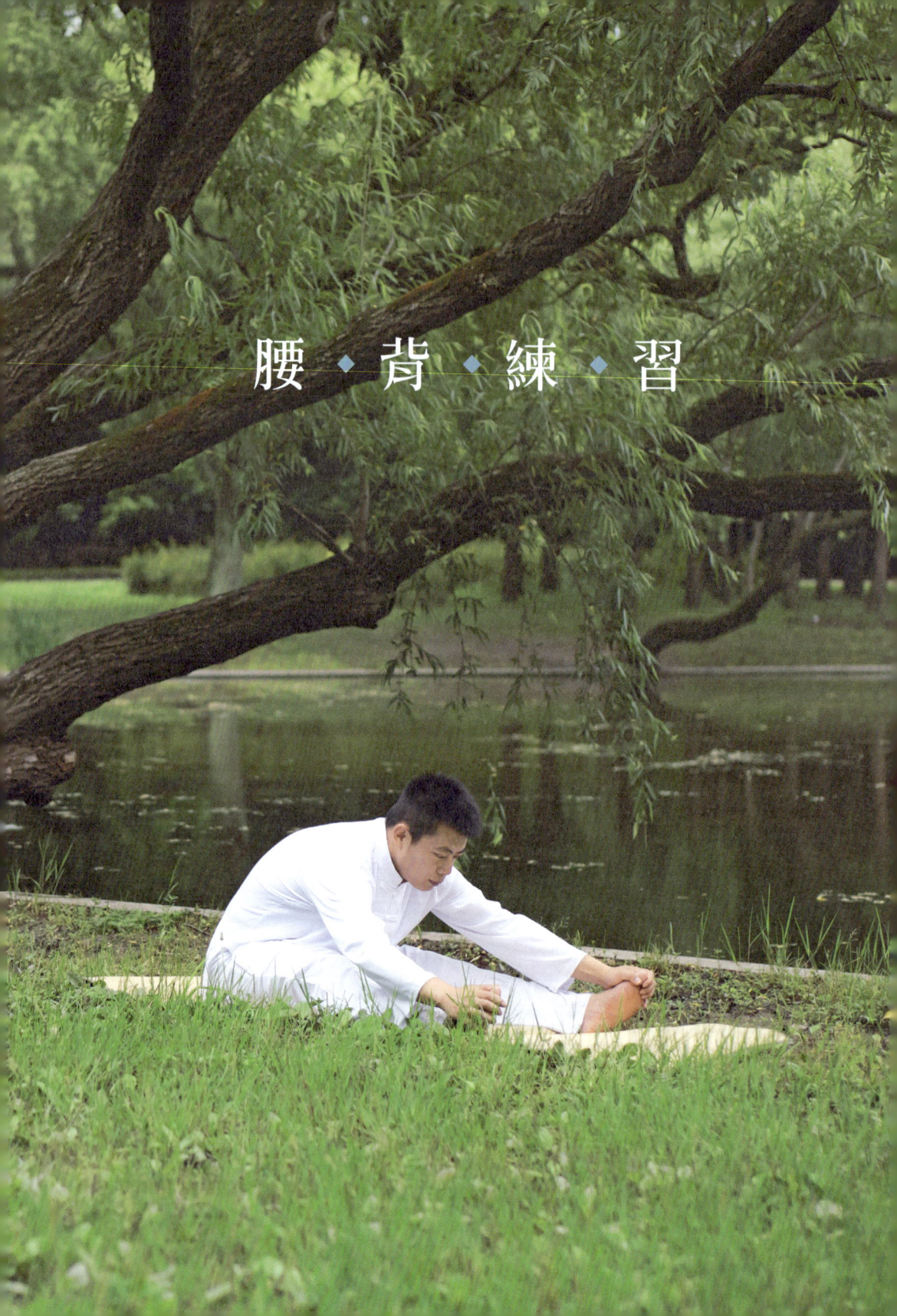

抑頭卻背

難度指數：☆☆
強度指數：★★★

鍛鍊效果

❶ 調理肩部肌肉緊張、僵硬，並促進脊背部的氣血運行。
❷ 活躍腰部氣血，按摩腎臟，激發腎臟功能。

功能道理

頭部、項部、肩部、背部依次向下盡力彎曲，可以牽引脊背部的肌肉、關節、骨骼、韌帶，調和脊背部氣血；腰部的左右挪動可以活躍腰部氣血，按摩腎臟，激發腎臟功能；脊背的挽揉刺激，可以調和脊背部的氣血運行。

跟我來練習

練習姿勢：箕踞坐

一　頭部慢慢向下彎曲，牽引項部和背部，兩手向下到達膝頭位置。

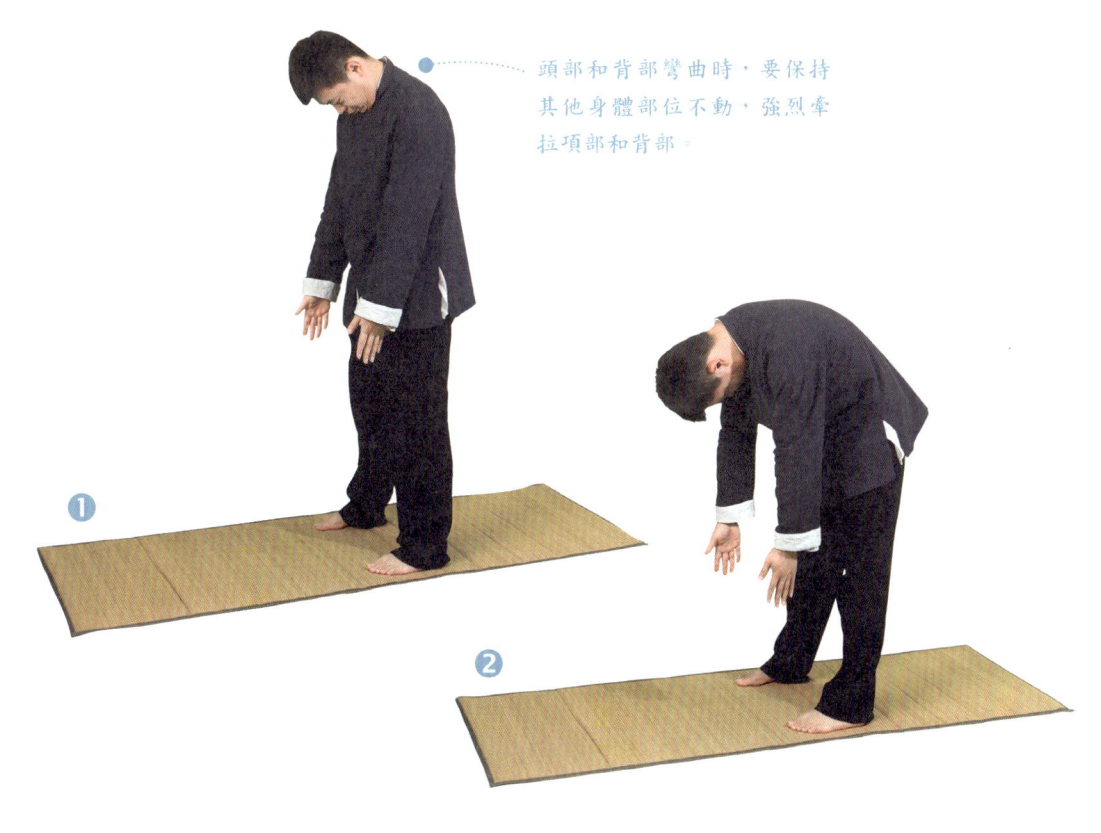

頭部和背部彎曲時，要保持其他身體部位不動，強烈牽拉項部和背部。

❶

❷

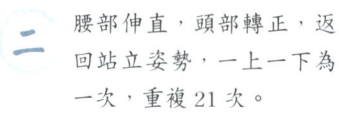

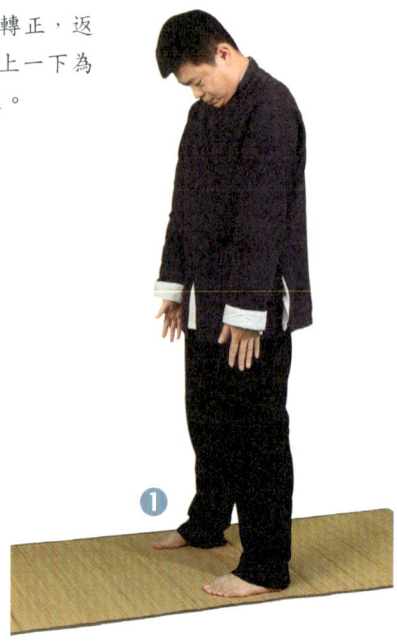

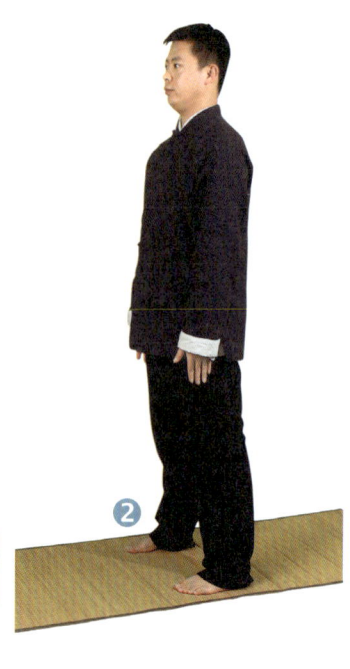

二 腰部伸直,頭部轉正,返回站立姿勢,一上一下為一次,重複 21 次。

❶ ❷

三 調節身體端正,兩手向下放鬆伸展。

四 腰部先向左,再向右挪動,一左一右為一次,挪動腰部 14 次。

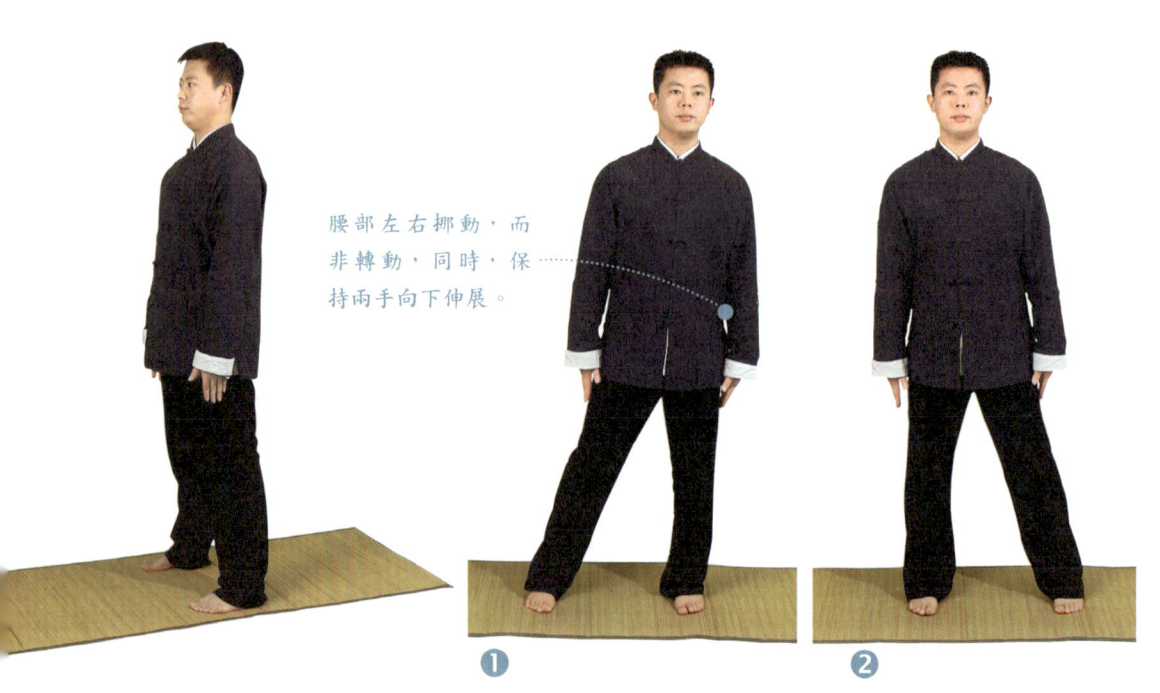

腰部左右挪動,而非轉動,同時,保持兩手向下伸展。

❶ ❷

五　返回站立姿勢，身體後仰，上下揉按脊背 7 次。

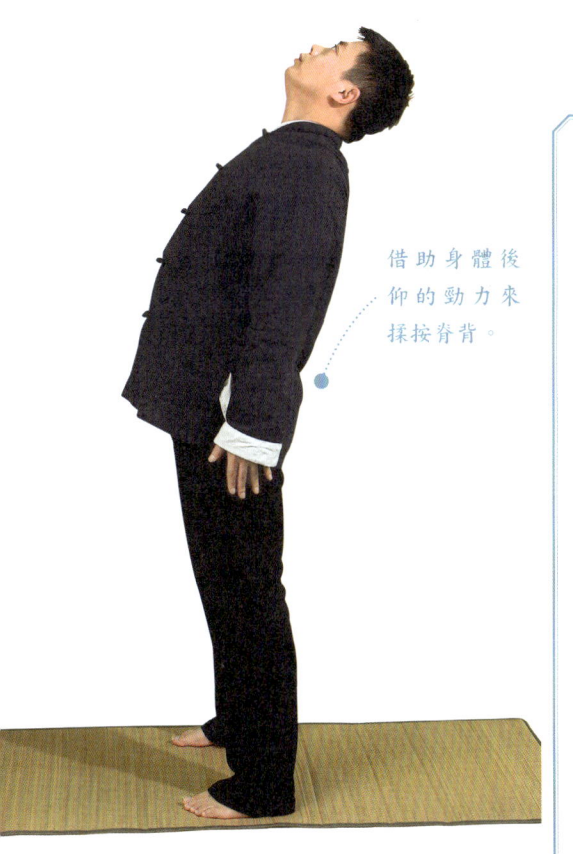

借助身體後仰的勁力來揉按脊背。

人體小知識

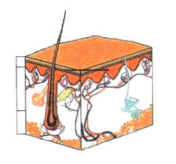

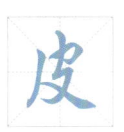

皮

【位置】
覆蓋在人體表面，直接與外界環境相接觸。

【功能】
《靈樞·百病始生》記載：「虛邪之中人也，始於皮膚，皮膚緩則腠理開，開則邪從毛髮入，入則抵深」。皮膚可以防禦外邪，還可以調節體溫，輔助呼吸，調節津液代謝。

【養護小常識】
皮膚與臟腑聯繫密切，因此，臟腑的養護是皮膚養護的根本。

◎千年導引
「抑頭卻背，一時極勢，手向下至膝頭，直腰，面身正。還上，來去三七。使正身，縱手向下，左右動腰二七。上下挽脊背，七。漸去背脊、臂肩、腰冷不和。」
　　　　　　　　——《諸病源候論·風虛勞候》

◎中醫怎麼說
「抑頭卻背」時，頭的運動過程要配合意識支配。「一時極勢」是運動的強度要達到極限，同時運動速度要緩慢。「手向下至膝頭」是運動的標準，以兩手向下達到膝頭位置為標準。「使正身，縱手向下」指意識操控身體端正，兩手向下放鬆延長，進而充分固定腰部。「左右動腰」是該動作的難點，並非簡單的轉動或移動，而是挪動，倘若運動準確，對腰的發現和體驗將是非常微妙、舒適。「上下挽揉脊背」是身體透過後仰來揉按脊背的肌肉、關節，調和氣血平衡。

低頭捉趾

難度指數：☆☆
強度指數：★★

鍛鍊效果

調和項部、脊背部、腰部、腳部氣血，防治該部位諸多勞損。

功能道理

兩手向回盡力牽拉兩腳趾，可以暢通腳部氣血；閉氣狀態下，頭部向下盡力彎曲，充分牽引項部、背部、腰部等肌肉、筋脈，推動氣血循環，對脊背、腰、腳等具有養生價值。

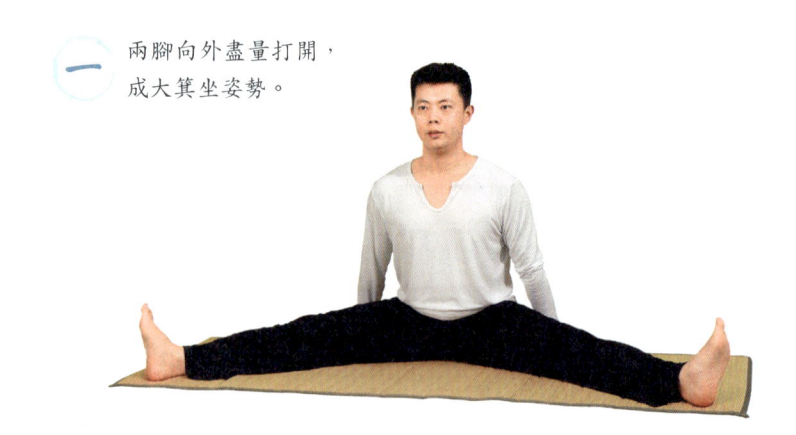

跟我來練習

練習姿勢：箕坐

一　兩腳向外盡量打開，成大箕坐姿勢。

二　兩手抓握住兩腳五趾。

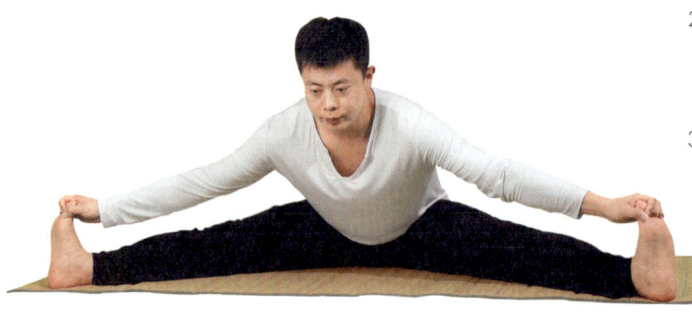

溫馨提示：

1. 閉氣低頭時，猶如「潛水」時在水裡做動作。
2. 步驟三，隨動作自然呼吸，不要強調吸氣或呼氣後閉氣。
3. 孕婦或嚴重疾病者，不可做此動作。

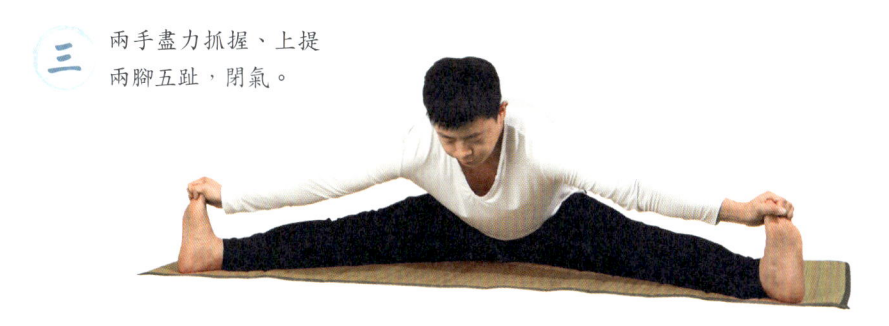

三　兩手盡力抓握、上提兩腳五趾,閉氣。

四　頭部向下,牽拉項部、背部、腰部,逐漸達到極限,放鬆,身體向上轉正,一吸一呼為一遍,重複3～9遍。

兩手盡力抓握上提兩腳五趾到極限,保持靜力性牽拉,不必提起。

人體小知識

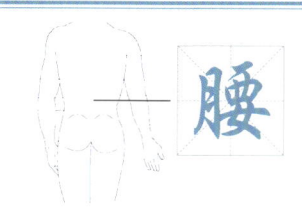

——腰

【位置】
胸部後側,肋骨以下至髂脊以上部位稱為腰。

【功能】
腰為腎之府,腰的健康往往和腎有關,腎氣不足,會造成腰膝痠軟、腰肌勞損、腰椎突出等。另外,閃挫(扭傷)和強行用力也會造成腰部損傷,正如《金匱翼·腰痛》記載:「淤血腰痛者,閃挫及強力舉重得之。」

【養護小常識】
保護腰部要避免外邪侵入,避免長時間不活動、過度運動造成損傷,勿搬運過重的物品。

◎千年導引
「大踑坐,以兩手捉兩足五趾,自極,低頭,不息九通。治頸、脊、腰、腳痛,勞疾。」
——《諸病源候論·虛勞體痛候》

◎中醫怎麼說
「大踑坐」姿勢有利於通利腰髖,在此基礎上,「兩手捉兩足五趾,自極,低頭」,對腰部、背部、頸項部形成強而有力的牽拉刺激,在一起一落的鬆緊刺激中調理腰背部的氣血平衡。在強烈的牽引刺激中,「不息」的動作技術可以暢通內在氣機的運行。

偏跏努膝

難度指數：☆☆☆
強度指數：★★★

鍛鍊效果

❶ 提高髖部的柔韌性，改善膝關節的氣血運行。
❷ 擠壓按摩背部肌肉，防治背部肌肉老化勞損。

功能道理

偏跏姿勢將胯、腰、腿等位置進行充分固定，身、膝、手部位的左右牽引富有勁力，對背部、臂部形成較大的按摩刺激，促使該部位的氣血平衡；頭部向外、向上扒動，可以加強身、膝、手向兩側牽引的效果。

跟我來練習

練習姿勢：箕坐

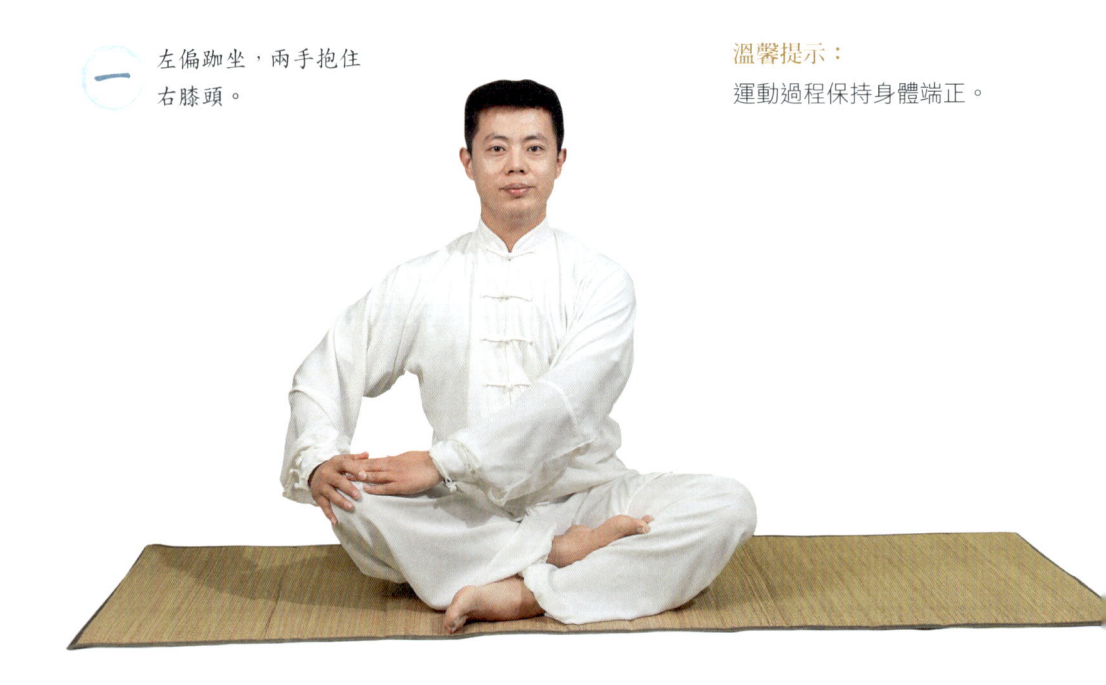

一　左偏跏坐，兩手抱住右膝頭。

溫馨提示：
運動過程保持身體端正。

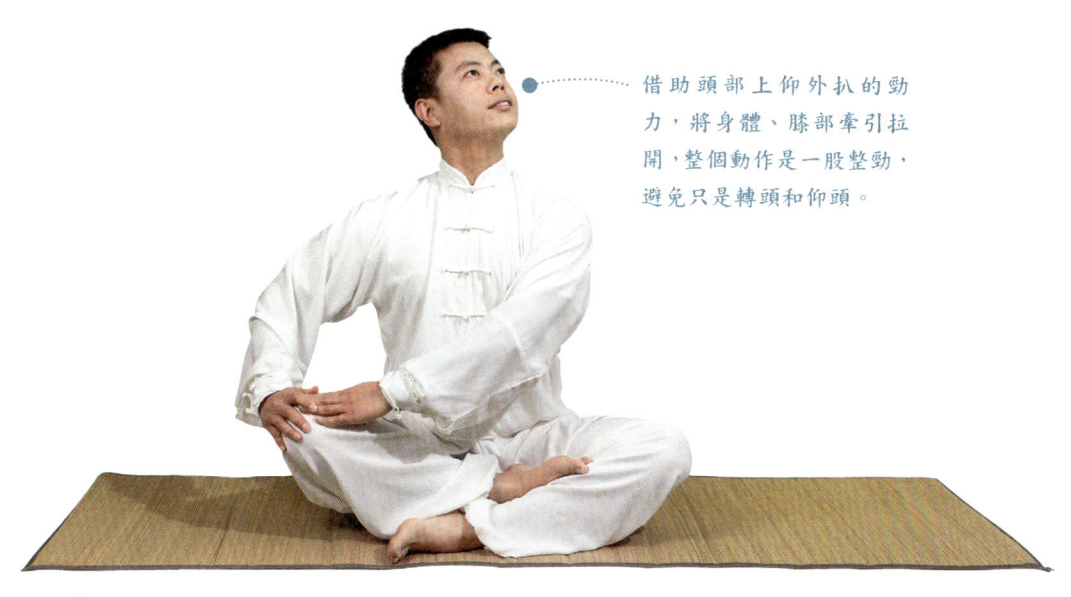

借助頭部上仰外扒的勁力,將身體、膝部牽引拉開,整個動作是一股整勁,避免只是轉頭和仰頭。

二 保持兩手抱住膝頭,兩膝頭向兩邊努動牽引,同時,頭部向左上方仰扒,將身體、臂部向兩側拉開,然後兩膝放鬆內合,頭部轉正,放鬆,一開一合為一次,重複7～21次。轉為右偏跏坐,重複另一側。

人體小知識

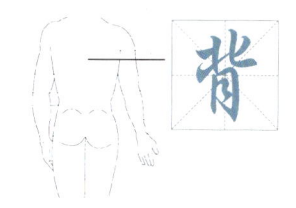

背

【位置】
軀體後面,項以下,腰以上的部位稱為背。

【功能】
《素問・脈要精微論》指出「背者,胸中之府,背曲肩隨,府將壞矣。」背與心肺的聯繫最為密切,心肺的某些疾患會引起背部不適,弓背、駝背等不良姿勢也會引起背部疾患。

【養護小常識】
背宜常暖,背部的養護要躲避風寒,不要倚靠過涼的牆壁。曬太陽、推拿、背部拍打、背部撞樹等方法可以激發背部陽氣,通經活絡,暢通氣機。

◎千年導引
「偏跏,兩手抱膝頭,努膝向外,身、手、膝各兩向,極勢挽之,三七;左右亦然。頭須左右仰扒,去背急臂勞。」
——《諸病源候論・虛勞候》

◎中醫怎麼說
「兩手抱膝頭」是兩手心需要捂住膝頭,將手臂的肌肉、筋脈充分牽引,為後面的動作做好充分準備。「努膝向外」指出膝頭的運動需要努力完成。「極勢挽之」描述了膝、手、身體部位向左右充分地牽引,進而調和背部、臂部的氣血平衡。「頭須左右仰扒」是該技術的核心要領,實際操作中發現,頭部的仰扒能夠充滿勁力,更容易牽引肩背、頸項、臂部的關節和肌肉。

挽解溪

難度指數：☆☆
強度指數：★★

鍛鍊效果

1. 提高髖關節的柔韌性。
2. 幫助調理腎臟氣機，激發腎臟功能，調理腰部氣血平衡。

功能道理

兩手向回盡力牽引兩腳踝關節，可以改善髖關節柔韌性；將腰部充分固定後，透過仰頭的方法，將勁力依次傳遞到背部和腰部，進而激發腎臟功能，調和腰背氣血。

跟我來練習

練習姿勢：箕坐

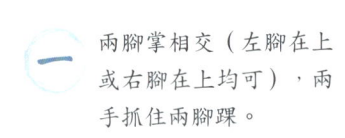

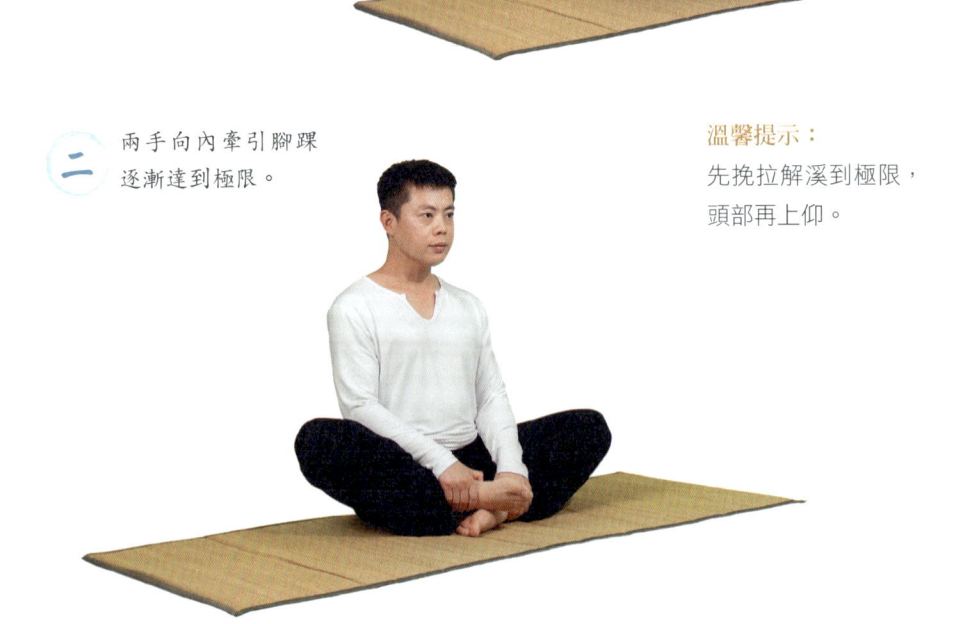

一　兩腳掌相交（左腳在上或右腳在上均可），兩手抓住兩腳踝。

二　兩手向內牽引腳踝逐漸達到極限。

溫馨提示：
先挽拉解溪到極限，頭部再上仰。

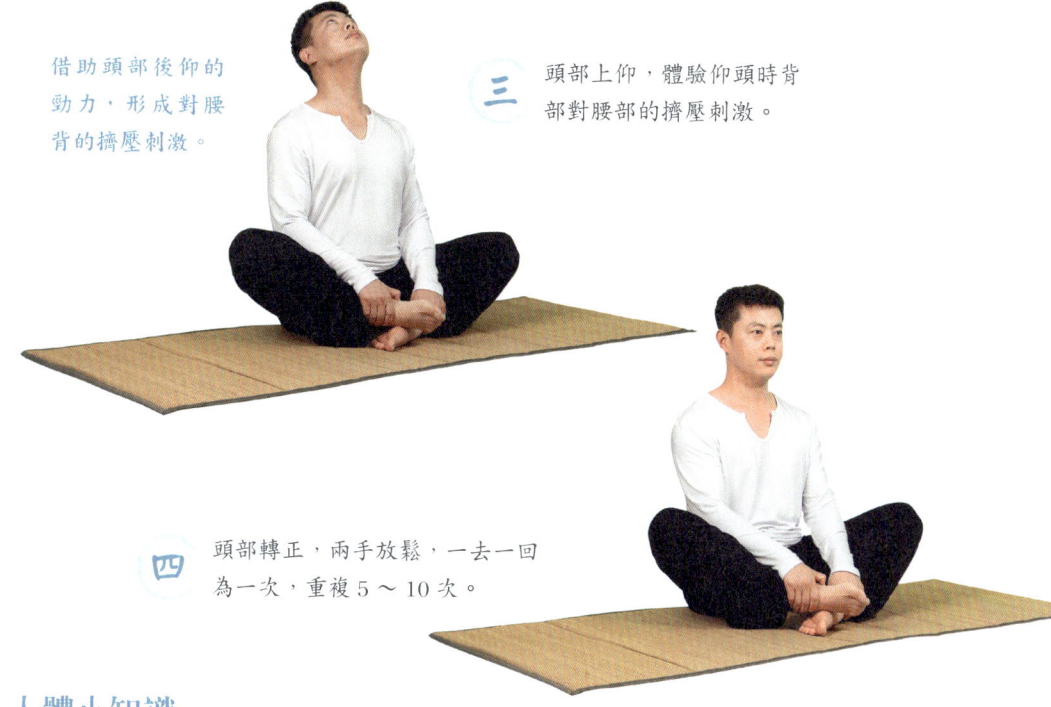

借助頭部後仰的勁力，形成對腰背的擠壓刺激。

三 頭部上仰，體驗仰頭時背部對腰部的擠壓刺激。

四 頭部轉正，兩手放鬆，一去一回為一次，重複 5～10 次。

人體小知識

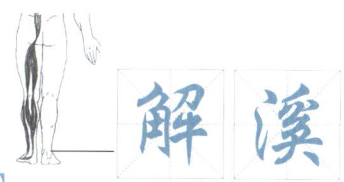

解溪

【位置】

足踝上有胃經的穴位解溪，因此用解溪定位足踝。

【功能】

足踝是脛與足相聯繫的關節，上有脾胃、肝膽、腎和膀胱的原穴，對踝部穴位的刺激，可以調理相關臟腑的功能。

【養護小常識】

穿著合適的鞋子，預防扭傷，不要長時間進行強度過大的運動，避免風寒、暑熱、濕濁等外邪侵入。

◎千年導引

「兩足交，坐。兩手捉兩足解溪，挽之極限，仰頭，來去七。去腎氣壅塞。」
　　　　　　——《諸病源候論·腎病候》

◎中醫怎麼說

「兩足交」是兩腳需要放在一起，在教學中發現，兩足相交時，兩手向回牽拉更富有勁力。「兩手捉兩足解溪，挽之極限」時，將髖關節充分打開，對腰部進行固定，在此基礎上，「仰頭」可以透過背部對腰部進行柔緩的擠壓刺激，可以激發腎臟功能，改善腰部氣血循環。

細捩

難度指數：☆☆
強度指數：★★

鍛鍊效果

❶ 溫和脊背氣血，防治脊背冰涼。
❷ 促進全身氣血運行，改善微循環，通潤肌膚。

功能道理

一隻腳踏實蓆面，另一隻腳朝向外側的姿勢下，兩手急速擰轉返回，可以擰轉刺激脊背、髖關節、膝關節、踝關節，起到通利關節的作用；急速的運動，氣血會在速度的作用下，灌溉肢體，通潤肌肉、皮膚，對肢體麻木、不通潤等有調理效果。

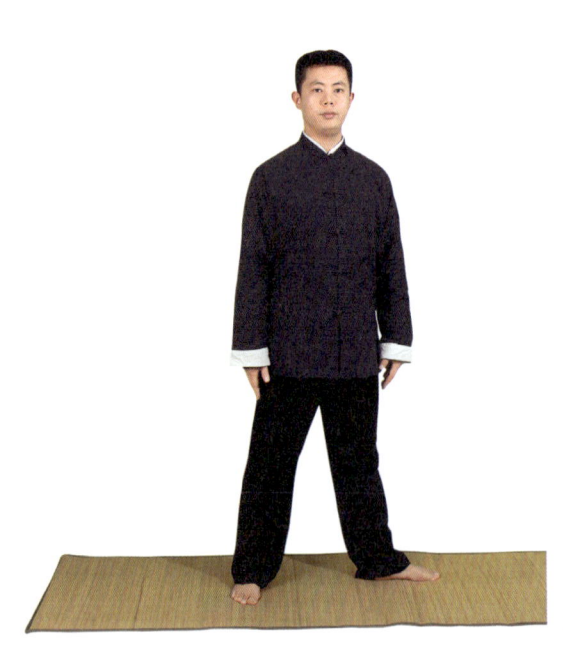

跟我來練習

練習姿勢：站立

一　左腳轉向左側，成丁字步站立。

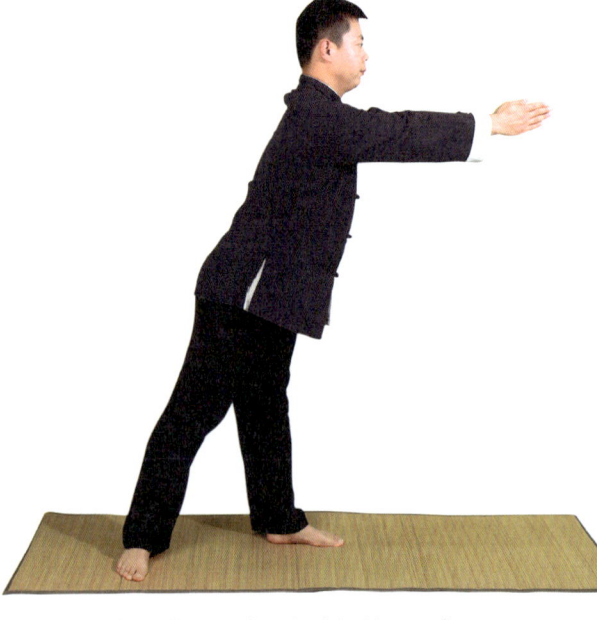

二　身體左轉，向前傾斜，兩手向前伸直併攏，與肩同高。

溫馨提示：
1. 一開始時動作要柔緩，預防轉動過程中將身體擰傷。
2. 孕婦禁止做此動作。

1. 轉動時，身體中正，不要前俯或後仰。
2. 兩腳落地生根，保持不動。

三 兩手併攏，向回急速擺動到極限，右腳順勢踩踏蓆面。返回站立姿勢，重複另一側，一左一右為一次，重複 7～14 次。

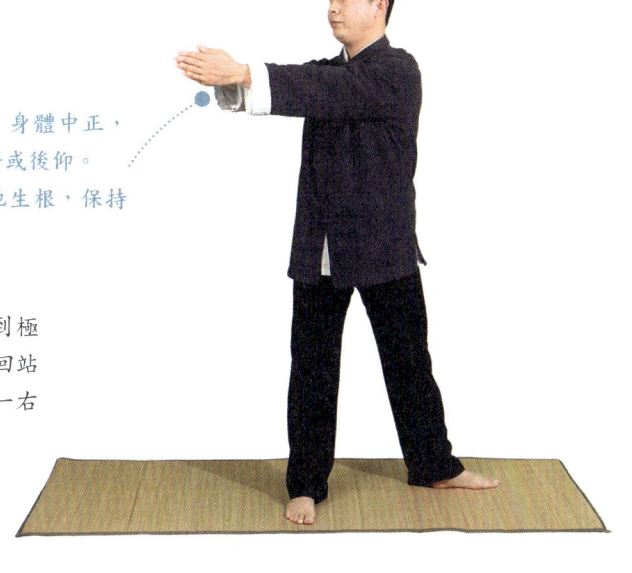

人體小知識

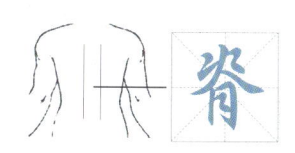

【位置】
脊柱連同兩側較為發達的肌肉，合稱脊，也稱脊樑。

【功能】
保護脊柱，有負重、減震、保護和運動功能。脊背上含有人體臟腑的腧穴，刺激脊背可以發揮調理臟腑的功效，這也是導引中有許多揉按脊背動作的原因。

【養護小常識】
預防不良的身體姿勢，練習調理脊柱的導引動作。

◎千年導引
「一足踏地，足不動；一足向側相，轉身欹勢，並手盡急回，左右迭，二七。去脊風冷，偏枯，不通潤。」
——《諸病源候論・風偏枯候》

◎中醫怎麼說
「足不動」、「並手盡急回」是該法的核心技術。踏地的腳，要求「落地生根」，在扭轉的過程中不要晃動，從個人教學情況來看，腳底晃動是最常見的錯誤。「並手」要求兩手自然併攏，不要過於緊張。「盡急回」是指兩手反方向急速擺回，同時身體隨之擰轉返回。

仰引

難度指數：☆☆☆
強度指數：★★

鍛鍊效果

❶ 調和腰部、胸部、腹部、頭面部的氣血運行。
❷ 通利九竅，預防前陰後陰的各類疾患。

功能道理

身體的仰動和向後彎曲運動可以調和腰部、胸部、腹部、頭面部的氣血運行；運動過程中肛門微微上提，前陰和後陰產生自然的鬆緊運動，可以防治前陰後陰的各類疾患。

跟我來練習

練習姿勢：平跪

一 兩手五指彎曲，用力扒住蓆面。吸氣，兩手盡力扒住蓆面，呼氣放鬆，重複3次。

> 兩手盡力「扒住」蓆面，借助「扒」蓆的勁力，進行後續身體上仰的動作。

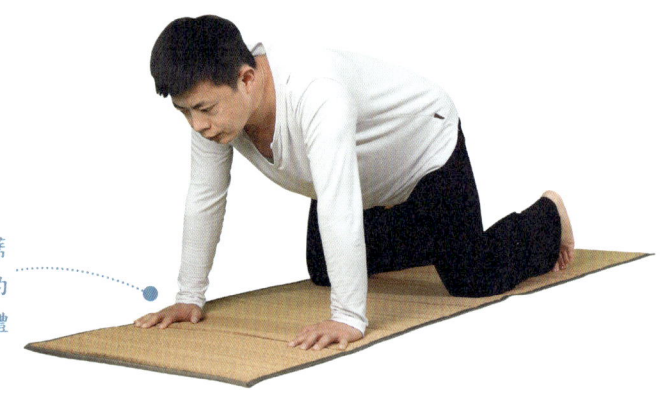

二 兩手扒住蓆面，身體向前上方仰起，吸氣，體驗身體上仰對腰部的牽引感覺。

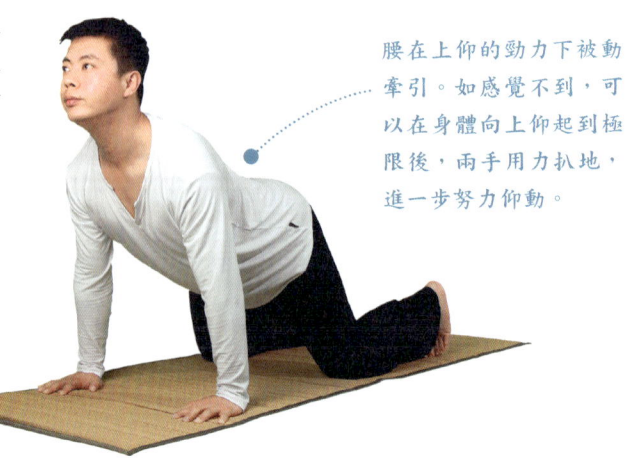

> 腰在上仰的勁力下被動牽引。如感覺不到，可以在身體向上仰起到極限後，兩手用力扒地，進一步努力仰動。

三　放鬆，返回，呼氣，重複5次。

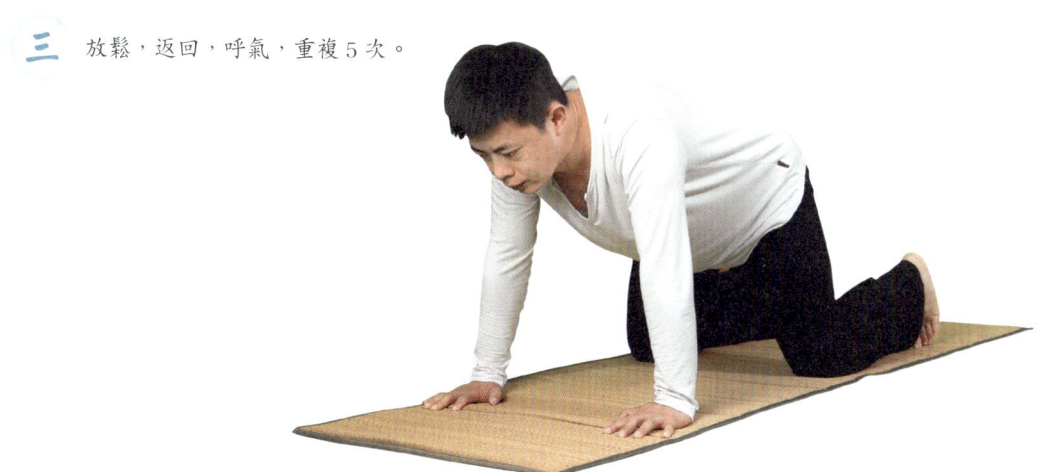

溫馨提示：
1. 腰部的向前伸動是在頭部和胸部仰動的基礎上帶動產生的，屬於被動運動。
2. 上仰時有意識吸氣，自然連貫。
3. 腰部被牽引的體驗比較難操作，一方面可以在身體向上仰起到極限後，兩手用力扒地，進一步努力仰動，另一方面在身體向前仰動的同時，盡量控制臀部不要移動。

人體小知識

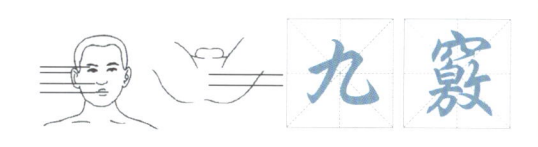

九竅

【位置】
人體有九竅，與外界相通，分別是耳、目、鼻、口、前陰、後陰。

【功能】
耳為腎竅，目為肝竅，鼻為肺竅，口為脾竅，前後陰為腎竅。九竅是外界環境與內在臟腑聯繫的通道，其功能狀態也可以反映臟腑的盛衰虛實。

【養護小常識】
要保持通暢，謹防外邪的侵入。

◎千年導引
「左右手夾據地，以仰引腰，五息止。去痿痺，利九竅。」
　　　　　　——《諸病源候論·風痺候》

◎中醫怎麼說
「左右手夾據地」要求在平跪姿勢下，兩手要緊緊與地面貼牢，並且在兩手扒地的力量下，身體向前上方仰起。「引腰」在於身體向前上方仰起的同時，逐漸透過身體的上仰，對腰部形成極有力的牽引。

欹身轉腰

難度指數：☆☆
強度指數：★★★

鍛鍊效果
① 通利全身關節，緩解腰肌緊張、僵硬。
② 溫和膀胱氣血，通利小便。

功能道理
將身體和腰部先拉長，再進行左右的搖擺轉動，可以充分地牽拉脊柱，通利全身關節；腰部的轉動可以激發腎臟功能，緩解腰肌緊張、僵硬；對腹部膀胱進行擠壓刺激，溫和膀胱氣血。

跟我來練習

練習姿勢：蹲坐

一　兩手掌心向上，與肩寬，向前伸出。

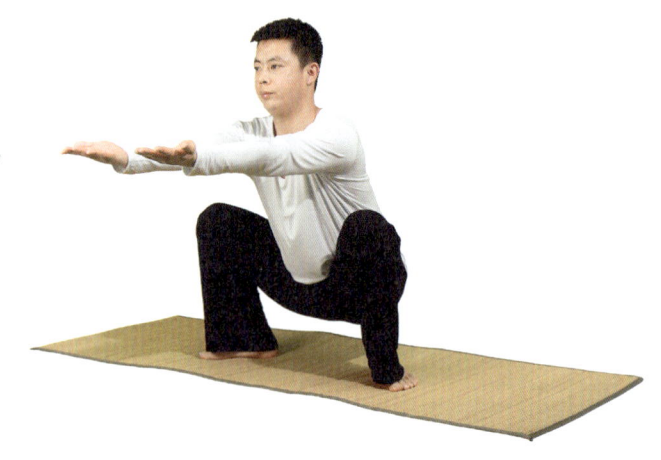

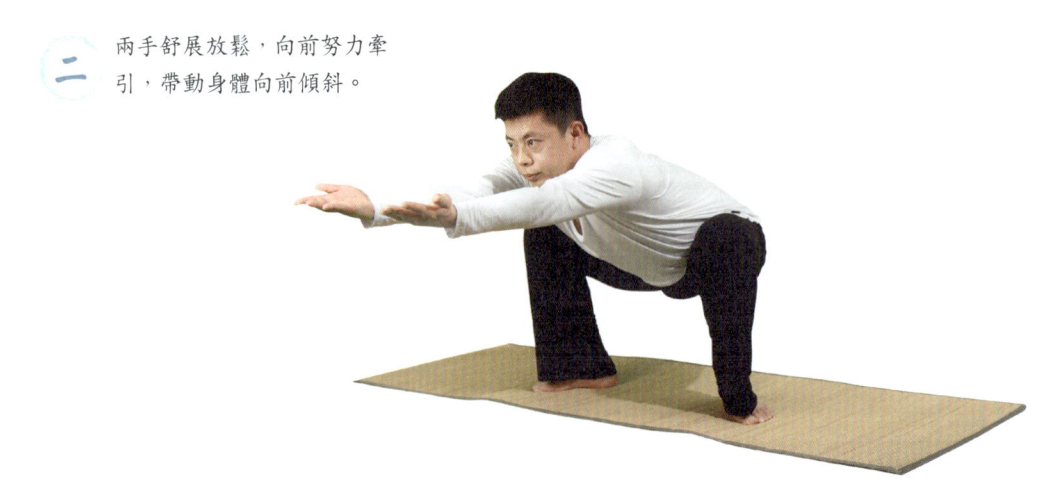

二　兩手舒展放鬆，向前努力牽引，帶動身體向前傾斜。

三 身體向左轉動，再向右轉動，一左一右為一次，重複 7～21 次。

溫馨提示：
1. 兩手向前始終保持用力狀態。
2. 臀部和膝關節不要在轉身體的過程中搖晃。
3. 是身體轉動，不是兩手和肩膀轉動。

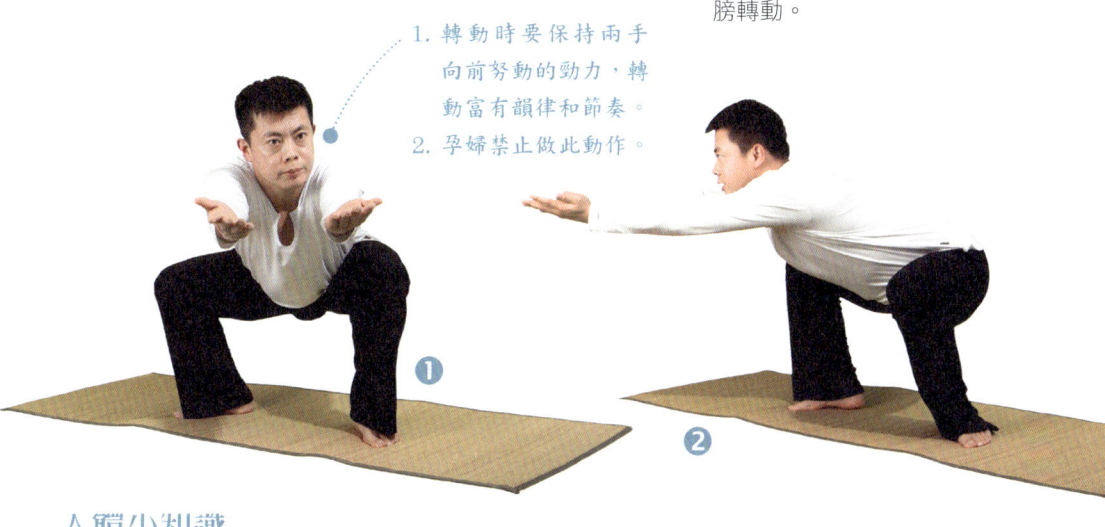

1. 轉動時要保持兩手向前努動的勁力，轉動富有韻律和節奏。
2. 孕婦禁止做此動作。

❶

❷

人體小知識

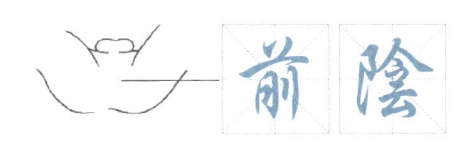

前陰

【位置】
又稱下陰，指男女外生殖器及尿道的總稱。

【功能】
排尿和生殖是前陰的主要功能，還具有防範外邪的功能，如《諸病源候論·婦人雜病諸候二》指出：「中於風濕，氣從下上入陰裡。」

【養護小常識】
腎氣虛弱、外邪入侵、久坐濕地、情志不暢等因素都可能引起前陰疾患，因此，要從根本上避免疾患的誘因。

◎千年導引
「蹲坐，欹身，努兩手向前，仰掌，極勢，左右轉身腰，三七。去膀胱內冷，血風，骨節急強。」
——《諸病源候論·膀胱病候》

◎中醫怎麼說
「欹身」指的是身體向前傾斜。「努兩手向前」時要透過兩手盡力前伸，來拉伸身體和腰部，要注意手、肩、背、腰的整體性。左右轉動腰部時，要注意轉動的均勻、穩定、持續。

捉足伸腳

難度指數：☆☆
強度指數：★

鍛鍊效果
提高腎臟功能，調和腰部氣血平衡，康復腰肌勞損或腰部閃挫。

功能道理
身體在兩腳帶動下進行的前俯運動，可以牽拉腰部肌肉、關節，調和腰部氣血平衡，對腰部各類損傷有較好的防治效果；「腎主腰腳」，腳部和腰部的往返運動，對腎臟形成按摩刺激，對「腎水不足，陰虛火旺」而造成的痰中帶血現象有康復作用。

跟我來練習
練習姿勢：箕坐

一　身體前俯，兩手輕握兩腳趾。

溫馨提示：
孕婦禁止做此動作。

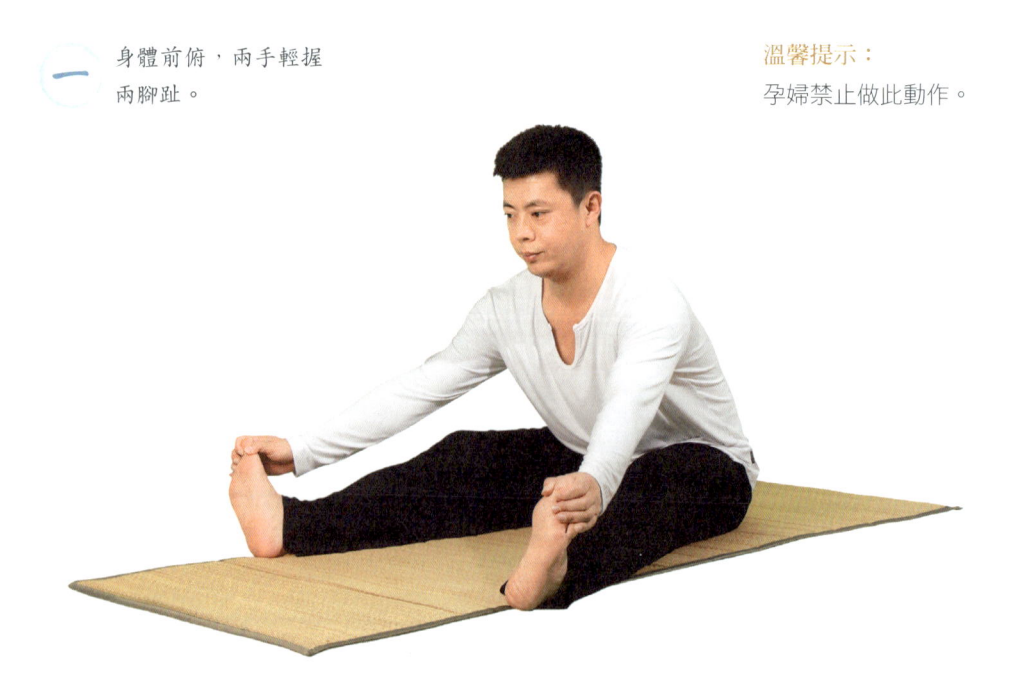

二

兩腳盡量前伸，在兩腳帶動下，保持兩手輕握兩腳趾，身體前俯。體驗在兩腳帶動下，膝關節的略微伸展和腰部被牽引的感覺，兩腳返回，腰部放鬆，一伸一屈為一遍，重複 7～14 遍。

1. 注意力放在兩腳；略外扒，45 度角的姿勢下，向前、向遠進行牽引。
2. 不要主動向前折疊身體。

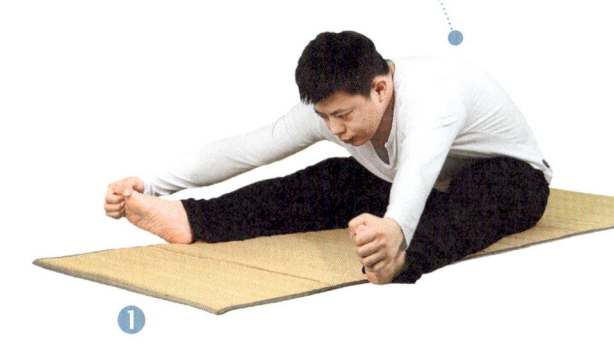

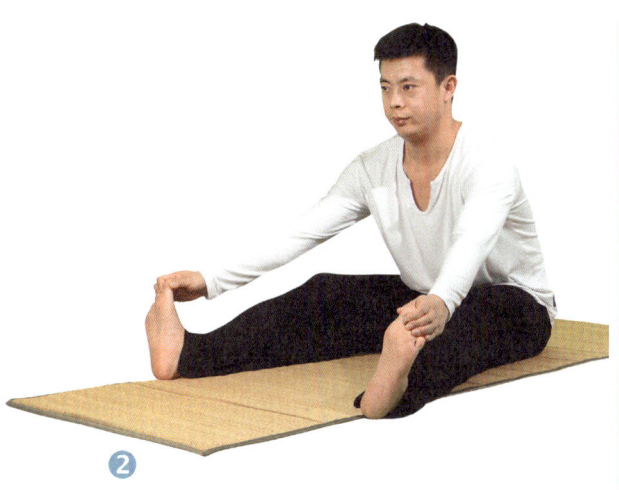

❶

❷

人體小知識

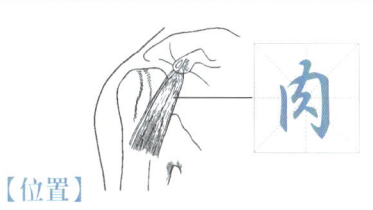

【位置】
居於皮下，附著於骨骼關節，包括現代所稱的肌肉、脂肪和皮下組織等。

【功能】
除了保護內臟以外，《靈樞・五變》指出：「肉不堅，腠理疏，則善病風。」說明肌肉倘若不夠堅固，皮膚不夠緊密，則容易受風邪。

【養護小常識】
脾主肌肉，肌肉的養護首先要從健脾養胃開始。

◎千年導引

「伸兩腳，兩手指著足五趾上，愈腰折不能低著，唾血久疼愈。長伸兩腳，以兩手捉足五趾，七通，愈折腰不能低仰也。」

——《諸病源候論・腰痛不得俯仰候》

◎中醫怎麼說

「長伸兩腳」指兩腳前伸要充分，在學員練習中經常出現的「捲足」現象應當避免，而是兩腳要向前有一定的延伸。身體要隨著兩腳的前伸而自然彎曲，身體不要主動向下折疊。

四 ● 肢 ● 練 ● 習

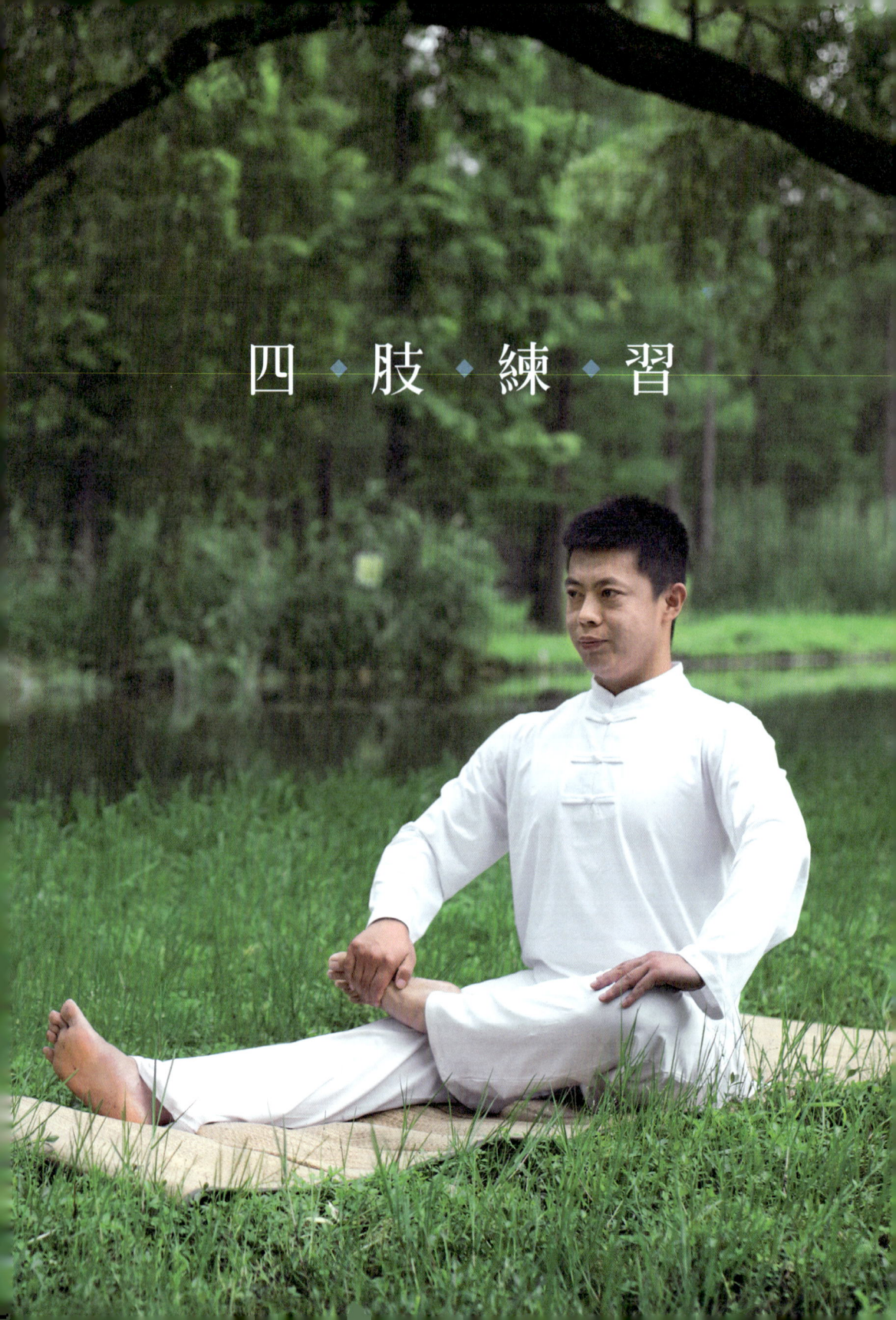

挽犢鼻

難度指數：☆☆
強度指數：★★★

鍛鍊效果

❶ 提高脾胃功能，改善消化吸收。
❷ 緩解由於各種壓力造成的身心虛勞。

功能道理

兩手將小腿快速牽引到身體，對腸胃等內臟器官形成強力刺激，對活躍臟腑氣血、激發臟腑功能具有良好價值；兩手刺激到足陽明胃經以及足三里、犢鼻等重要穴位，可以提高脾胃功能，改善消化吸收。

跟我來練習

練習姿勢：站立

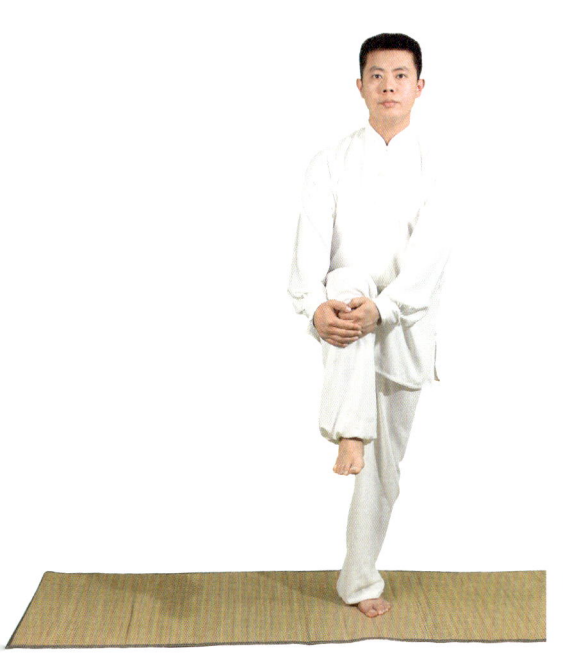

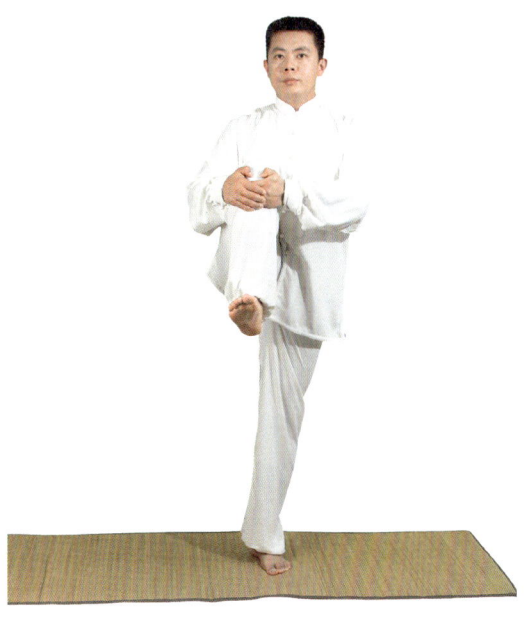

一　左腳支撐身體，提起右腿，屈右腳，兩手抱住右膝犢鼻下位置。

二　左腳蹬踏蓆面，兩手抱住右腿向身體急速牽引到極限。

三 兩手放鬆，右腿放鬆、返回。同樣動作，重複另一側，一左一右為一次，重複 7～28 次。

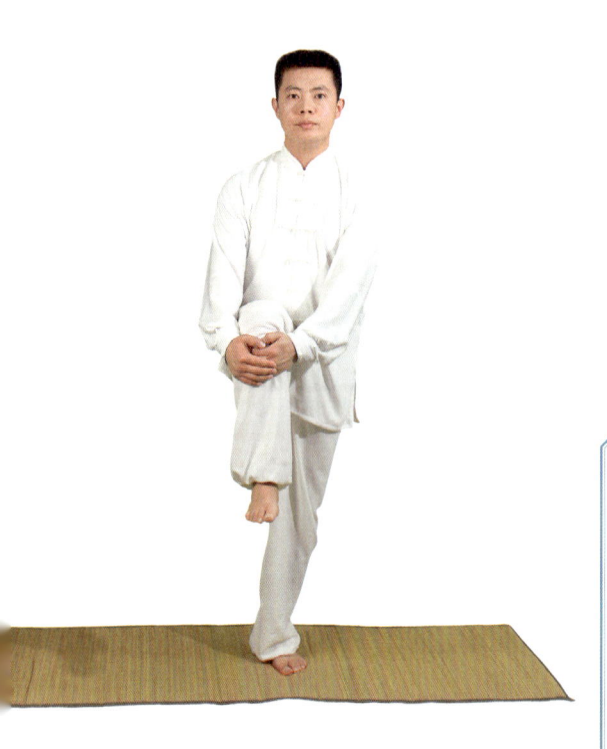

溫馨提示：
1. 兩手抱的位置要準確；牽拉的一隻腳要內屈緊張；蹬踏，兩手向回牽引腿要同時完成。
2. 孕婦禁止做此動作。

人體小知識

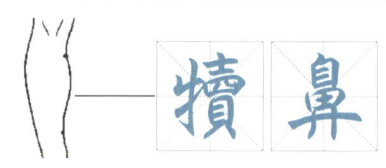

犢鼻

【位置】
又稱犢鼻穴，屈膝，膝邊外側凹陷中。

【功能】
通經活絡，消腫止痛。

【養護小常識】
《黃帝內經·宣明五氣篇》記載：五勞所傷，久視傷血，久行傷筋，久立傷骨，久臥傷氣，久坐傷肉。長時間的注視、行走、站立、臥床、坐等，會引起內外氣血、筋脈的傷害。

◎千年導引
「一足踏地，一足屈膝，兩手抱犢鼻下，急挽向身，極勢。左右換易四七。去五勞，三里氣不下。」
——《諸病源候論·虛勞病諸候》

◎中醫怎麼說
「一足踏地」是指用腳蹬踏地面的力度要急速，富有勁力。「一足屈膝」則要求膝和腳同時彎曲，在此姿勢下「兩手抱犢鼻下」，兩手抱的位置要準確，在犢鼻略下方。「急挽向身」是兩手抱住犢鼻下位置並快速向身體牽引。

伍 | 導引・健康金手段 141

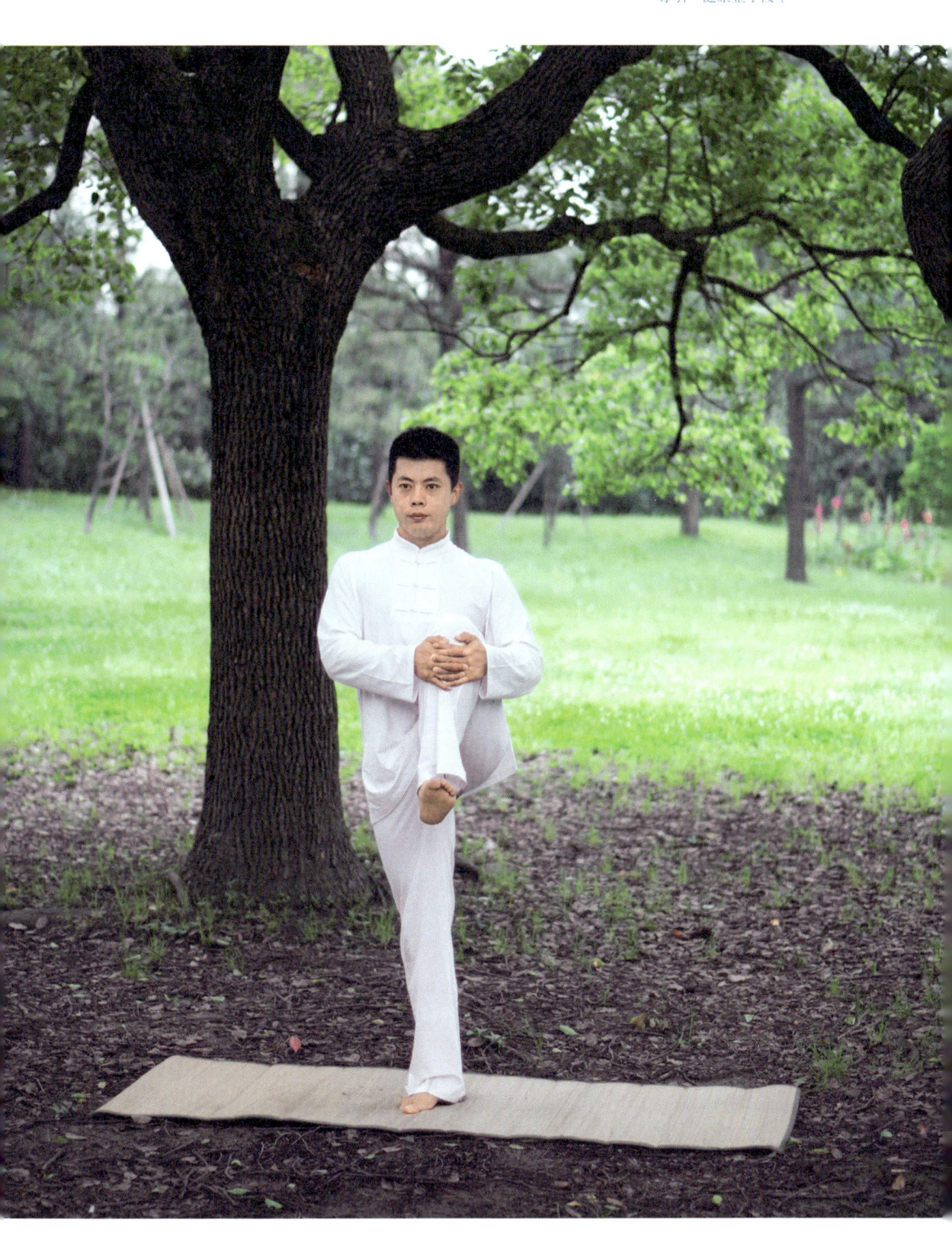

決足

難度指數：☆☆
強度指數：★

鍛鍊效果

❶ 改善踝關節活動能力。
❷ 促進踝關節的氣血通行，溫和腳部氣血，調理腳部寒冷、冰涼現象。

功能道理

兩腳外展到極限屬於外在形體的運動，吸氣到極限屬於內在氣機的運動，向外展腳吸氣，可以促使氣機向腳部流動，對改善腳部氣血循環、消除腳部怕冷有良好效果。

跟我來練習

練習姿勢：偃臥

一　調節身體姿勢端正。

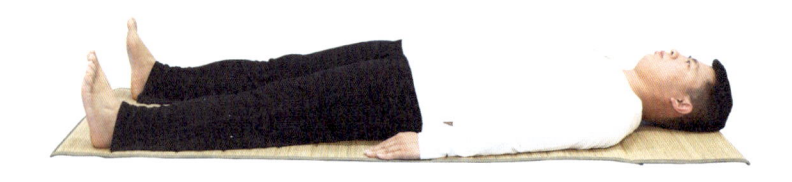

將意識放到兩腳的展動上，保持形體姿勢自然端正。

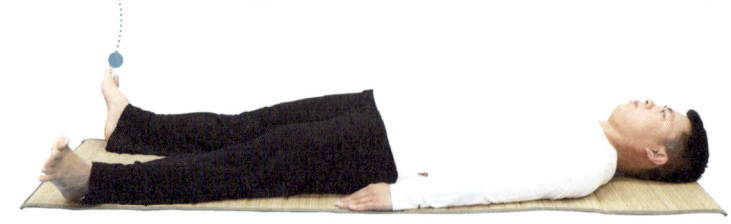

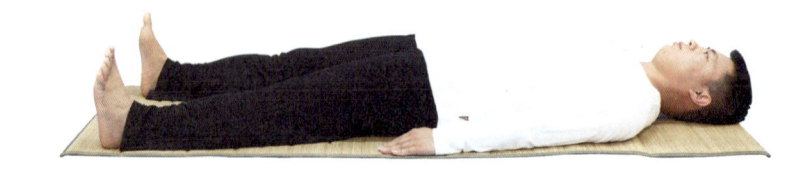

二　兩腳向兩側緩緩盡力外展，吸氣，逐漸達到極限，保持身體姿勢端正，兩腳內收，呼氣，一展一收為一次，重複7～14次。

三　兩腳先向外，再向內搖動，一外一內為一次，搖動 30 次。

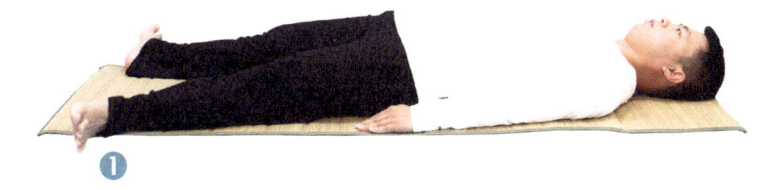

❶

溫馨提示：
足部的搖動要有彈性和富有節奏感。

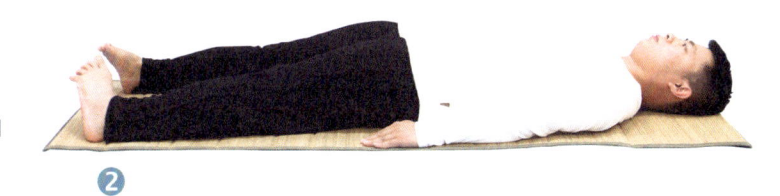

❷

人體小知識

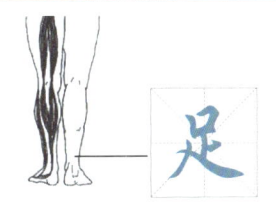

足

【位置】
足又稱腳，位於踝關節以下，足背稱作足跗，足後跟稱為踵。

【功能】
自古以來，腳有第二心臟的說法。文獻記載：人之有腳，尤似樹之有根，樹枯根先竭，人老腳先衰。足三陽和足三陰經絡，都經過腳部，並且存在調理臟腑的許多穴位。

【養護小常識】
熱水泡腳是腳部養生的常用方法，俗語說：富人吃補藥，窮人泡泡腳。泡腳對許多疾患有輔助療法。

◎千年導引

「正偃臥，展兩足，鼻納氣，自極，搖足三十過，止。除足寒厥逆也。」
　　　　　——《諸病源候論·寒熱厥候》

◎中醫怎麼說

「正」指在偃臥時，有意識地調節形體端正，避免過於鬆懈。「展兩足」指兩腳向兩側舒展、打開，與此同時，「鼻納氣」可以促使氣機向腳部敷布，具有行氣的效果。「自極」是指兩腳的外展要自然地達到極限，不要過於勉強。「搖足三十過」指兩腳先向外再向內的搖動，腳的內外搖動可以放鬆腳部，同時促進腳部的氣血平衡。

空捺

難度指數：☆☆
強度指數：★★

鍛鍊效果
改善手臂部血液循環，逐漸消除手臂僵硬、疼痛、轉筋（抽筋）等現象。

功能道理
透過屈肘後按的方式，來活躍手臂部氣血，牽引刺激手臂部的筋脈、關節、骨骼；透過「轉腰」、「垂手」、「轉手掌」的方法來進一步梳理手臂部筋脈、關節、骨骼、血脈。

跟我來練習
練習姿勢：站立

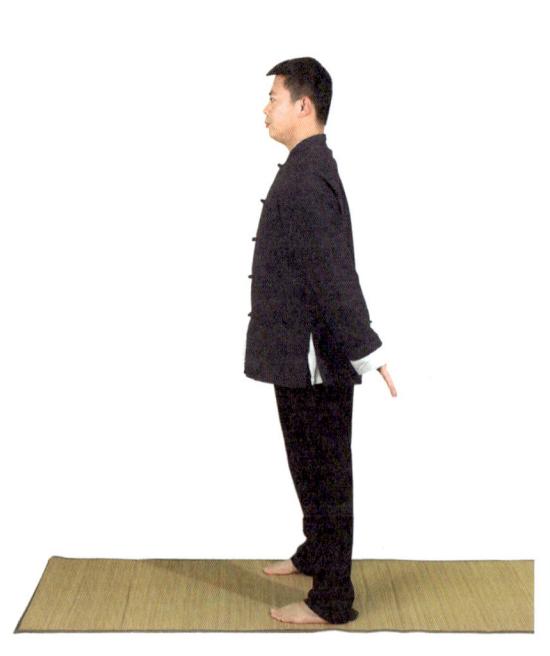

肘關節後屈要明顯，同時，兩手向後空捺方位要準確。

一　展開手臂，舒展兩手，向身體後側伸直展開，緩緩伸展到極限。

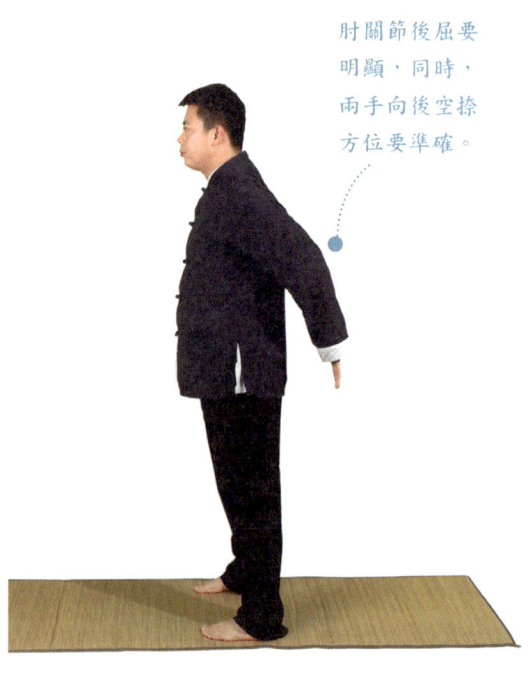

二　肘關節後屈，兩手順勢向後空捺，重複 7～28 次。

三　向左轉動腰部，兩手垂落，五指自然打開，兩手掌按逆時針轉動到極限後放鬆，返回。向右轉動腰部，兩手垂落，五指自然打開，兩手掌按順時針轉動到極限，一左一右為一次，重複14次。

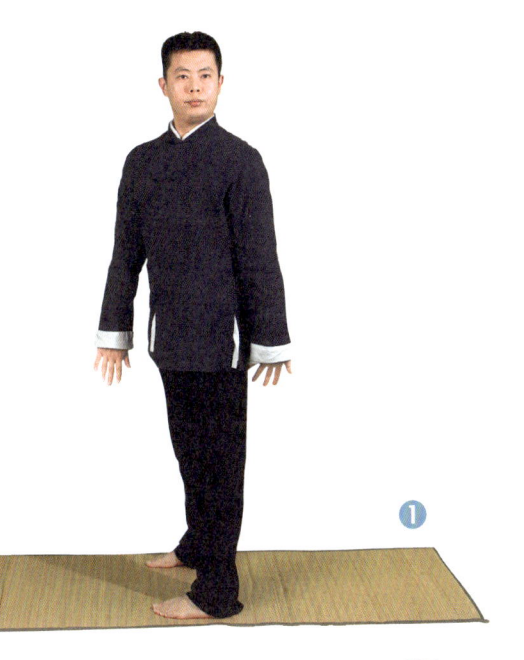

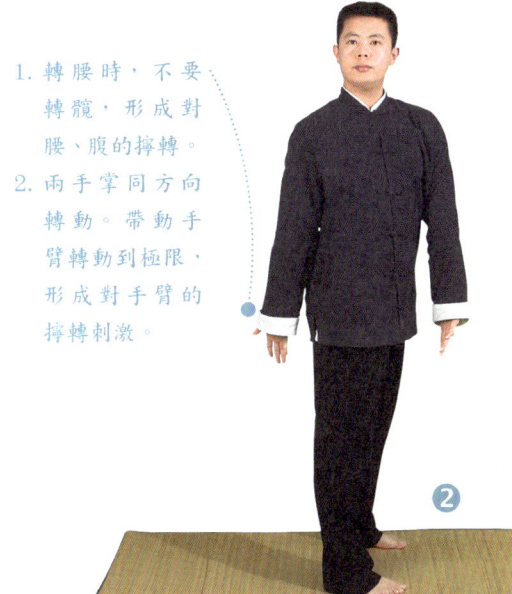

❶

1. 轉腰時，不要轉髖，形成對腰、腹的擰轉。
2. 兩手掌同方向轉動。帶動手臂轉動到極限，形成對手臂的擰轉刺激。

❷

人體小知識

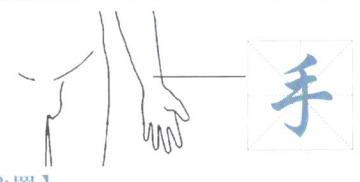

【位置】

腕以下部位稱為手，其中手內側稱為手心，也稱作掌；外側稱為手背。

【功能】

手三陽和手三陰都經過手部，存在許多調節臟腑的穴位，透過按摩手上的穴位可以起到調理臟腑功能的效果。另外，指甲為肝之華，指甲色澤可以反映肝功能。

【養護小常識】

導引和太極拳的練習，對手型有嚴格要求，例如手部長舒時，要求手指分開，伸直，適度放鬆，可以暢通氣機。

◎千年導引

「身平正，舒兩手向後，極勢。屈肘向後，空捺，四七，轉腰垂手向下，手掌四面轉之。去臂內筋急。」

——《諸病源候論·風冷候》

◎中醫怎麼說

「身平正」在於透過細微的調整，令身體端正，避免鬆散懈怠或者是緊張僵硬。「舒」字強調一個意境，兩手需要有意識地進行放鬆，達到氣行指肚的功能。「屈肘」和「空捺」是該動作的一個核心技術，屈肘向後的同時，要有意識地將兩手向後「空捺」。在「空捺」之後，透過「轉腰」、「垂手」、「轉手掌」的方法來進一步擰轉刺激手臂。

立踵

難度指數：☆☆
強度指數：★

鍛鍊效果

❶ 提高腳部力量，改善腳部氣血運行，緩解腳痠疼、腳弱。
❷ 改善頸部和頭部的氣血運行。

功能道理

腳部的一鬆一緊練習，可以改善腳部的氣血運行；伸腰可以加強腎氣對下肢的疏布，提高「腎主腰腿」的能力。

跟我來練習

練習姿勢：覆臥

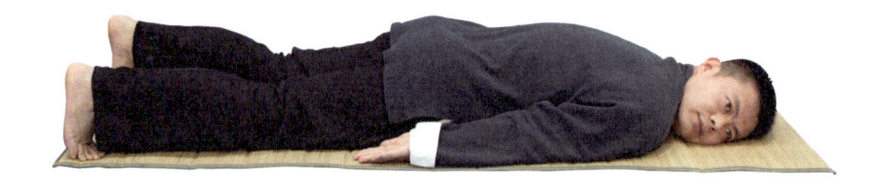

一　向右轉頭，眼睛注視側方的物品，兩腳豎起，腳趾抵住蓆面。

二　兩腳趾盡力向下抵住蓆面，腰部伸展，小腹部收緊，貼緊蓆面，用頭部和腳趾支撐身體，吸氣，逐漸達到極限。

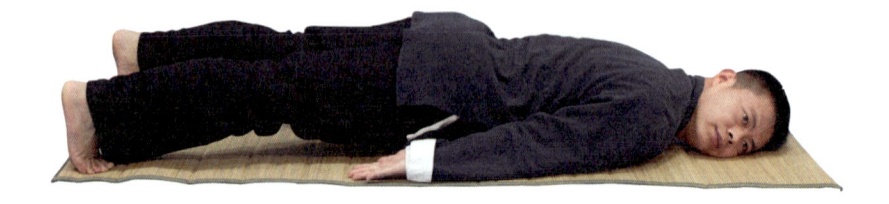

三　腰部和兩腳放鬆，呼氣返回，一緊一鬆為一次，重複7～14次。

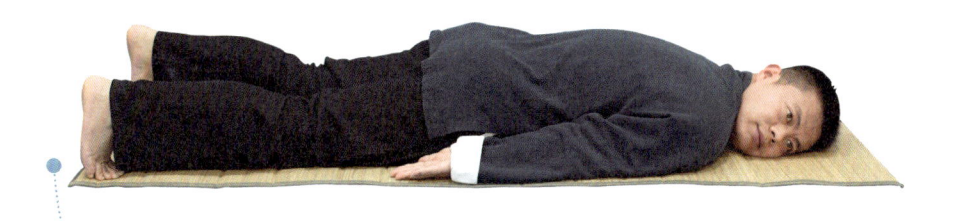

1. 呼氣放鬆時，要緩慢進行，防止大起大落。
2. 孕婦禁止做此動作。

溫馨提示：
1. 兩腳豎起時，要用腳趾抵住蓆面，膝關節盡力蹬直。
2. 兩眼注視著外邊事物，更容易放鬆、安靜。

人體小知識

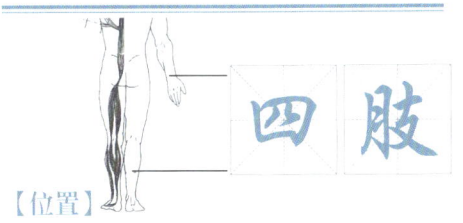

四肢

【位置】
四肢，包括上肢與下肢，又名四維、四極。

【功能】
中醫認為：「脾主四肢」、「清陽實四肢」。若脾功能強，則四肢營養充足，活動輕鬆有力。若脾功能減退，則四肢營養供應不足，倦怠乏力，肌肉瘦削，甚至活動無力。

【養護小常識】
養護脾胃是養護四肢的根本，還要廣泛練習上肢和下肢的多種導引動作。

◎千年導引
「覆臥，傍視，立兩踵，伸腰。以鼻納氣，自極，七息。除腳中弦痛，轉筋，腳痠疼，腳痺弱。」
　　　　　——《諸病源候論·霍亂門》

◎中醫怎麼說
「傍視」指出，在俯臥姿勢下，頭部轉向一側，眼睛注視旁邊。學員在練習中發現，旁視可以轉移注意力，幫助排除雜念，更容易體會運動體驗。同時，旁視可以在練習的過程中，用頭部來支撐身體的重量。「立兩踵」要求兩腳豎起，膝關節用力蹬直，用腳趾支撐住身體。「伸腰」操作過程中，要對腰部進行充分伸展，並在伸腰的作用下，促使身體略微向前移動。「以鼻納氣」強調肢體運動過程中，要配合鼻子吸氣。

摟肘

難度指數：☆☆
強度指數：★

鍛鍊效果

1. 改善面部血液循環，逐漸消除暗斑、雀斑等面部色斑。
2. 幫助改善肘部血液循環，消除肘部屈伸不利、長期勞損。

功能道理

兩手托按住兩頰，針對肘部進行運動，可以更有針對性地調理肘部氣機；而腰部向前牽引在於活躍全身氣血，同時，強化肘部的氣血運行；兩肘頭向外打開，肩、肘、腰氣機實現疏散，具有行氣活血的效果。

跟我來練習

練習姿勢：站立或端坐

一　兩手掌托住兩臉頰，保持手不動。

二　兩肘關節由後向前盡可能地急速摟動，同時，腰部向前彎曲牽引，保持動作姿勢，待感到悶脹。

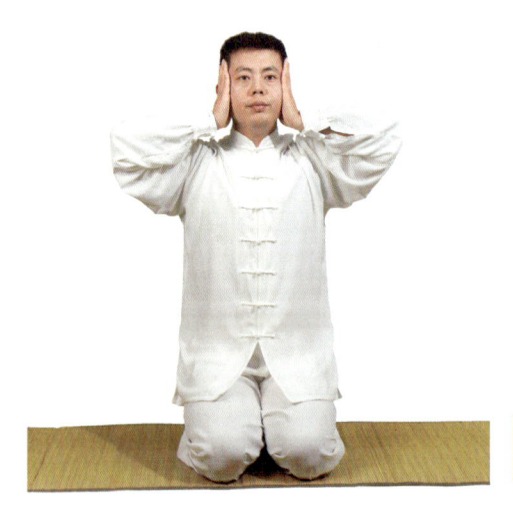

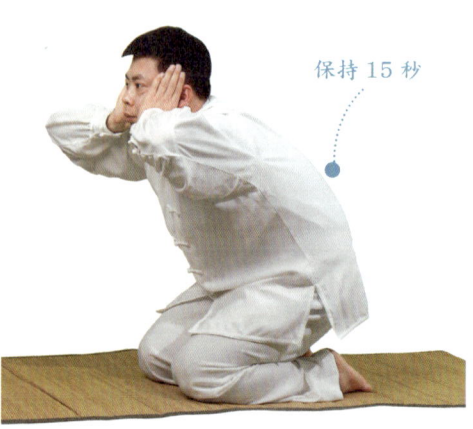

保持 15 秒

三 肘部、肩部、腰部向外放鬆舒展散氣，返回，一去一來為一次，重複 7～10 次。

溫馨提示：
1. 保持摟動的勁力，待感到悶脹時打開兩肘頭，體驗兩肘頭向外，肘、肩、腰散氣的感覺。
2. 孕婦禁止做此動作。

人體小知識

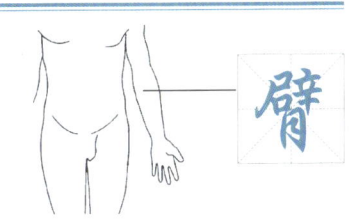

【位置】
臂是手以上、肩以下的部位，也稱作胳膊，分為上臂和下臂，通過肘相連接。

【功能】
臂的外側和內側分別有手三陽經和手三陰經經過，包含眾多調理臟腑、精神情志的穴位。

【養護小常識】
對臂部進行由上而下的拍打；臂內側和外側擊打樹木等硬物，練習調理臂部的導引動作。

◎千年導引
「兩手托兩頰，手不動，摟肘使急，腰內亦然。住定放兩肘頭向外，肘、肩、腰散氣。盡勢大悶時起，來去七通，去肘、臂勞。」
——《諸病源候論·喉舌門》

◎中醫怎麼說
「兩手托兩頰，手不動」指出將兩手托按住兩面頰，保持固定姿勢，在此姿勢下「摟肘使急」，可以更加針對性地調理肘部氣機。「腰內亦然」描述在兩肘向前快速摟動的同時，腰部同時向前牽引、拉伸，可以更容易暢通腰部和肘部的氣血循環。

振肘

難度指數：☆
強度指數：★★★

鍛鍊效果

❶ 調和胸部氣血，緩解乳房發悶、腫脹現象。
❷ 對腕關節不適和手指麻木等有調理作用。

功能道理

上下振搖對胸部形成有效牽引，可以調和胸部氣血，緩解和防治乳房發悶、腫脹；兩手在頦下交叉固定，使肘關節向上振動的過程中充分牽拉兩手腕，對腕關節不適和手指麻木有調和作用。

跟我來練習

練習姿勢：蹲坐

溫馨提示：
兩肘關節向上振動時，要富有彈性，動作富有韻律。運動調理胸部時要「放縱身心」，使氣血下行。

一 調節頭部和身體端正，後兩手在下頦下固定交叉，保持兩手交叉不動。

二 兩肘關節向上急速振動，再向下返回，一上一下為一次，重複49次。

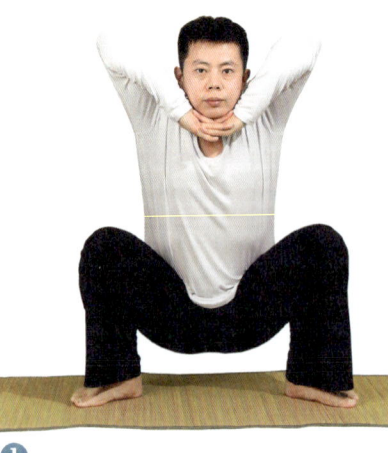

兩手在下頜處交叉時，兩手充分固定，動腕不動手。

❶ ❷

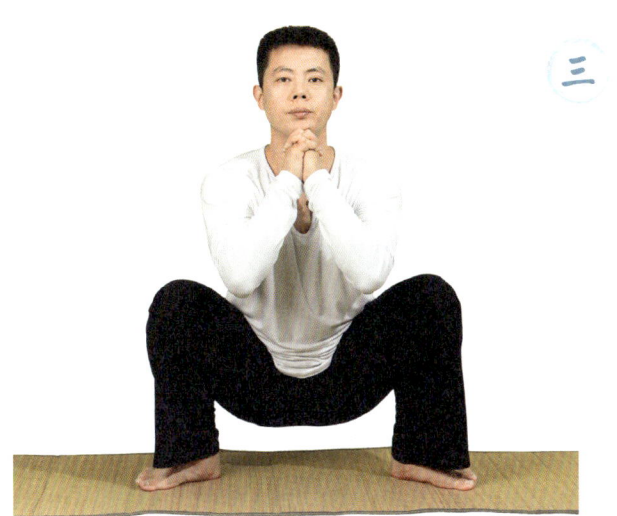

三 兩手互相握緊，繼續放在下頦下，保持頭部不動。

四 兩肘關節繼續向上急速振動，再向下返回，一上一下為一次，重複21次。

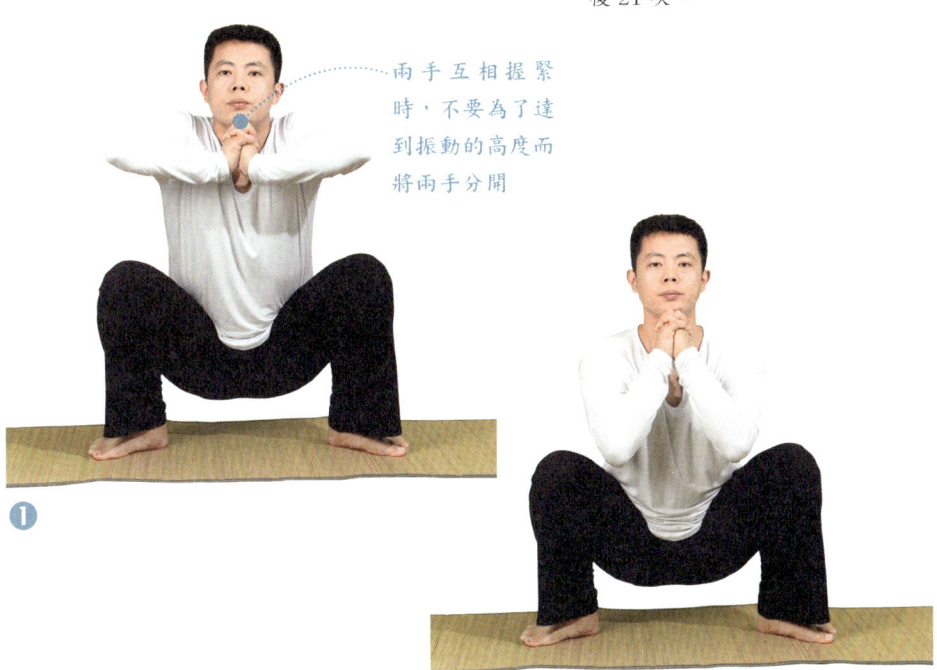

兩手互相握緊時，不要為了達到振動的高度而將兩手分開

❶

❷

五 兩手收回按住膝關節，身體快速向上後返回，重複 7 次。

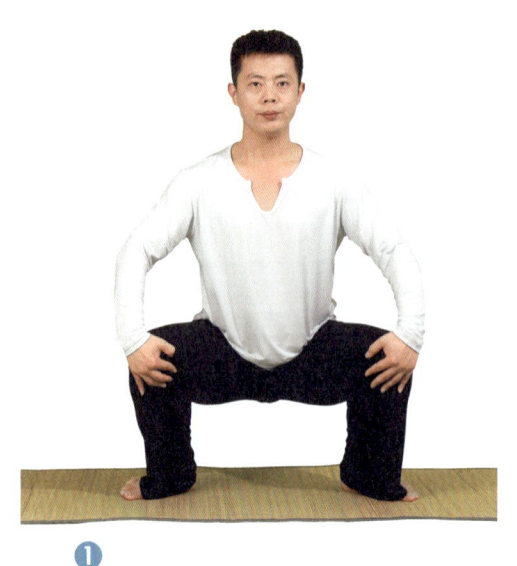

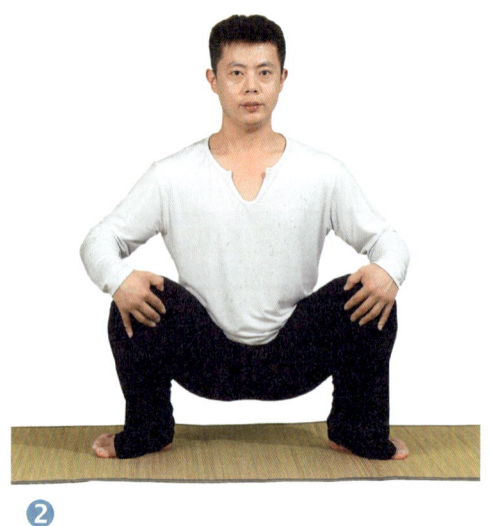

❶　　　　　　　　❷

人體小知識

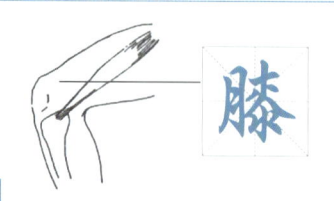

膝

【位置】
大腿和小腿相連接的關節前部稱為膝。

【功能】
膝為筋之府，如《聖濟總錄》記載：「肝主筋，筋聚於膝。」腎臟虛勞、運動過量、運動損傷是膝常見問題。

【養護小常識】
兩腳併攏，身體下蹲，兩手扶按住兩膝頭，先做順時針揉轉 10～20 圈，再逆時針揉轉 10～20 圈，揉轉時幅度要大，速度均勻，勁力要輕。

◎千年導引

「蹲坐，身正頭平，叉手安頦下，手不動，兩肘向上振搖，上下來去七七。亦持手三七，放縱身心。去乳房風冷腫悶，魚寸不調，日日損。」

——《諸病源候論・風病諸候》

◎中醫怎麼說

「身正頭平」指有意識地調節身體端正，頭部不歪斜。「叉手安頦下」指兩手在下巴頦下交叉固定。「兩肘向上振搖」指出兩肘搖動的順序是由下向上進行，兩肘主動快速向上振動。「亦持手三七」是指在兩手交叉向上振動 49 次之後，兩手互握再向上振搖 21 次。「放縱身心」指身體快速向上運動，是對前面運動進行的調理。

挽肘

難度指數：☆
強度指數：★★

鍛鍊效果

❶ 防止和消除肘關節屈伸不利、緊張、勞損。
❷ 增強腕、肘、肩關節的靈活性和柔韌性。

功能道理

屈拳姿勢促使手臂部肌肉筋脈產生緊張狀態，在此姿勢下，一隻手向下，另一隻手向上牽引肘關節，對手臂部和肘部形成強烈刺激，可以調和肩部、肘部、手部的氣血循環，消除該部位的各種勞損。

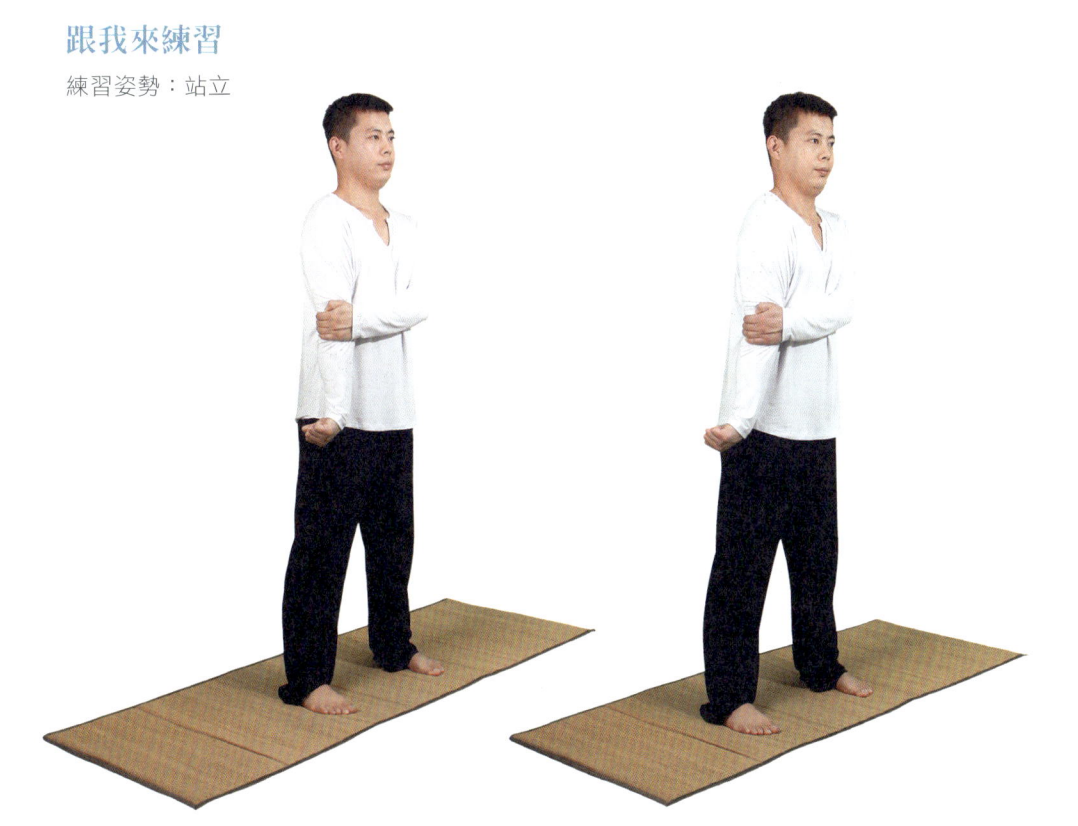

跟我來練習

練習姿勢：站立

一　右手握拳，屈腕，左手抓握住右肘頭。

二　右拳向下、向後努動，左手向內牽引肘關節，對抗牽引，逐漸到達極限。

三 右手展開，舒展手指，重複3次。

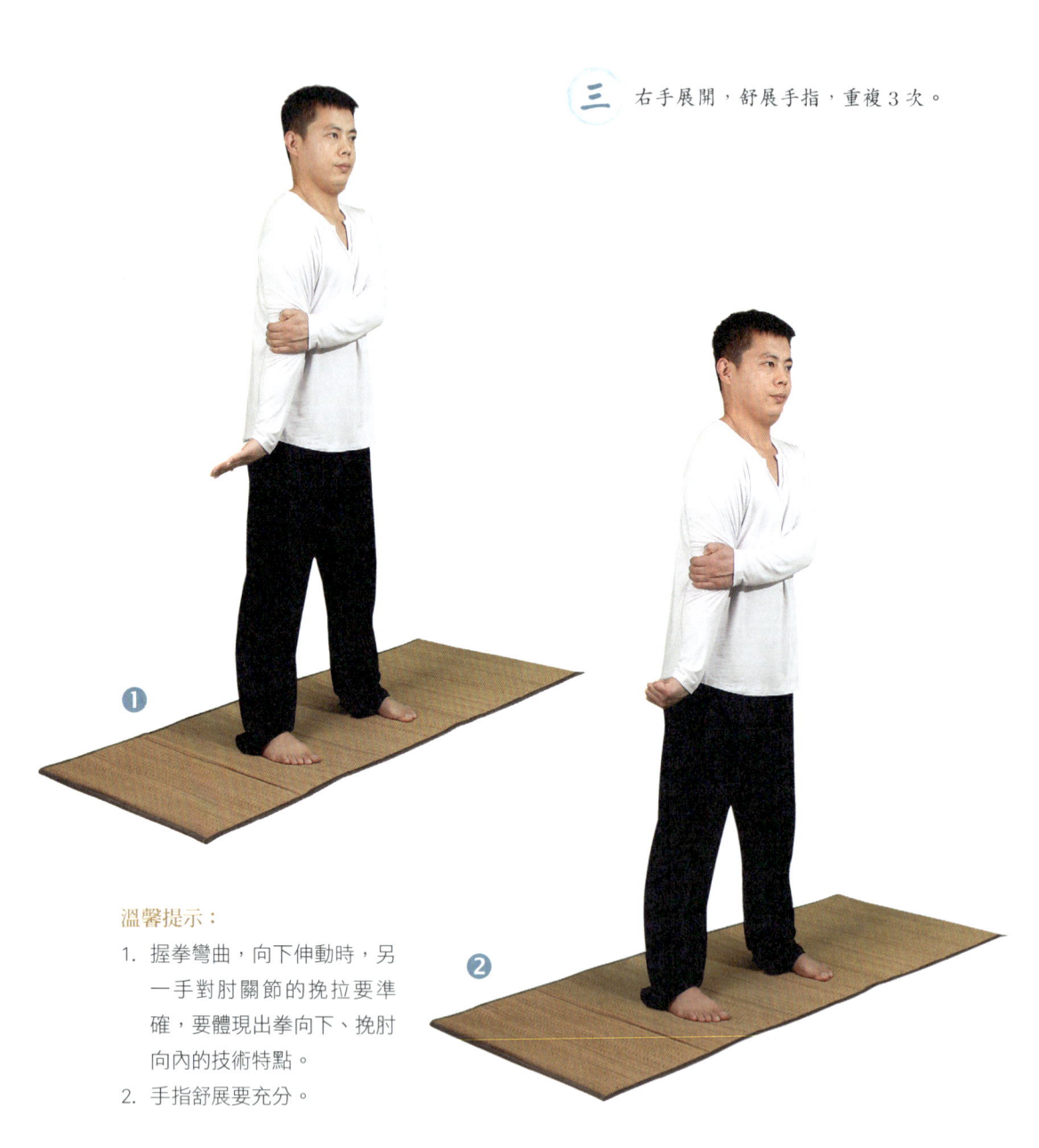

❶

❷

溫馨提示：

1. 握拳彎曲，向下伸動時，另一手對肘關節的挽拉要準確，要體現出拳向下、挽肘向內的技術特點。
2. 手指舒展要充分。

四　右手打開，放鬆，向外撐轉，逐漸達到極限。重複步驟1～4，共7～28次。相同動作，方向相反，練習另一側。

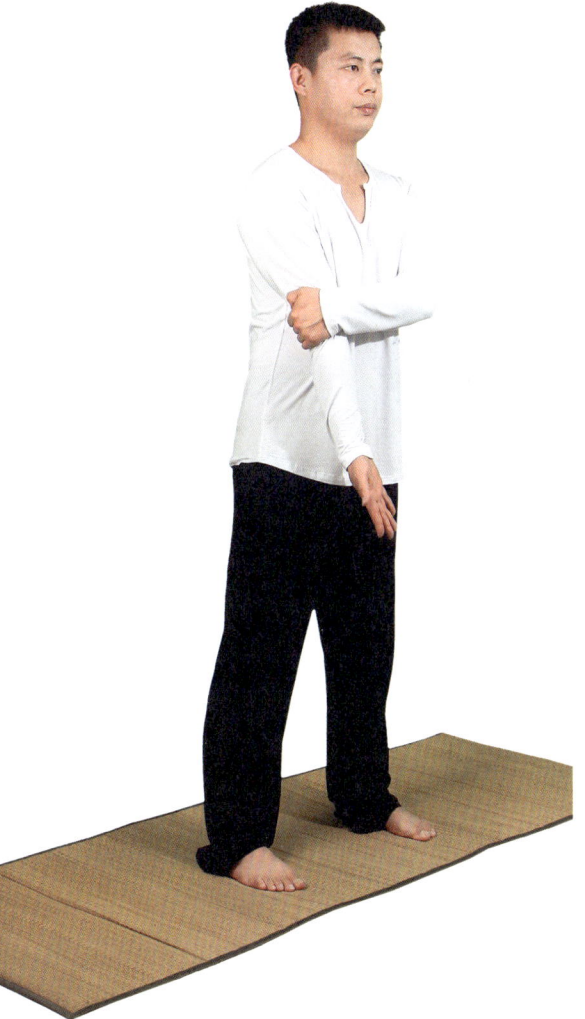

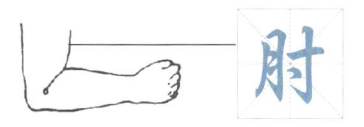

人體小知識

肘

【位置】
上臂和下臂連接的關節外端稱為肘。

【功能】
《黃帝內經》記載：心肺有邪，其氣聚於兩肘。從經絡角度來講，肘關節的曲澤穴、尺澤穴、少海穴等對保養心肺有良好功能。

【養護小常識】
拍打兩肘內側和外側，可以激發心肺功能，理療康復心肺等的各類疾患。方法是，先拍打左側肘關節內側3～5分鐘，再拍打左側肘關節外側3～5分鐘，之後改為拍打右側。注意拍打的力度要適中，部位要全面。

◎千年導引

「一手屈拳向後左，一手捉肘頭向內挽之，上下一時盡勢。屈手散放，舒指三，方轉手，皆極勢，四七。調肘、肩骨筋急強。」

——《諸病源候論·風冷候》

◎中醫怎麼說

「一手屈拳向後左」和「一手捉肘頭向內挽之」為後續牽引運動做好姿勢準備。「上下一時盡勢」是指一隻手向下牽引，另一隻手向上對肘關節牽引，將肩、肘、手等部位充分牽引，調和該部位的筋脈、氣血。「屈手散放」是在牽引之後，舒展手指進行放鬆。「方轉手」是在手指舒展放鬆之後，將手部向外轉動，對手臂等形成撐轉刺激。

仰肘

難度指數：☆☆
強度指數：★★

鍛鍊效果

❶ 提高肩關節和肘關節的活動能力，防治肩、肘關節的屈伸不利狀況。
❷ 促進胸部氣血運行。

功能道理

頭部上仰牽引刺激頸部，消除肌肉、筋脈緊縮現象；仰頭同時調節身體平正，可以充分暢通頸部血脈，改善該部位的微循環。

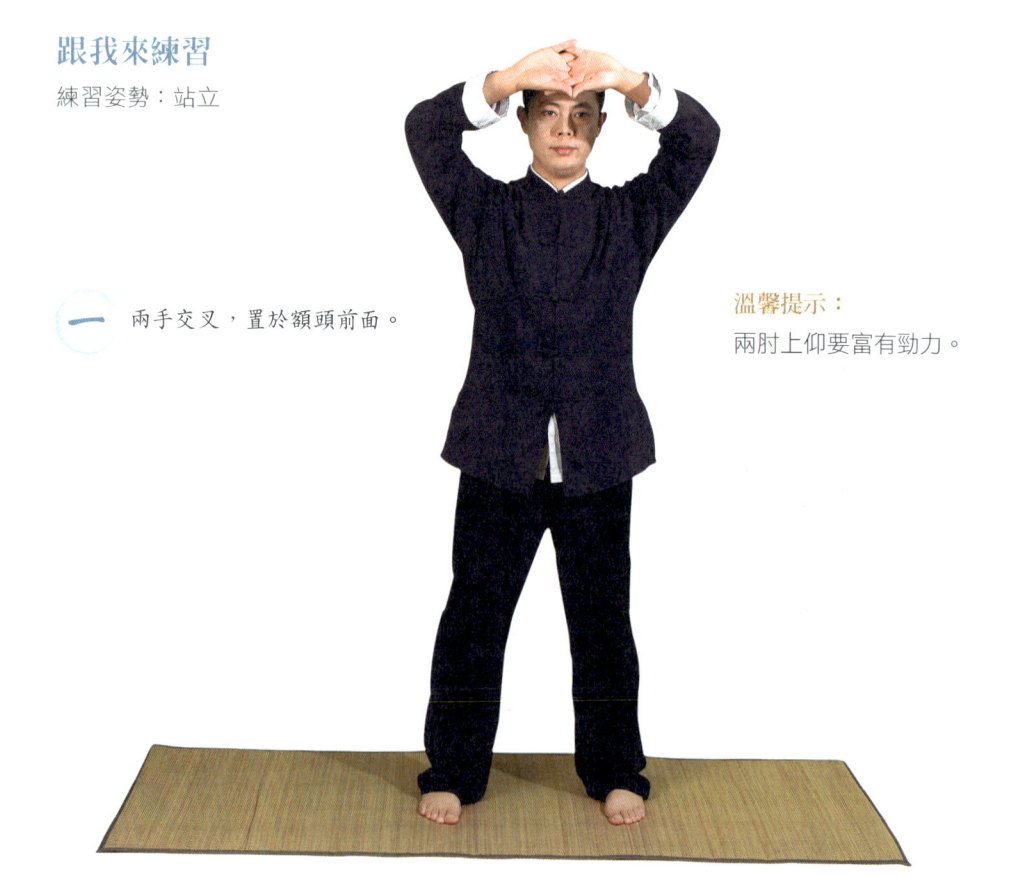

跟我來練習

練習姿勢：站立

一　兩手交叉，置於額頭前面。

溫馨提示：
兩肘上仰要富有勁力。

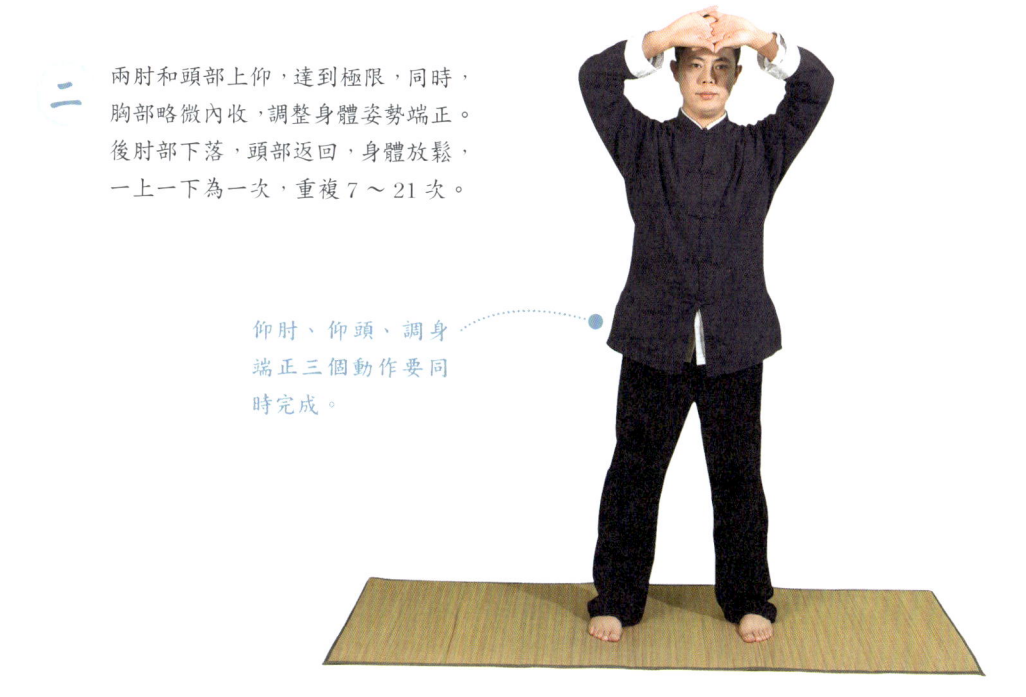

二　兩肘和頭部上仰，達到極限，同時，胸部略微內收，調整身體姿勢端正。後肘部下落，頭部返回，身體放鬆，一上一下為一次，重複7～21次。

仰肘、仰頭、調身端正三個動作要同時完成。

人體小知識

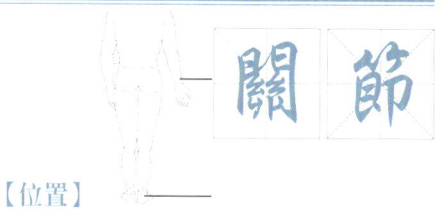

關節

【位置】
位於全身，骨與骨的連接處。

【功能】
中醫認為：筋也者，所以束節絡骨，絆肉繃皮，為一身之樞紐，利全體之運動者也，其主則屬於肝。全身的關節之所以能夠進行屈伸、仰俯的運動，主要依靠筋的弛張和收縮功能。

【養護小常識】
關節以通利為好，柔韌性的練習對關節有很好的養護效果。導引練習的初期就在於通利關節。

◎千年導引

「兩手交托兩髆頭面，兩肘頭仰上極勢，身平頭仰，同時取勢，肘頭上下三七搖之。去肩肘風冷，咽項急，血脈不通。」
　　　　　——《諸病源候論‧注病諸候》

◎中醫怎麼說

「肘頭仰上」和「頭仰」的方位要準確，避免出現「前」、「前上」的方位錯誤，否則不利於肩肘部、頸部的有效牽引。「身平」屬於身體姿勢的調整，動作細微，但和「肘仰」、「頭仰」配合起來的整體感覺極為舒適。「同時取勢」是指「肘仰」、「頭仰」和「身平」三個動作要同時完成，且三個動作的同時完成，其方式要連貫且充滿勁力。

引脛痺

難度指數：☆
強度指數：★★

鍛鍊效果

防治下肢關節屈伸不利、蹲坐後難以起來、脛骨麻木現象。

功能道理

兩手抱膝，伸腳，吸氣，可以充分鼓蕩腎氣沿腿下行，起到疏通經絡、溫和氣血的功能；兩手對膝關節的靜力性牽引，可以溫和膝頭氣血，通利膝關節。

跟我來練習

練習姿勢：箕踞坐

一 右腳豎起，兩手抱住左膝。

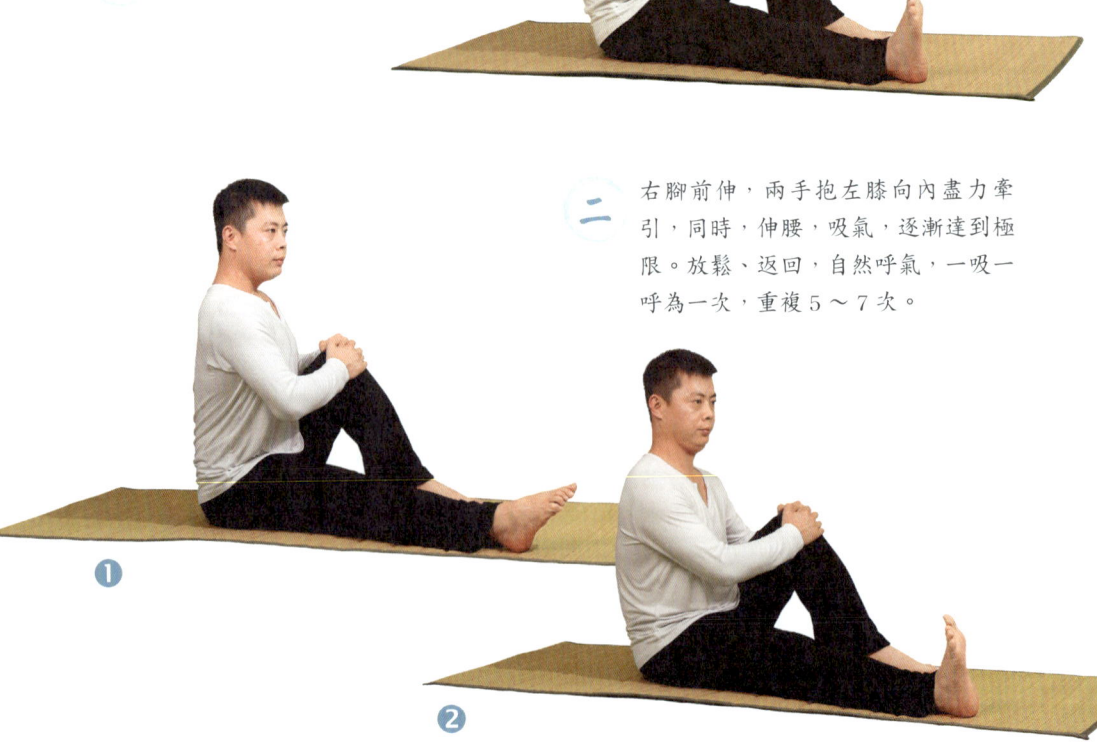

二 右腳前伸，兩手抱左膝向內盡力牽引，同時，伸腰，吸氣，逐漸達到極限。放鬆、返回，自然呼氣，一吸一呼為一次，重複5～7次。

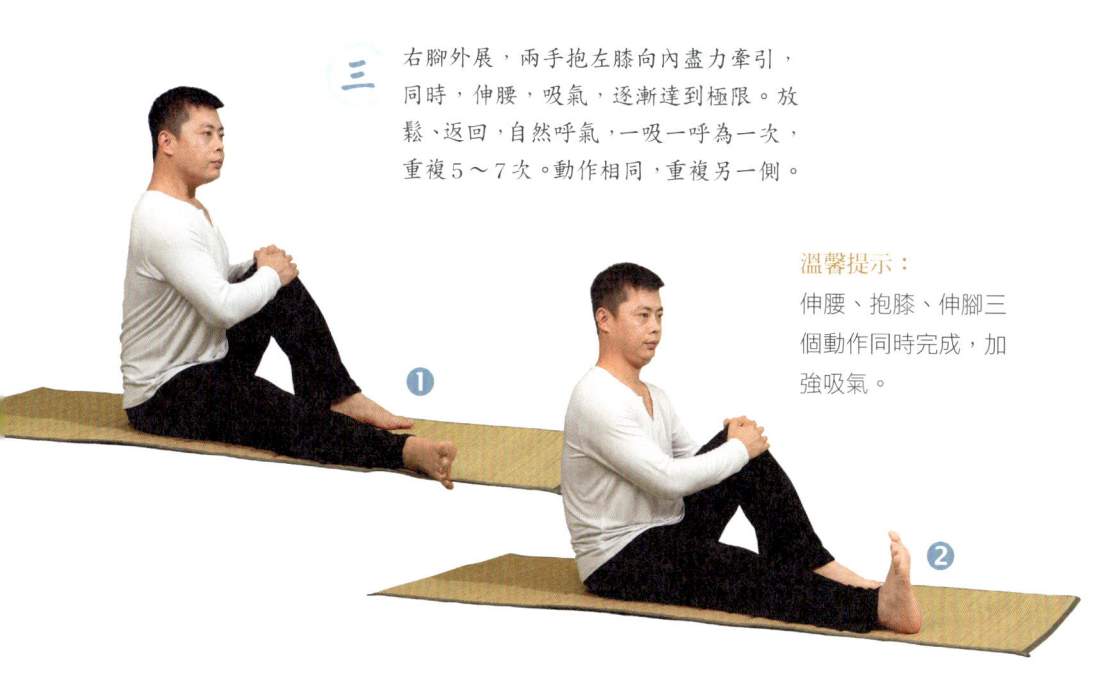

三　右腳外展，兩手抱左膝向內盡力牽引，同時，伸腰，吸氣，逐漸達到極限。放鬆、返回，自然呼氣，一吸一呼為一次，重複5～7次。動作相同，重複另一側。

溫馨提示：
伸腰、抱膝、伸腳三個動作同時完成，加強吸氣。

❶

❷

人體小知識

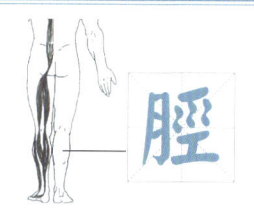

脛

【位置】
膝以下，足部以上的小腿統稱為脛。

【功能】
脛由脛骨和周圍的肌肉、筋脈組成，是支撐人體的主要部位。風寒濕等外邪侵入脛骨，引起的疼痛或麻木現象，稱為痺症。

【養護小常識】
用木棍、拍板、竹筒等對小腿外側、脛骨正面等進行強度由小到大的拍打練習，可以增加脛骨的硬度，提高抵抗風寒濕外邪的能力。

◎千年導引

「踞，伸右腳，兩手抱左膝，伸腰，以鼻納氣，自極七息。展右足著外。除難屈伸拜起，脛中疼痛。踞，伸左腳，兩手抱右膝，伸腰，以鼻納氣，自極七息。展左足著外。除難屈伸拜起，脛中疼痛。」
——《諸病源候論・風四肢拘攣不得屈伸候》

◎中醫怎麼說

「伸右腳」是指右腳前伸，「兩手抱左膝頭」是指兩手抱住左膝頭向內進行靜力性的牽引，「伸腰」是指腰部向上伸展。需要指明的是，「伸腰」、「抱膝」、「伸腳」三個動作屬於一股勁，同時完成。「以鼻納氣」是指在運動的同時，主動吸氣。「自極」則是指自然地達到極限，不要過於勉強用力。

展足

難度指數：☆
強度指數：★★★

| 鍛鍊效果 |

① 改善踝關節的靈活性，提高腹部和腿部力量。
② 調和小腿氣血，消除肢體麻木、脛骨寒冷。

| 功能道理 |

注意力放在兩腳外展、上舉的動作，促使腿部和腳部氣血運行，有溫和氣血、通經活絡的功能。

跟我來練習

練習姿勢：偃臥

一　兩腳向兩側展開，隨著腳部的展開，兩腳向上舉起。

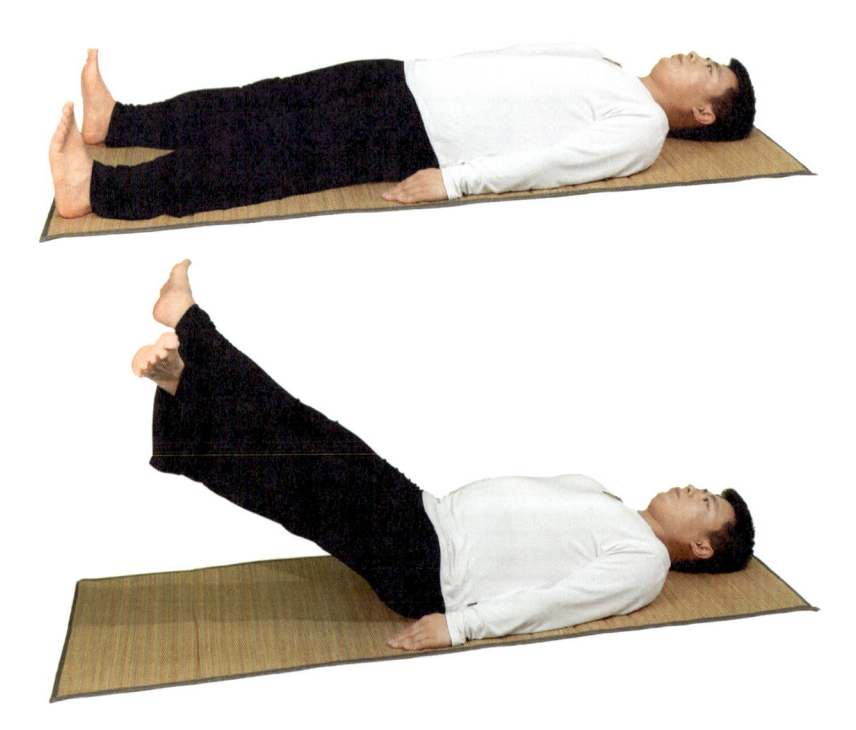

二　兩腳放鬆，下落。一上一下為一次，重複 3～14 次。

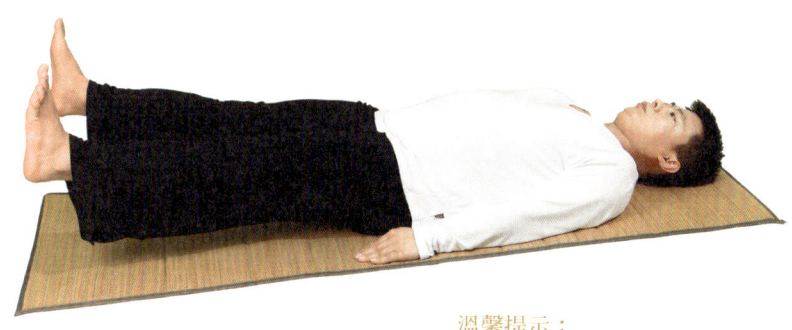

溫馨提示：
注意力關注腳部的路線和勁力，控制好兩腳的運動路線、勁力、節奏和速度，避免兩腳突然掉落。

人體小知識

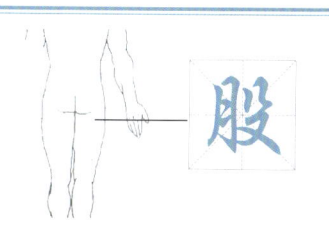

股

【位置】
股即大腿，胯以下、膝以上的部位。股部前下方、伸腿時肌肉的最高隆起部分稱作伏兔。

【功能】
支撐體重，保護股骨，足三陽經和足三陰經都經過股。《素問‧陽明脈》指出：「四肢者，諸陽之本也，陽盛則四肢實，實則能登高也。」氣血充足是能夠攀爬、登高的基礎，倘若氣虛，則肢體無力，精神倦怠。

【養護小常識】
調理脾胃增加內在氣血供應，另外，力量性的練習可以加強股的強度。

◎千年導引
「展兩足，上。除不仁，脛寒之疾也。」
——《諸病源候論‧風病諸候》

◎中醫怎麼說
「展兩足」是指兩腳向外展開，注意力要放在兩腳外展、上舉的過程中。「上」指向上，描述兩腳在向外展開的同時，向上舉起。「除不仁」是消除肢體麻木、不靈通的現象。

踵勾

難度指數：☆
強度指數：★★

鍛鍊效果

1. 改善消化吸收功能。
2. 逐漸消除關節疼痛、麻木現象。

功能道理

腳拇指內側的隱白穴具有生發脾氣功能的效果，對腳拇指的牽拉刺激可以起到生發脾氣的功能，也能改善消化吸收功能。

跟我來練習

練習姿勢：偃臥

一　將右腳跟放在左腳拇指上。

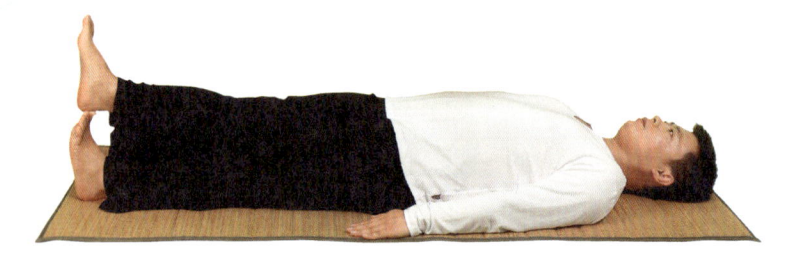

二　用右腳跟向內牽引左腳拇指，吸氣，逐漸達到極限。

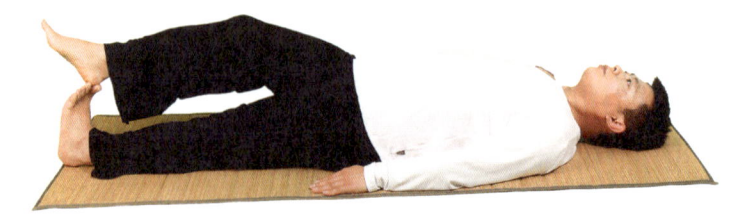

三　右腳後跟不要離開左腳拇指，放鬆，返回，一拉一回為一次，重複3～7次。動作相同，重複另一側。

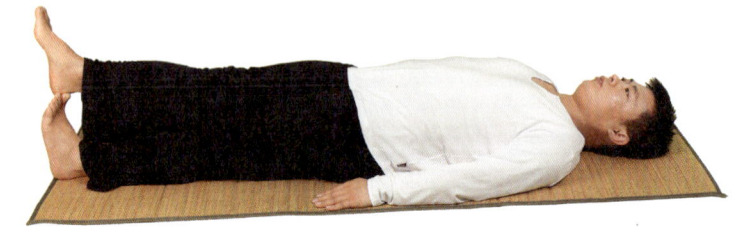

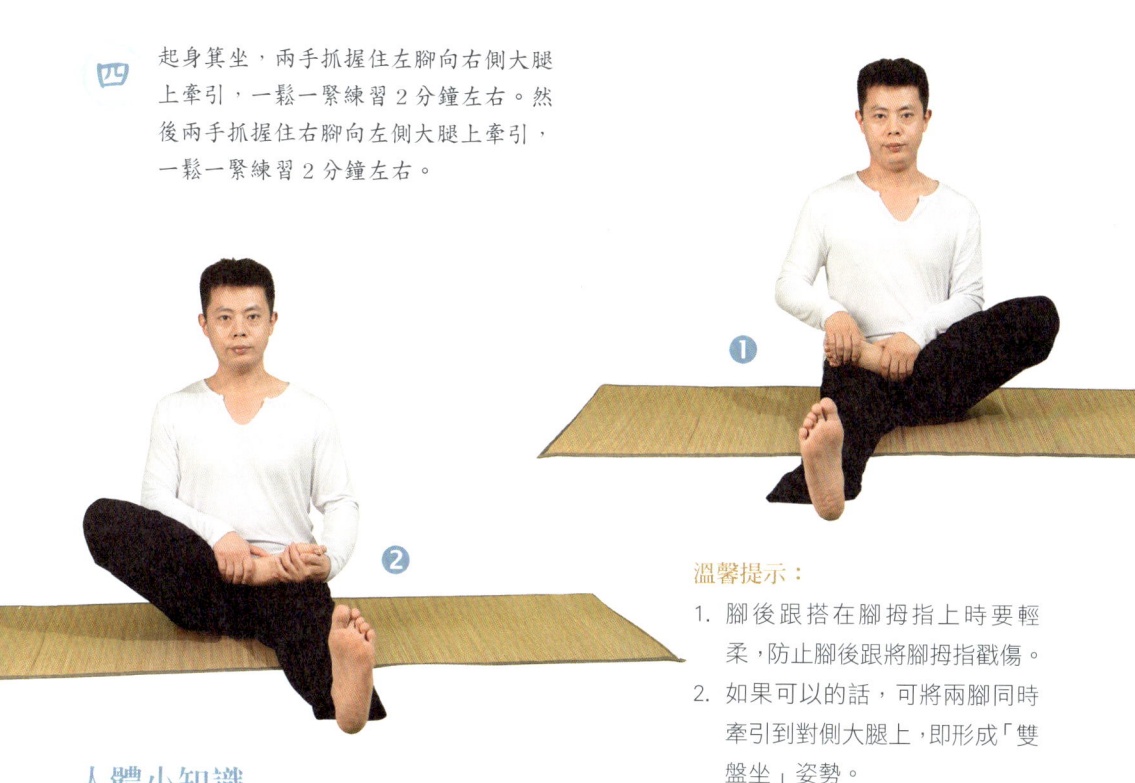

四　起身箕坐，兩手抓握住左腳向右側大腿上牽引，一鬆一緊練習2分鐘左右。然後兩手抓握住右腳向左側大腿上牽引，一鬆一緊練習2分鐘左右。

❶

❷

溫馨提示：
1. 腳後跟搭在腳拇指上時要輕柔，防止腳後跟將腳拇指戳傷。
2. 如果可以的話，可將兩腳同時牽引到對側大腿上，即形成「雙盤坐」姿勢。

人體小知識

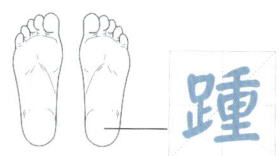

踵

【位置】
足的後端，下方，即腳後跟處稱為踵。

【功能】
踵可以維持身體平衡，承擔全身重量。

【養護小常識】
泡腳、足底按摩、振動腳跟等可以促進踵的氣血循環。

◎ 千年導引

「偃臥，以右足踵拘左足拇指，以鼻納氣，自極，七息。除風痺。偃臥，以左足踵拘右足拇指，以鼻納氣，自極，七息。除厥痺。又除癖逆氣。兩手更引足跗置膝上，除體痺。」

——《諸病源候論·風痺門》

◎ 中醫怎麼說

「以右足踵拘左足拇指」指用右腳後跟勾住左腳拇指，向回進行的牽拉運動。「以鼻納氣」是指在運動的同時，用鼻子主動吸氣。「風痺」是指由於風寒濕等外邪侵入機體造成的關節疼痛或麻木現象。「厥痺」屬於由厥逆而引起的痺證，同樣屬於關節不適等症狀。「兩手更引足跗置膝上」是指兩手交替牽引兩腳向對側大腿上牽引。

全 ◆ 身 ◆ 練 ◆ 習

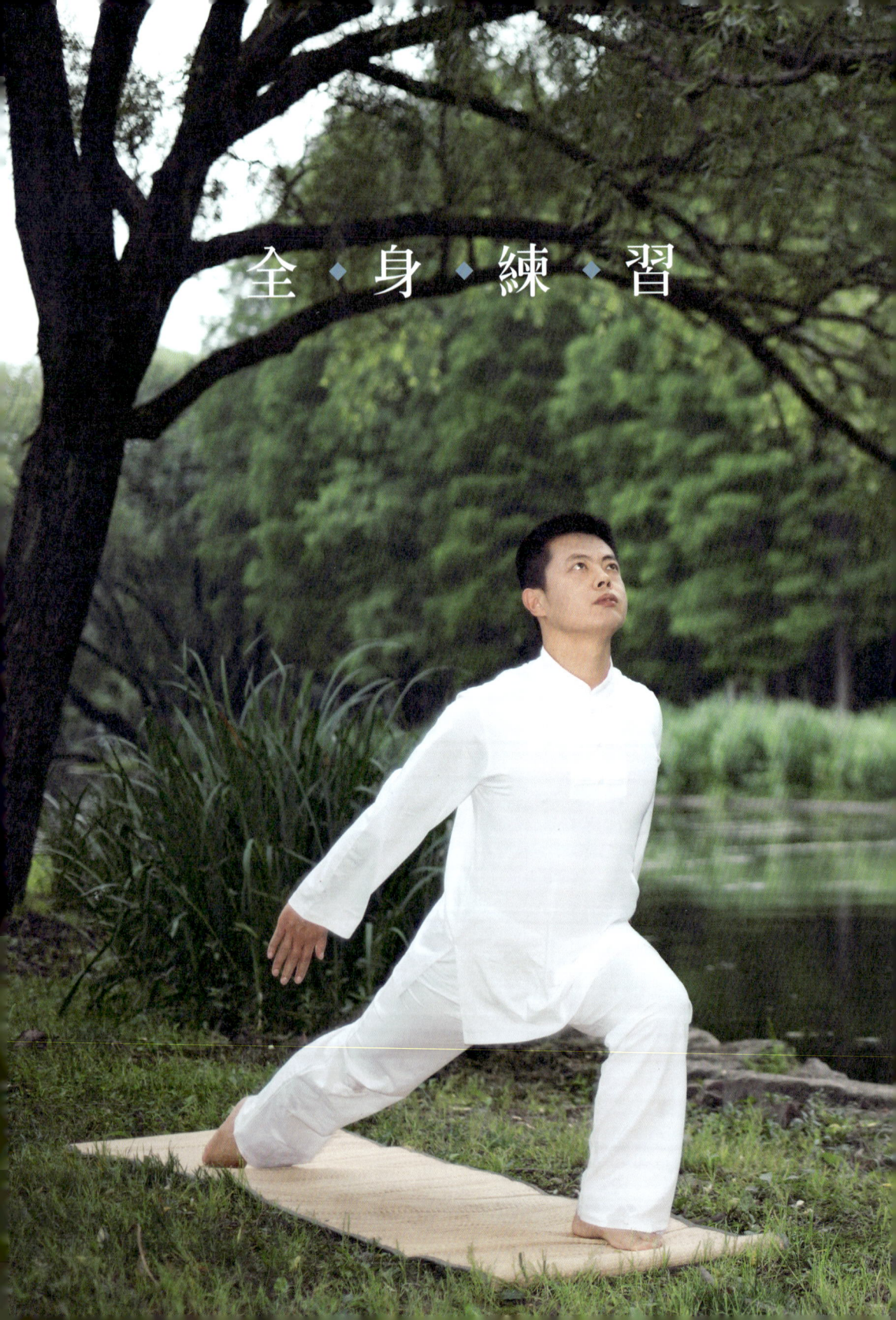

搖身

難度指數：☆
強度指數：★★★

鍛鍊效果

❶ 預防頸椎病，肩背肌肉緊張、僵硬、勞損。
❷ 調理腹部氣血，塑造優美形體。

功能道理

兩手交叉，反覆向上托舉可以暢通三焦，調理內臟；上托到極限，能將肩臂部肌肉充分擠壓，兩肘向上牽引，可以調理肩背部氣血平衡；身體的左右搖擺可以牽引脅部、腹部等，透過反覆牽引來調理氣血平衡。

跟我來練習

練習姿勢：站立

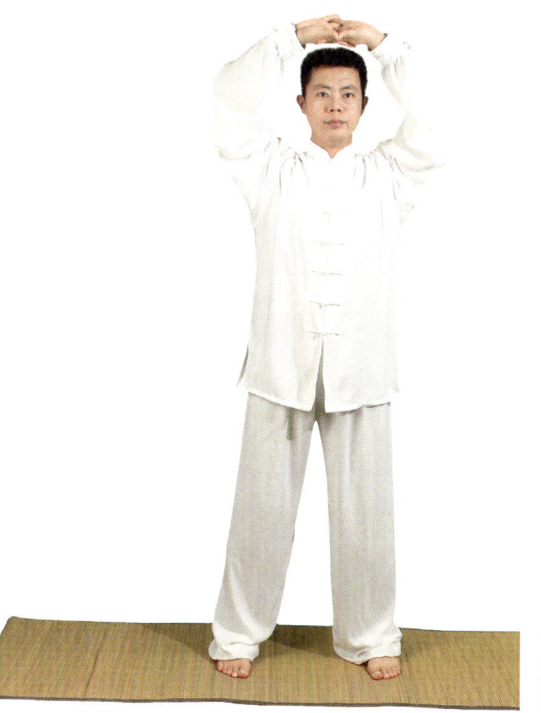

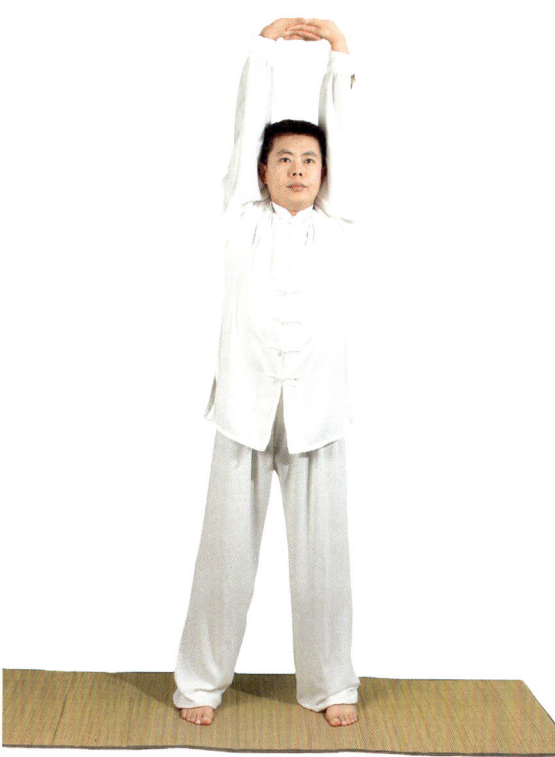

一　兩手交叉，托舉到頭部。

二　兩手向上托起到極限，充分牽引身體，上下往返牽引 7～21 次。

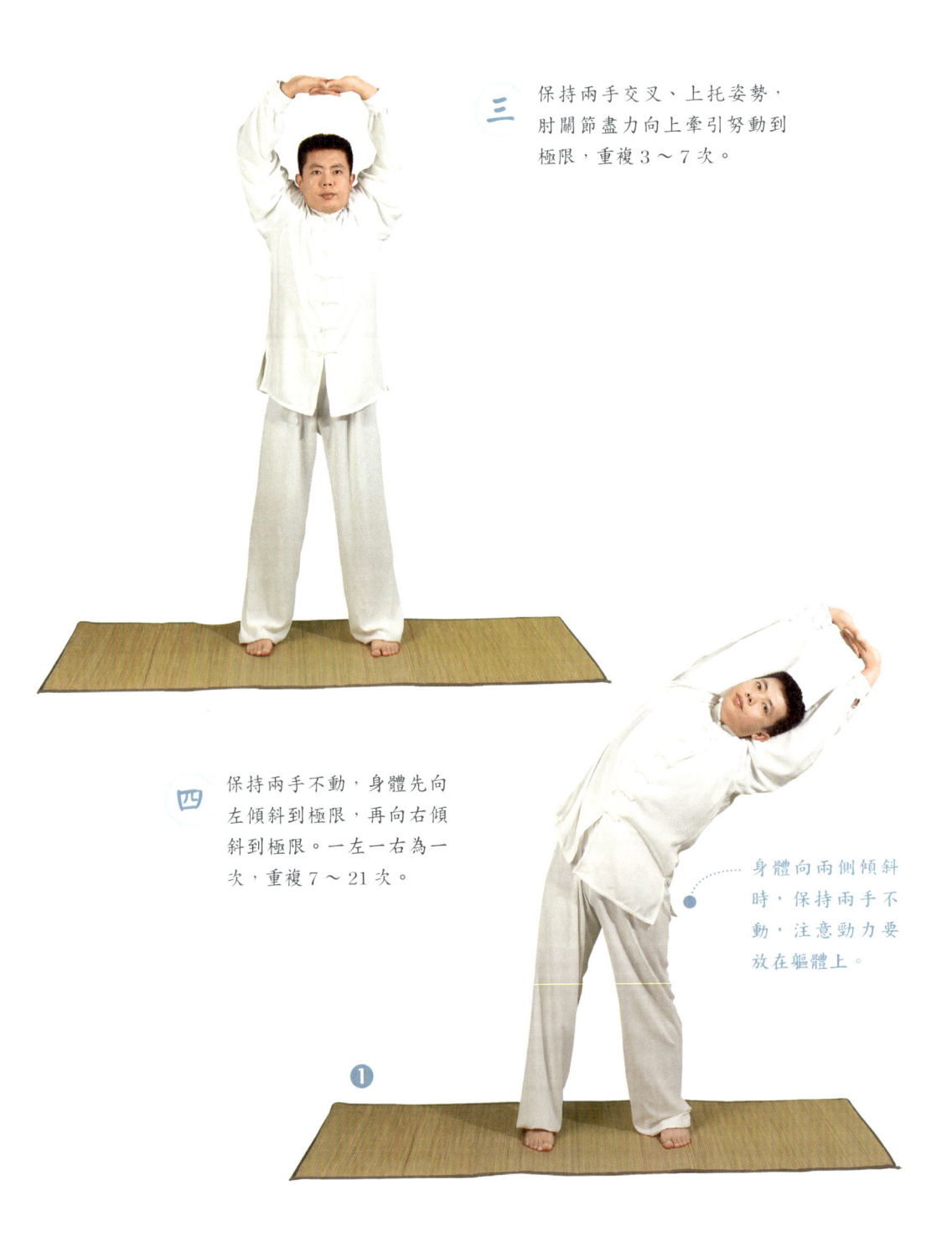

三　保持兩手交叉、上托姿勢，肘關節盡力向上牽引努動到極限，重複3～7次。

四　保持兩手不動，身體先向左傾斜到極限，再向右傾斜到極限。一左一右為一次，重複7～21次。

身體向兩側傾斜時，保持兩手不動，注意勁力要放在軀體上。

溫馨提示：
肘關節向上努動時，要帶動肩部上提。

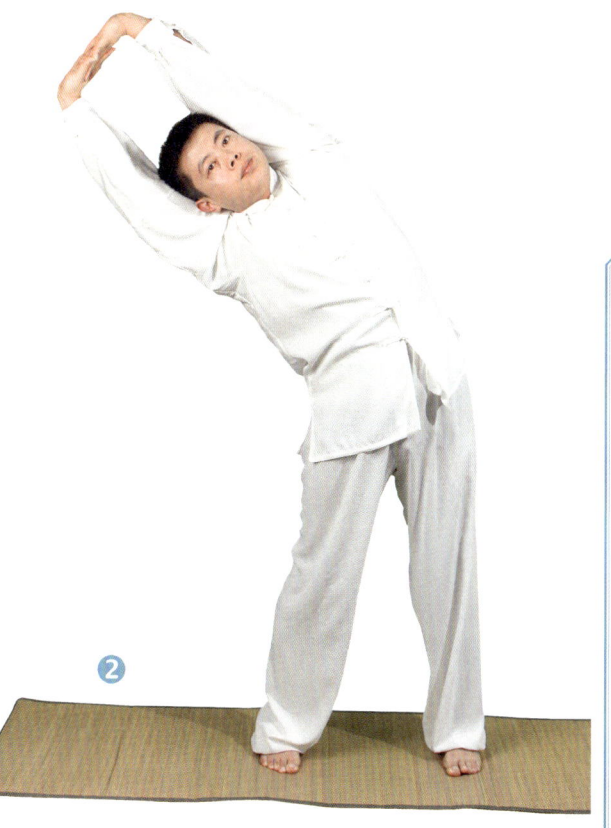

人體小知識

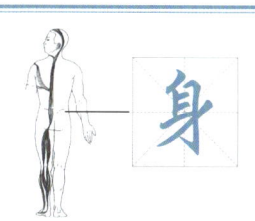

【位置】
東漢·許慎《說文》指出：身的本意為軀幹；清·王引之在《經義述聞》中記載：頸以下，股以上，亦謂之身。

【功能】
身包括胸脅、腰背、脘腹等部分，內藏五臟六腑，是氣血津液的生成之地。

【養護小常識】
導引初體驗中的軀體式和欹身轉腰兩個動作，仔細體驗對身擰轉和搖轉時的感覺。

◎千年導引
「兩手托向上極勢，上下來去三七，手不動，將兩肘向上極勢，七，不動手肘臂，側身極勢，左右回，三七。去頸骨冷氣風急。」
——《諸病源候論·霍亂轉筋候》

◎中醫怎麼說
「兩手托向上極勢」是兩手向上盡力托舉，牽引軀體。「手不動，將兩肘向上極勢」是指在兩手上舉之後，進一步兩肘上舉，增加運動強度。「不動手肘臂，側身極勢」是上下牽引時候進行左右的傾斜，對腹部、肋脅部進行牽引調理。

端展手足

難度指數：☆☆
（難點：手、臂、腳同時向外展開。）
強度指數：★★★★

鍛鍊效果
1. 改善兩手、臂、腳的氣血循環，防治肢體麻木。
2. 溫和胸部氣血，改善胸部氣血運行。

功能道理
「形正則氣順」，在形體端正的姿勢下進行該動作練習，有利於氣血運行，起到通經活絡的功能。腳部的針對性運動，可以溫和腳部氣血，防止腳部怕冷現象。

跟我來練習
練習姿勢：偃臥

一　收斂身心，調節形體姿勢端正。

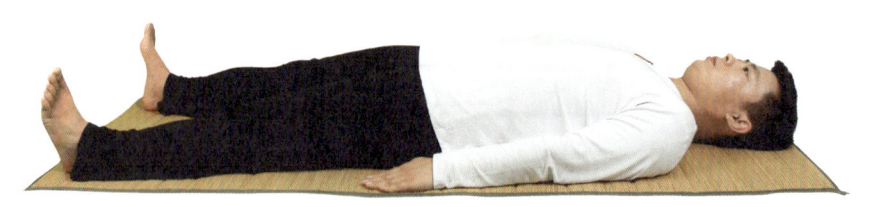

二　兩臂、兩手、兩腳向外端正地展開，動作帶動吸氣，逐漸達到動作和吸氣的極限。

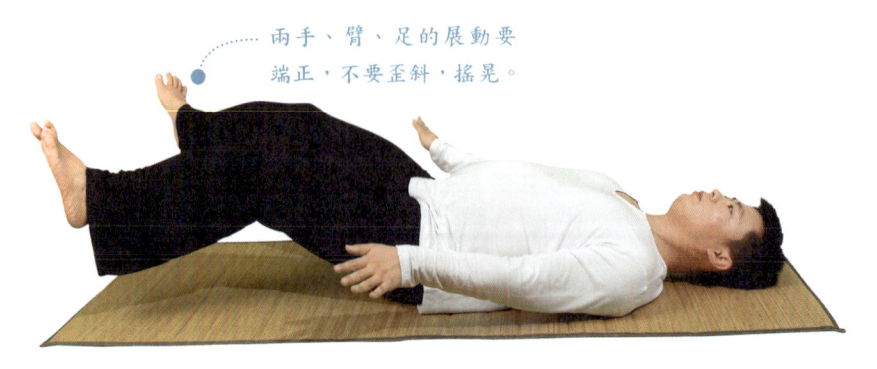

兩手、臂、足的展動要端正，不要歪斜、搖晃。

三　兩臂、兩手、兩腳向內收回，隨著動作的進行，呼氣，一開一合為一次，重複 3～7 次。

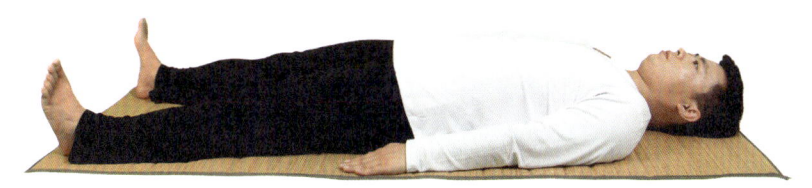

四　返回偃臥姿勢，兩腳先向外，再向內自然搖動，一內一外為一次，重複 30 次。

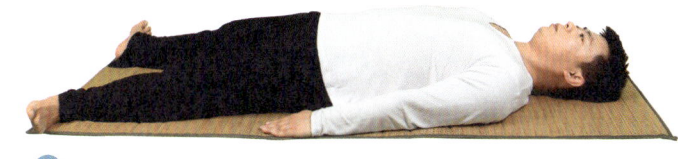

❶

❷

溫馨提示：
1. 動作要自然、連貫，且充滿勁力。
2. 足部的搖動要有彈性和富有節奏感。

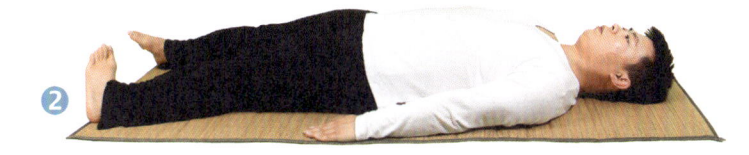

人體小知識

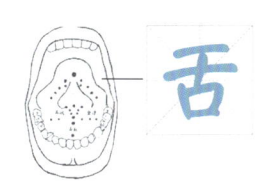

舌

【位置】
舌位於口腔內部，內應於心。

【功能】
《靈樞‧憂患無言》記載：「舌者，聲音之機也。」、「口唇者，聲音之扇也。」說明舌是一個發音器官。舌還具有辨別五味的功能，《靈樞‧脈度》指出：「心氣通於舌，心和則舌能知五味也。」

【養護小常識】
舌可以反映整個身體的機能狀態，因此要保持充足的睡眠，避免勞神過度，養護好身體才是根本。

◎千年導引

「正偃臥，端展兩手足臂，以鼻納氣，自極七息，搖足三十而止。除胸、足寒、周身痹，厥逆。」
　　　　　　——《諸病源候論‧風痹候》

◎中醫怎麼說

「正偃臥」指在偃臥姿勢下收斂身心，有意識地調節形體姿勢端正。「端展兩手足臂」描述了動作的路線要準確、標準，不要歪斜。「以鼻納氣」是指動作過程中要配合呼吸，在動作的同時配合鼻子吸氣。「自極」是指動作要自然連貫。「搖足」則是在身體整體運動後對局部進行針對調理，可以進一步溫和腳部氣血。

反指

難度指數：☆☆☆
（難點：平衡和勁力同時具備。）
強度指數：★★★★

鍛鍊效果

1. 提高平衡能力，改善體質。
2. 提高心血管功能，調理半側肢體運動性障礙。

功能道理

一腳踏住蓆面控制身體穩定性，進行該動作練習可以提高肢體的平衡能力；手心向外，手臂部向後努動，可以溫和與暢通手臂部的氣血運行；運動強度較大，活躍氣血的能力強，因此對提高心血管功能有較好作用。

跟我來練習

練習姿勢：站立

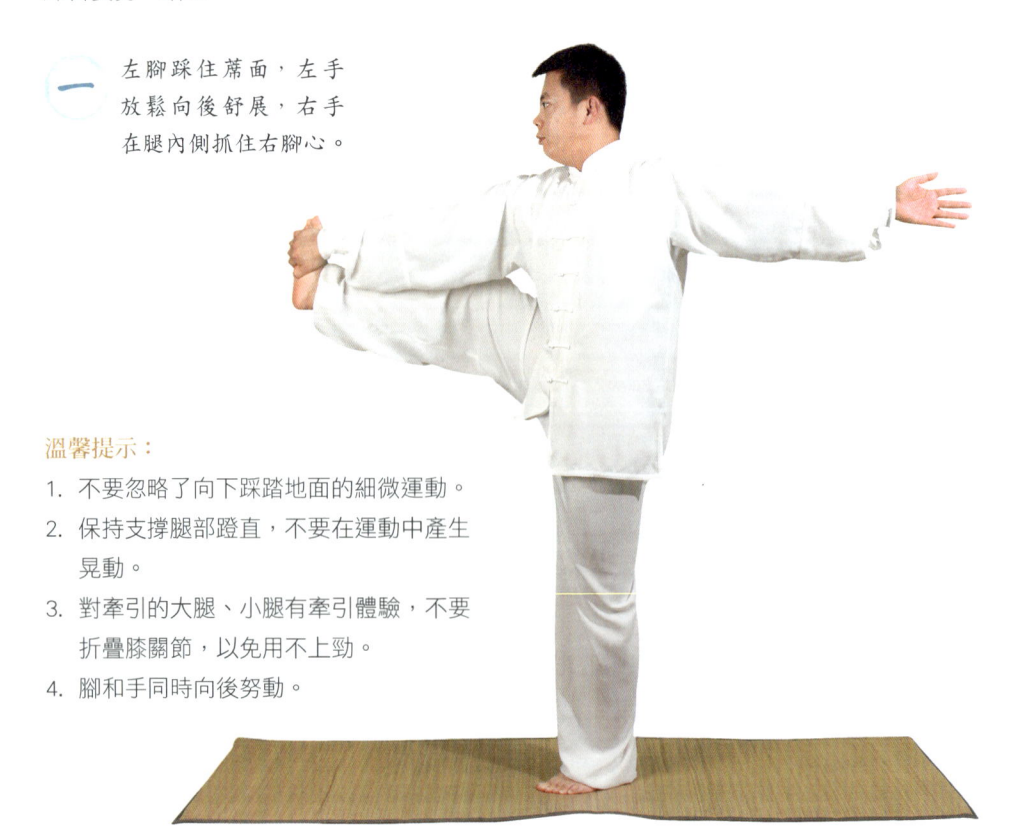

一　左腳踩住蓆面，左手放鬆向後舒展，右手在腿內側抓住右腳心。

溫馨提示：

1. 不要忽略了向下踩踏地面的細微運動。
2. 保持支撐腿部蹬直，不要在運動中產生晃動。
3. 對牽引的大腿、小腿有牽引體驗，不要折疊膝關節，以免用不上勁。
4. 腳和手同時向後努動。

保持15秒

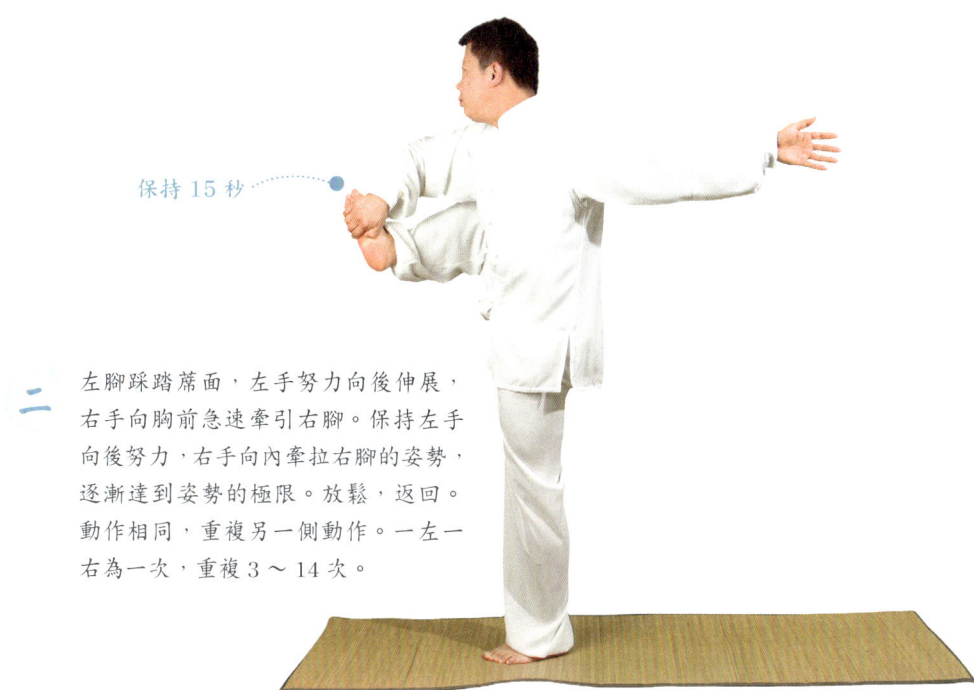

二 左腳踩踏蓆面，左手努力向後伸展，右手向胸前急速牽引右腳。保持左手向後努力，右手向內牽拉右腳的姿勢，逐漸達到姿勢的極限。放鬆，返回。動作相同，重複另一側動作。一左一右為一次，重複3～14次。

人體小知識

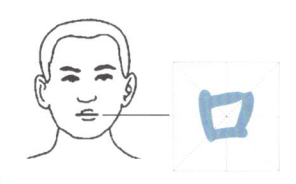

【位置】
指整個口腔，包括吻、脣、舌、齒、齦和咽喉等。

【功能】
口的首要功能是進食，同時具有磨碎食物的功能。口還有輔助呼吸、發聲音的功能。《靈樞·憂恚無言》指出：「口脣者，聲音之扇也，懸雍垂者，音聲之關也。」

【養護小常識】
俗語講，病從口入，要避免進食不潔的食物，或是長期食用膏粱厚味。

◎千年導引
「一足踏地，一手向後長舒努之；一手捉湧泉急挽，足努手挽，一時極勢。左右易，俱二七。治上下偏風，陰氣不和。」
——《諸病源候論·偏風候》

◎中醫怎麼說
「一足踏地」指一隻腳向下踩踏蓆面，「一手向後長舒努之」指一隻手向後盡力努動，需要強調的是手不要緊張，而是保持放鬆舒展的姿勢向後努力。「足努手挽」指出，要保持腳向後努動，手盡力向回牽引的狀態。「一時極勢」描述了動作速度要慢，並且保持適當的牽引。「左右易」則是說一左一右地進行交換。

飛仙式

難度指數：☆☆
強度指數：★★★★

鍛鍊效果

① 提高腿部的勁力，調理腿部的氣血運行。
② 消除氣血不調和造成的全身不適，練習之後身體輕鬆舒適。

功能道理

透過足趾的努動，將勁力依次傳遞到小腿、大腿和身體上，可以暢通全身經絡；腳趾的急速努動，可以促進腳趾的氣血運行，提高腳趾的靈活性。

跟我來練習

練習姿勢：端坐

一　右腳內屈向前，身體和小腿前傾，將腹部貼在大腿上，左腳向後盡可能地牽引伸展，腳背貼蓆，兩手臂在身體兩側自然舒展。

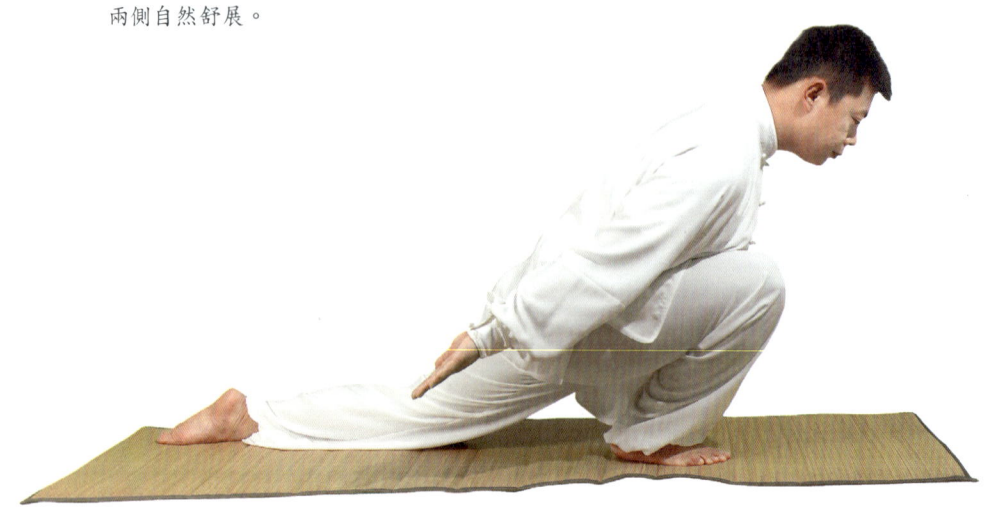

二

調整好姿勢，左腳趾急速努動，在作用力下，右腿支撐身體，左腿緩慢蹬直，身體慢慢上起，頭部昂起；同時，兩手向後自然舒展，形成頭昂、身體前傾、兩手向後的姿勢。控制好身體，緩慢下落，返回，一上一下為一次，重複7～14次。動作相同，重複另一側。

溫馨提示：

1. 頭部上仰時要體會「虛空頭昂，欲似飛仙」的感覺。
2. 「上昂」不是簡單的「上仰」，上昂是有意識向上挺拔頭部，有在虛空飛行的意境。
3. 該運動難度較大，腳趾在急速用力時，要量力而行，避免腳趾挫傷。

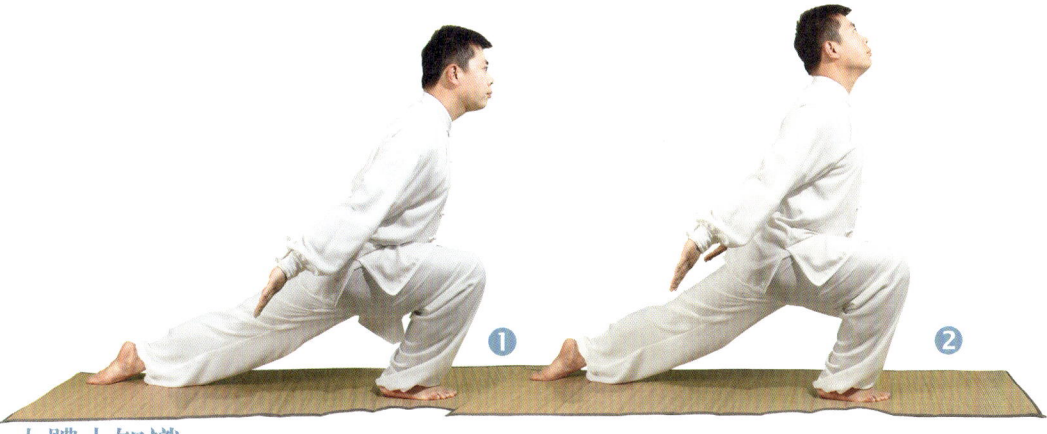

人體小知識

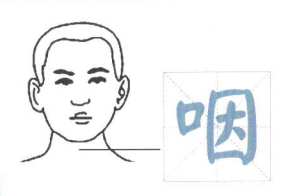

咽

【位置】
《驗方新編·咽喉》指出：「咽在喉之後，主食，通胃，即為胃管，俗名食喉。」

【功能】
咽是從口腔到食管的必經之路，也是聯繫鼻與喉的要道。《靈樞·憂恚無言》指出：「咽喉者，水穀之道也。」

【養護小常識】
避免食用過熱的食物，以免對咽造成燙傷；保持情志舒暢，防止肝氣鬱結導致咽部疾患。

◎千年導引

「一足屈如向前，使膀胱著膝上；一足舒向後，盡勢。足趾急努，兩手向後，形狀欲似飛仙，虛空頭昂，一時取勢，二七。足左右換易一過。去遍身不和。」

——《諸病源候論·虛勞體痛候》

◎中醫怎麼說

「一足屈如向前，使膀胱著膝上」是一隻腳在前，身體和小腿向前傾斜，將小腹部貼緊在大腿上。「一足舒向後，盡勢」是指另一隻腳向後舒展，牽引到極限的姿勢。「足趾急努」指出動作的勁力由腳趾發起，依次向上傳遞。「虛空頭昂」是練習的意境，指出練習該動作時頭部需要昂起，彷彿在虛空裡飛行的神仙一樣。「一時取勢」則描述了動作的速度要和緩，達到規定的動作姿勢。

燕飛

難度指數：☆☆☆☆
強度指數：★★★

鍛鍊效果

❶ 激發腎臟功能，防治腰膝冰冷。
❷ 防治不良情緒造成的精神傷害。

功能道理

足跟相對，身體對腳底足弓產生良好的按壓刺激，對腳跟疼痛、扁平足、骨刺等有康復效果；腳趾向兩側急速扒動，溫和暢通腳部氣血，提高踝關節的柔韌性；對脾經形成較大的擠壓刺激，可以改善脾臟功能。

跟我來練習

練習姿勢：端坐

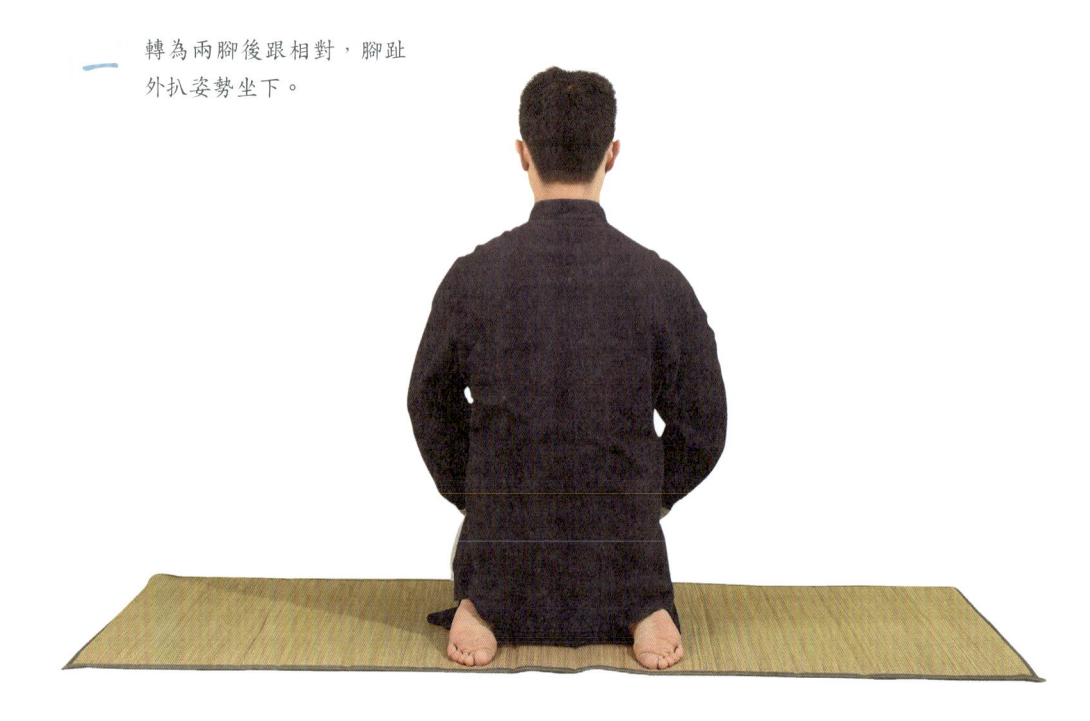

一　轉為兩腳後跟相對，腳趾外扒姿勢坐下。

二

兩腳趾向外急速扒動，膝關節抵住蓆面，兩手向兩側放鬆、長伸到極限。
兩腳趾、兩膝頭、兩手放鬆回收，一起一落為一次，重複 7～21 次。

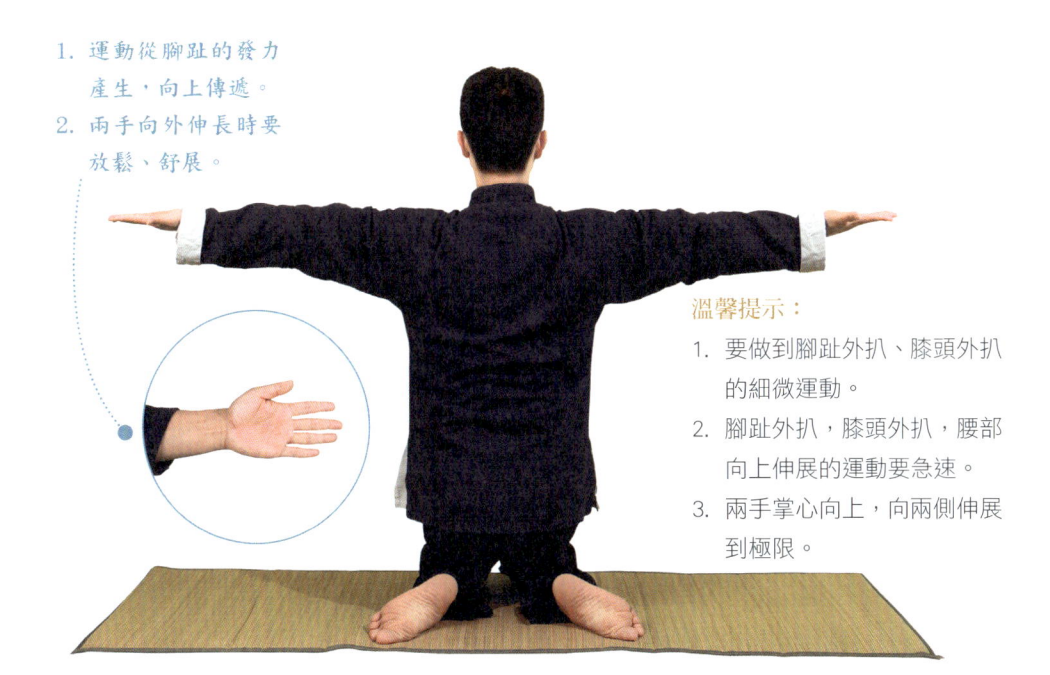

1. 運動從腳趾的發力產生，向上傳遞。
2. 兩手向外伸長時要放鬆、舒展。

溫馨提示：
1. 要做到腳趾外扒、膝頭外扒的細微運動。
2. 腳趾外扒，膝頭外扒，腰部向上伸展的運動要急速。
3. 兩手掌心向上，向兩側伸展到極限。

人體小知識

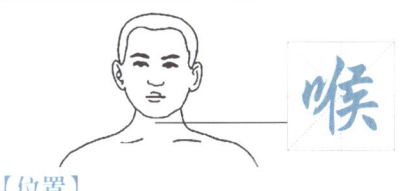

喉

【位置】
位於咽的後面，與肺相連接。

【功能】
喉是呼吸的主要通道，又是發音器官。《靈樞·憂恚無言》記載：「喉嚨者，氣之所以上下者也。」

【養護小常識】
避免寒濕暑燥等外邪侵入，避免長久說話，靜默養氣。

◎千年導引

「兩足跟相對，坐上。兩足趾向外扒，兩膝頭拄蓆，兩向外扒使急，始長舒兩手，兩向極勢，一一皆急，三七。去五勞，腰脊膝冷，腸冷脾痺。」

——《諸病源候論·虛勞候》

◎中醫怎麼說

「兩膝頭拄蓆，兩向外扒使急」指兩膝頭抵住蓆面，在兩腳趾外扒的勁力下，促使兩膝頭向兩側快速外扒。「長舒兩手，兩向極勢」是指兩手向兩側放鬆長舒到極限的姿勢。

正坐調息

難度指數：☆☆
強度指數：★★★

鍛鍊效果

❶ 促進全身氣血運行，防治腳底冰涼、怕冷。
❷ 調理膀胱功能，消除膀胱內的寒氣。
❸ 具有愉悅情志的功能，可以促進精神平和、安靜。

功能道理

「形正則氣順，形不正則神散亂」，端正的形體姿勢下進行調息練習，可以促進全身氣血運行，同時有利於精神的平和安靜。同時，正坐姿勢對腳趾、足弓等具有較強的擠壓刺激，可以活躍腳部氣血，對腳底冰涼、怕冷現象有康復效果。

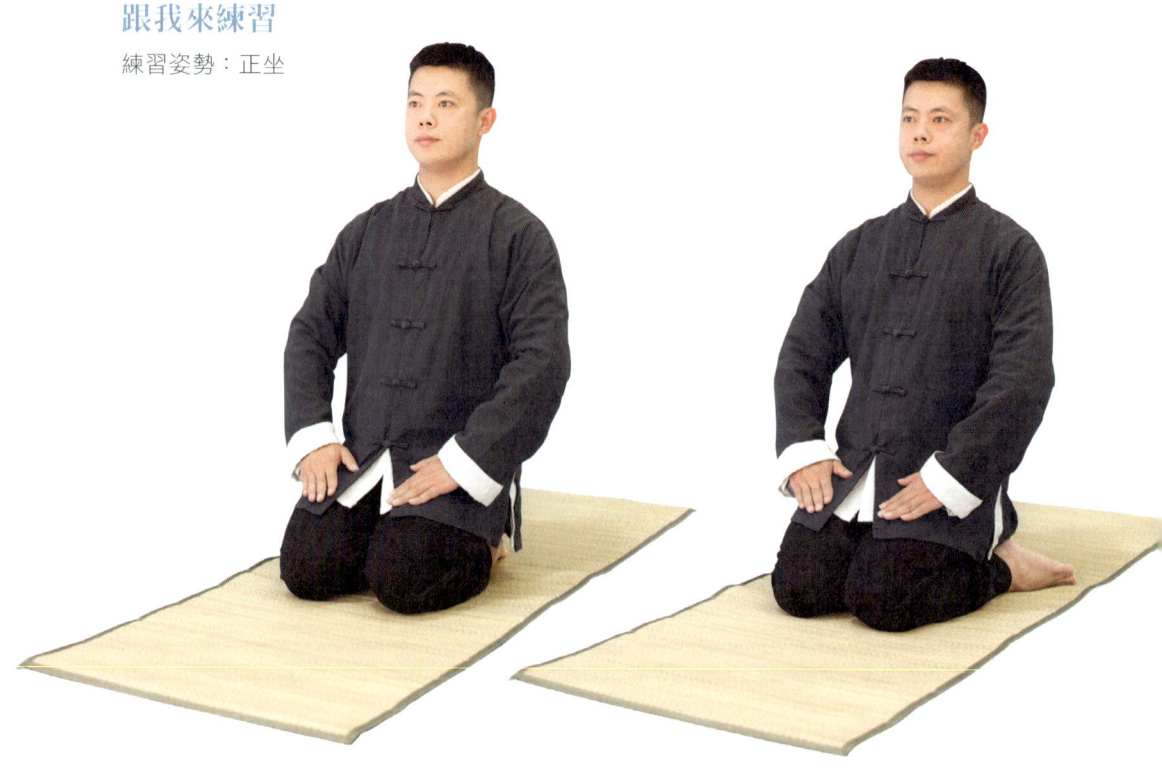

跟我來練習

練習姿勢：正坐

一　練習端坐姿勢，兩膝頭併攏，兩腳趾相對，腳後跟向外扒，臀部放於兩腳之間，直到感覺身體安穩。

二　轉為兩腳後跟相對，腳趾外扒，繼續坐上去，直到感覺下肢悶痛，兩手按住蓆面，放鬆調理，後繼續坐上，反覆進行，直到感覺兩腳不痛。

三 轉為正坐姿勢，調節形體端正，兩腳後跟向上豎起，兩腳趾併攏，腳跟向外扒，繼續坐上去。等正坐練習可以坐穩之後，用數息的方法，調節呼吸均勻。

溫馨提示：
1. 正坐相對較難，需反覆練習端坐（兩種：腳趾相對，腳跟外扒；腳跟相對，腳趾外扒）。
2. 數息法是在正坐安穩之後，數吸氣從 1～10，每 10 次為 1 遍，重複進行，練習 3～5 遍。

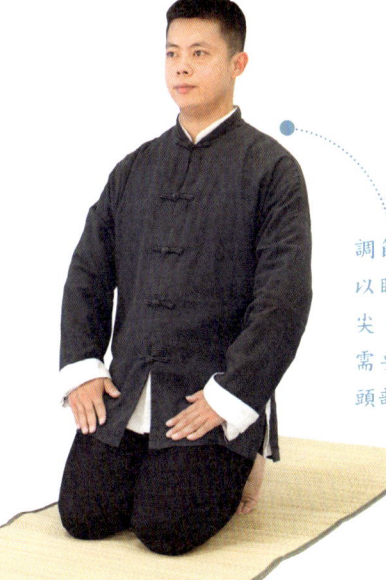

調節形體端正時，可以眼皮下垂，目視鼻尖，鼻尖對肚臍，但需要提起精神，保持頭部端正，不要低頭。

人體小知識

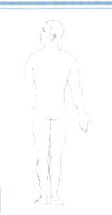

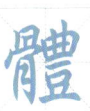

形體

【位置】
不同於西方解剖學，中醫認為的形體包括頭面、頸項、胸脅、脘腹、腰背、四肢。中醫形體更加注重對部位的功能描述，以及與經絡和臟腑之間的聯繫，具有極其豐富的系統化思維和整體觀。

【功能】
「精、氣、神」也被稱作「形、氣、神」，這裡的「精」或「形」即是指形體，屬於人體的外在有形系統，是人體氣機和精神的基礎。

【養護小常識】
過胖、過瘦以及各種形體障礙並非形體的自然狀態，塑造完美的形體需要在運動、飲食、睡眠等多方面進行綜合調理。

◎ 千年導引
「凡學將息人，先須正坐，並膝頭足。初坐，先足趾相對，足跟外扒，坐上少欲安穩；須兩足跟向內相對，坐上，足趾外扒，覺悶痛，漸漸舉身似款便，坐足上。待共兩坐相似，不痛，使雙豎足跟向上，坐上足趾並反向外。每坐常學。去膀胱內冷氣，膝冷，兩足冷痛，上氣，腰痛，盡自消適。」
——《諸病源候論·腰痛候》

◎ 中醫怎麼說
「將息」即是呼吸的鍛鍊，正坐姿勢下，形體端正，在這種姿勢下進行調息練習，對全身的氣血循環有較好的促進作用。正坐的姿勢對兩腳的擠壓刺激較為強烈，很難一開始保持好正坐姿勢，因此，首先需要進行端坐的姿勢練習，等兩腳的勁力增大、能夠安穩的坐實之後，再進行調息的練習。

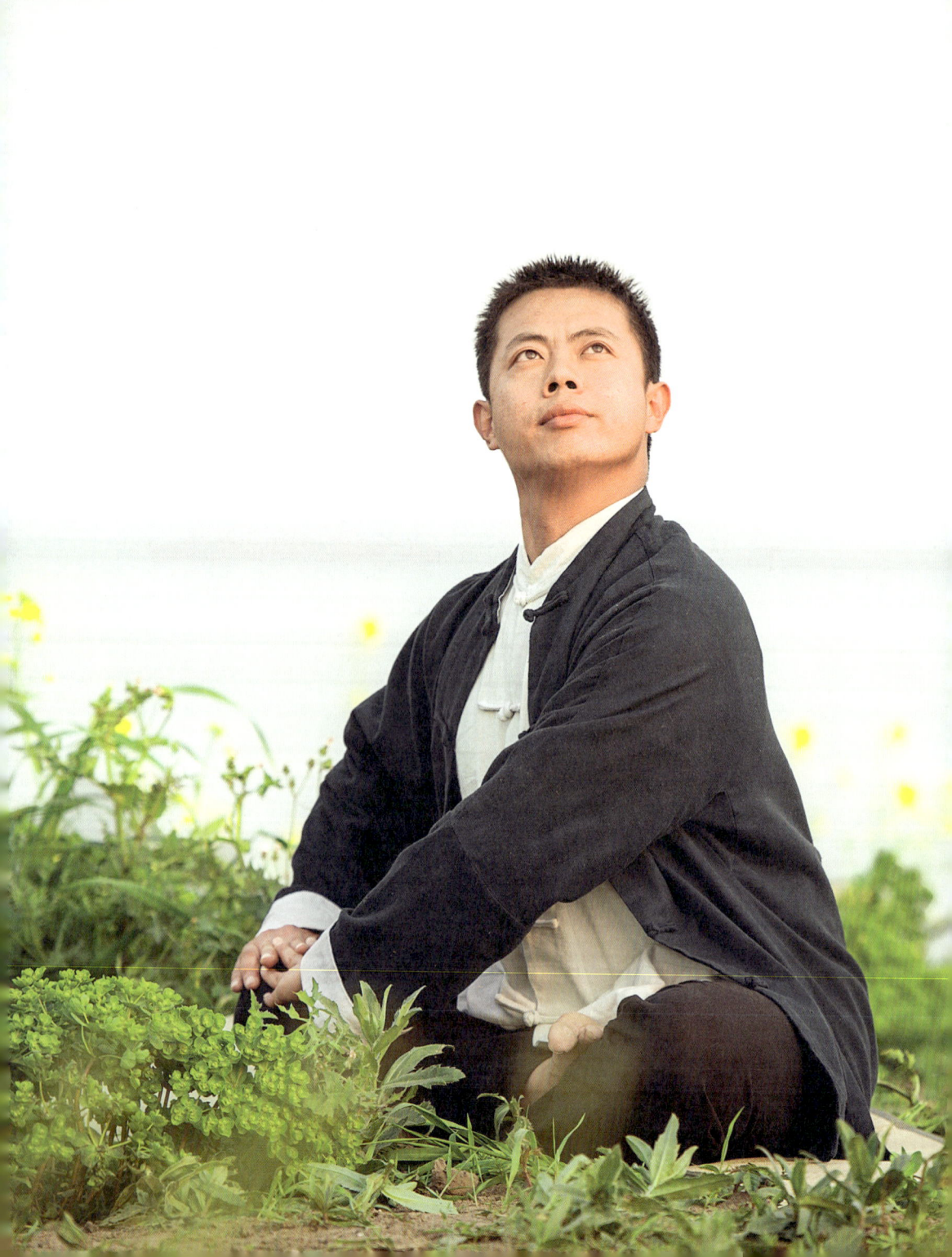

陸 導引
練習後的放鬆調理

人體欲得勞動,但不當使極爾。動搖則穀氣消,病不得生。
——東漢·華佗

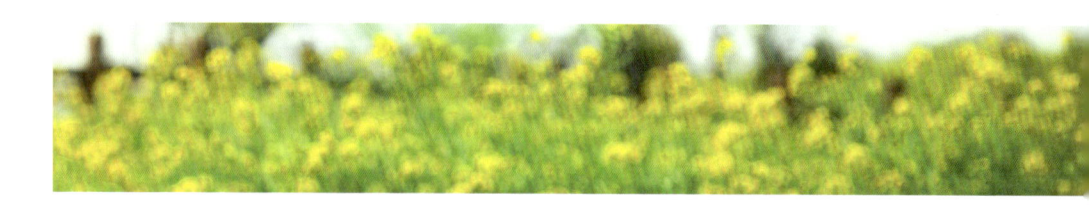

1 按摩

　　按摩，古代又稱「按蹻」，是與導引配合最為恰當的調理手段，古代常將「導引按蹻」結合運用。按摩是以中醫經絡學說和臟腑理論為基礎，運用手、指的技巧，在人體肌肉、皮膚等組織上連續運動，以此來康復理療身體。按摩的方法和技術較為廣泛，練習導引之後，可以依據個人興趣、需求進行有針對性的按摩。

方法：
(1) 隨意捏、揉、按、掐感覺緊張的肌肉和關節 10～15 分鐘。
(2) 對於調理某些特定功能的人群，可以選取穴位進行按摩。例如，調理腸胃時，在每次練習完可以在箕坐姿勢下揉按足三里 3～5 分鐘；調理肝膽時，每次練習完可以在箕坐姿勢下按壓太衝、三陰交等穴位 3～5 分鐘。

要領：
(1) 按摩時要富有勁力，能夠將緊張的肌肉、關節、筋脈等揉按輕鬆。
(2) 有特定理療需求時，要注意選取穴位要準確，勁力要富有滲透性。

功能：
疏通經絡，調理臟腑，柔和筋脈，緩和肌肉。

2 漱咽

　　漱咽是道家著名的養生方法，又被稱作「吞津咽液」，透過鼓漱、攪海等方法使口內產生津液，進而下嚥，以此達到養生的目的。古諺語有：「口咽唾液三百口，保你活到九十九」的說法。中醫認為唾液為腎陰所化，現代醫學證明唾液在促進食物消化吸收、殺菌消炎、護膚美容等方面具有重要作用。

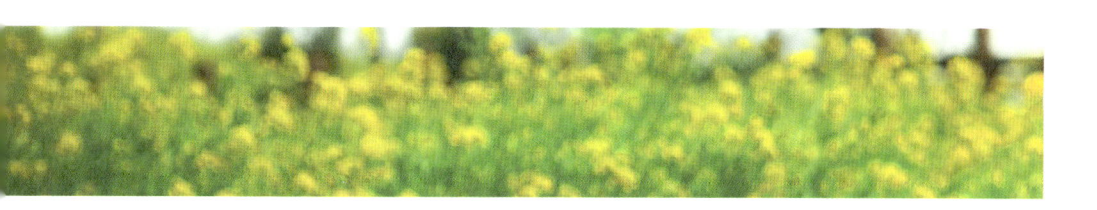

方法：
口唇輕閉，舌前部稍用力抵住內側牙齦，先向左再向右的攪動 3 次，之後用口將唾液進行鼓漱 36 次，最後將口內津液分 3 次下嚥。
要領：
舌在口腔內左右攪動時要稍用力，使得口腔內產生津液。津液下嚥時，最好能汩汩有聲。
功能：
增進食慾，改善消化吸收功能，灌溉五臟，滋陰補腎。

3 浴面

　　中醫認為：心主血脈，其華在面，認為面部的氣色紅潤與否可以推斷身體的健康狀況。

　　練習導引之後，身體氣血被充分調動起來，之後進行浴面，可以進一步改善面部的氣血循環，促進面部新陳代謝，增加面部彈性，減少皺紋，起到美容護膚的作用。因此建議愛美的女士，在練習導引之後可以進行浴面的練習。

方法：
兩手用力搓熱，用手掌從面部下方向上推擦到髮際部位，然後兩手分開經過兩側額角處向下推擦，後經過耳門返回至面部。
要領：
兩手要搓熱，推擦的勁力要均勻、連貫。
功能：
護膚美容，防止感冒。

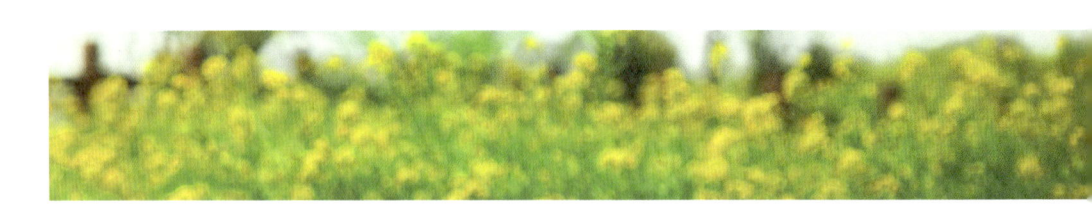

4 梳頭

梳頭是中醫養生中的重要手段，在專業領域有「髮宜常梳」的說法。中醫認為透過梳頭可以暢通氣血，起到滋養和堅固頭髮、健腦聰耳、散風明目、防治頭痛的功能。頭部是五官和中樞神經系統所在，經常梳頭能夠疏通血脈，改善頭部血液循環，使頭髮得到滋養，堅固髮根，改善髮質，防治白髮。另外，梳頭可以改善大腦和腦神經的血液循環，對降低血壓、防止大腦老化等有積極作用。

方法：
兩手五指分開，向內彎曲，稍微用力，從髮際線向後經頭頂至腦後進行梳理，最後從兩耳處返回。

要領：
兩手五指分開稍用力，梳頭要均勻。

功能：
提神醒腦，改善髮質，促進大腦血液循環。

5 散步

「散步」一詞最初出現在魏晉南北朝時期，道士服用五石散後，因為身體會出現發熱現象，必須透過散步的方法來疏散氣血，緩解藥力。練習導引之後身體往往會出現溫熱感，用散步的方式也可以達到使氣血歸於平和的效果。現代科學也證明，散步對心血管系統、骨骼系統和精神調理等都有良好效果。

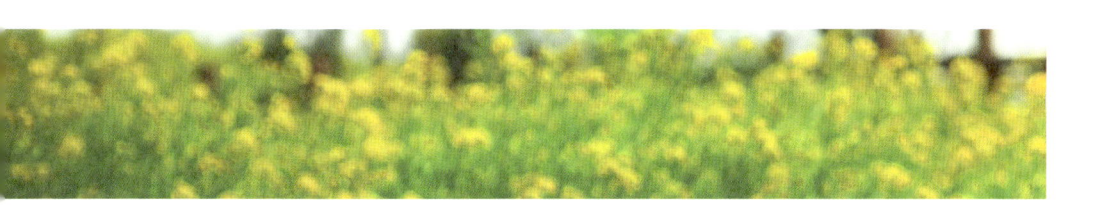

方法：

導引練習完之後可以戶外散步 10～20 分鐘，散步時需要注意身體放鬆、精神自由。腳步雀躍，或緩慢移動，或輕快自在，隨意而為，以舒適為宜。

要領：

形體要放鬆，精神要自在，散步要隨意而為，以感到輕快、愉悅最好。

功能：

疏散氣血，逐漸恢復到身體正常狀態。

千年氣功導引，疏導氣血、引通經絡的不老之術
融合27部中醫典籍與理論的自然身心療法

作　　者	徐海朋
發 行 人	林敬彬
主　　編	楊安瑜
編　　輯	林奕慈、林子揚、鄒宜庭
內頁編排	方皓承
封面設計	陳語萱
行銷企劃	徐巧靜
編輯協力	陳于雯、高家宏
出　　版	大都會文化事業有限公司
發　　行	大都會文化事業有限公司
	11051台北市信義區基隆路一段432號4樓之9
	讀者服務專線：（02）27235216
	讀者服務傳真：（02）27235220
	電子郵件信箱：metro@ms21.hinet.net
	網　　址：www.metrobook.com.tw
郵政劃撥	14050529 大都會文化事業有限公司
出版日期	2025 年 07 月 初版一刷
定　　價	420 元
Ｉ Ｓ Ｂ Ｎ	978-626-7621-15-8
書　　號	Health⁺220

Metropolitan Culture Enterprise Co.,Ltd.
4F-9,Double Hero Bldg.,432,Keelung Rd.,Sec.1,
Taipei 11051,Taiwan
Tel:+886-2-2723-5216　Fax:+886-2-2723-5220
E-mail:metro@ms21.hinet.net
Web-site:www.metrobook.com.tw

◎本書由化學工業出版社授權繁體字版之出版發行。
◎本書於2019年09月以《導引》出版。
◎本書如有缺頁、破損、裝訂錯誤，請寄回本公司更換。

版權所有・翻印必究　Printed in Taiwan. All rights reserved.

國家圖書館出版品預行編目（CIP）資料

千年氣功導引，疏導氣血、引通經絡的不老之術：融合 27 部中醫典籍與理論的自然身心療法 / 徐海朋 著 .-- 初版 .-- 臺北市：大都會文化事業有限公司, 2025.07 -- 192 面；23x17 公分 (Health+；220)
ISBN 978-626-7621-15-8 (平裝)

1. 氣功 2. 導引 3. 健康法

413.94　　　　　　　　　　　　　　114005620

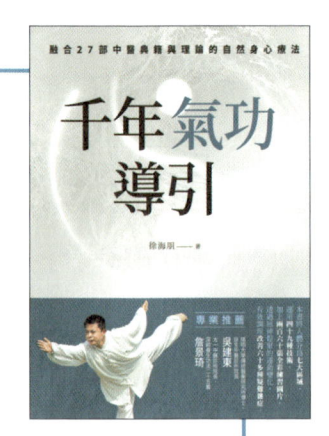

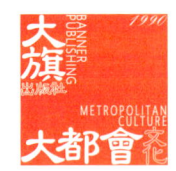

大都會文化

大都會文化

大都會文化

大都會文化